叙事医学：尊重疾病的故事
Narrative Medicine: Honoring the Stories of Illness

北京大学医学人文译丛

叙事医学：尊重疾病的故事
Narrative Medicine: Honoring the Stories of Illness

原　著　Rita Charon
主　译　郭莉萍

译　者　郭莉萍　魏继红　张瑞玲

北京大学医学出版社

XUSHI YIXUE: ZUNZHONG JIBING DE GUSHI

图书在版编目（CIP）数据

叙事医学：尊重疾病的故事 /（美）卡伦（Charon, R.）原著；郭莉萍译 . —北京：北京大学医学出版社，2015.10（2022.9 重印）
书名原文：Narrative Medicine: Honoring the Stories of Illness
ISBN 978-7-5659-1148-4

Ⅰ.①叙… Ⅱ.①卡…②郭… Ⅲ.①叙述学—应用—医学—研究
Ⅳ.①R

中国版本图书馆 CIP 数据核字 (2015) 第 145144 号

北京市版权局著作权合同登记号：图字：01-2013-6191

Narrative Medicine: Honoring the Stories of Illness
by Rita Charon
ISBN: 9780195166750
©Oxford University Press 2006
"Narrative Medicine: Honoring the Stories of Illness" was originally published in English in 2006. This translation is published by arrangement with Oxford University Press.
（"Narrative Medicine: Honoring the Stories of Illness" 一书于 2006 年以英文形式首次出版。本译著经 Oxford University Press 授权出版。）

Simplified Chinese Translation Copyright © 2015 by Peking University Medical Press. All Rights Reserved.

叙事医学：尊重疾病的故事

主　　译：郭莉萍
出版发行：北京大学医学出版社
地　　址：（100191）北京市海淀区学院路 38 号　北京大学医学部院内
电　　话：发行部 010-82802230；图书邮购 010-82802495
网　　址：http://www.pumpress.com.cn
E — mail：booksale@bjmu.edu.cn
印　　刷：中煤（北京）印务有限公司
经　　销：新华书店
责任编辑：刘　燕　　责任校对：金彤文　　责任印制：李　啸
开　　本：710 mm × 1000 mm　1/16　　印张：23.75　字数：293 千字
版　　次：2015 年 10 月第 1 版　2022 年 9 月第 4 次印刷
书　　号：ISBN 978-7-5659-1148-4
定　　价：98.00 元

序

　　20 世纪 70 年代以来，医学技术引发的伦理、法律与社会问题日显突出，从而激发了医学界与社会各界对医学人文社会科学研究的广泛关注，医学人文社会科学的跨学科研究随之孕育而生。20 世纪 80 年代以后，欧、亚、澳等地区的医学人文学教育与研究也迅速发展。一般认为，一个学科的建立应有三个代表性标志，即在大学中设立教席、建立独立的学术团体以及拥有自己的专业期刊。在 20 世纪 70 年代以后，随着生命伦理学的兴起，生命伦理与医学伦理的学科得到了迅速发展，在医学人文学科群中占据了突出地位。因此，有学者指出：在 20 世纪上半叶，欧美各国主要是通过医学史课程来培养医学生对医学中人文价值的认识；在 20 世纪下半叶，医学伦理取代了医学史，成为医学生认识和分析当代医学危机的工具。实际上，面对当代医学和卫生保健中日益增多的人的价值问题，人们认识到解释和解决这些问题需要更宽阔的视野。

　　虽然医学人文学的概念已为学界所接受，然而，关于医学人文学的学科性质、研究领域、学术范式等却存在着不同的理解。"医学人文学"这个词具有多重含义，有人仅仅将之视为医学伦理学的同义词，或将其作为人际沟通技巧、行为科学的一部分，也有人提出医学人文学实质上是一种人文的医学。著名的生命伦理学家佩莱格里诺（E. D. Pellegrino）则从医生素质的构成上来阐述他所理解的医学人文学。他认为作为医学基础的人文学科包括文学、哲学、历史、艺术、音乐、法律、经济、政治学、神学和人类学等。这些人文学科在医学中具有正当合理的位置，它不应只是一种绅士的品质，不是作为医疗技艺的彬彬有礼的装饰，也不是为了显示医生的教养，而是临床医生在做出谨慎和正确决策中应必备的基本素质，如同作为医学基础的科学知识和技能一样。

我国医学人文社会科学的发展还处于起步阶段，亟须深化学科的基础建设和提升学科的认知度。尽管"医学人文学"的概念已为学界所接受，然而关于医学人文学的学科性质、学术领域以及研究纲领等却仍存在着不同的理解与取径。究竟什么是医学人文学？迄今国内学界依然存在着争议。因此，我们编译了一套"北京大学医学人文译丛"，以引介当代国际医学人文社会科学领域最重要的学术思想和学科经典为目的，为我国医学人文学科的发展提供参考和借鉴。

此外，我们还将推出"北京大学医学人文论丛"，出版国内医学人文社会科学学者的研究性学术专著，希望通过一段时间的积累，为我国的医学人文学科建设与发展奠定一个坚实的学术基础。我们也希望医学人文社会科学的学界同仁积极参与，不吝赐教，共同促进我国医学人文学科学术研究的繁荣与深入。

张大庆

2015 年 6 月 4 日

中文版前言

医学是一种回应他人痛苦的努力。虽然不同文化和宗教传统下医疗卫生的实践不尽相同，但我们都可以解除疾病带给患者的痛苦，让他们重获尊严。叙事医学的诞生是为了保证在任何语言环境和任何地点，医生、护士、疗愈者、治疗师在与患者相遇时使他们可以全面地认识患者并尊重他们的悲痛。如果具有叙事技巧，医疗卫生就能带来真正的尊敬和公正。

叙事医学有助于临床工作者与患者建立关联，在患者痛苦的时候接近他们。有了叙事技巧，我们就可以关切地倾听患者，成为陪伴他们走过疾病旅程的可以信赖的伙伴。当接受过叙事医学训练的医生、护士真正倾听患者，让他们讲述内心感受的时候，患者往往会感到非常吃惊。对我们来说，这似乎是医疗卫生的真谛——尊重疾病的故事。我们的方法也为那些照护患者的人带来了快乐和满足感——我们也因这种形式的照护得到承认，获得回报。

自从本书于2006年出版以来，叙事医学的发展已经远远超过了美国纽约的界限，我们的思想和方法已经越来越广泛地在美洲、西欧、东欧、英国、亚洲和非洲得以普及。世界上各个国家的人来到纽约跟我们一起学习，哥伦比亚大学叙事医学团队的成员也到其他国家访问并担任顾问，帮助他们开展叙事医学。越来越多的医学院及卫生相关学院在课程设置中加入了叙事医学的内容，以帮助学生献身于利他性的、富有同情心的医疗卫生实践。各种专业学会和培训项目也在寻求我们的帮助，以培训医生、护士、治疗师与患者和同事建立坚固、有效的伙伴关系。

现在，叙事医学的实践已经延伸到创伤治疗、退伍军人工作、囚犯工作、临终关怀、姑息治疗、长期老人院照护、精神疾病患者以及认知能力受损患者的照护。我们还直接介入照护身患癌症、艾滋病、心理疾病等各种疾病的人群；我们的方法被用于改善医疗卫生团队的交流，我们甚至还教高中生学习叙事医学。

我们不再把叙事局限于书写的形式，而是越来越多地使用视觉艺术、表演艺术和音乐。我们发现，所有这些创造性的表达方式都可以帮助患者和临床工作者表达他们的处境，再现他们的经历，从而可以更好地认识这些处境和经历，帮助他人看到并关注他们的困境。创造力和想象力是这种照护形式的根本，使得临床工作者可以从患者的视角认识到患有某种疾病的生活会是什么样的。这种想象力开启了好奇之门，也开启了真正奉献于患者的健康之门。

与世界各地的同事一道，我们看到了未来——由医疗卫生保健履行的国际外交。人类的身体相同，我们拥有相同的器官并受到同样疾病的侵扰。也许通过共同的叙事医学工作，我们可以为这个日渐对立的世界带来一些统一，跨越边界和文化，宣告我们共同的承诺——对患病者尊敬的照护。

欢迎《叙事医学：尊重疾病的故事》中文版带来的新读者！通过中国读者的加入，我们的工作会变得更透明、更有反思性，意义更加深远。

Rita Charon
2014 年 1 月
于美国纽约哥伦比亚大学

原 版 前 言

我邀请读者跟我和我的同事一起来审视我们称为"叙事医学"的临床实践形式。我把"叙事医学"定义为由叙事能力所实践的医学。叙事能力是认识、吸收、解释并被疾病的故事所感动的能力。当人类想要理解并描述特定场合、特定时间中的特定人物时,我们自然地会借助叙事(或称为"故事")的方法。当试图理解事情为什么发生时,我们会在杂乱无章的事件中理出一个情节来,用时间顺序来理解事件的发展,从而决定事情的开头、中间和结尾以及因果关系。通过接受和引用别人讲的故事,如神话、传说、历史、小说以及宗教文本,我们在历史的长河中建立起自己与他人的关系;通过隐喻以及其他比喻和象征性的语言,我们寻求建立事物之间的关联;通过给自己和他人讲故事,我们不但慢慢地认识到自己是谁,也慢慢地变成我们想要成为的人。我们在梦中、日记里、友谊里、婚姻中和心理咨询过程中讲述这些故事。认识自己和他人,与传统建立关联,在事件中寻找意义,赞美、保持与他人的关系等这些生活基本的方面都得益于叙事具有的功能。医学实践中的叙事能力可使医务工作者更好地认识患者和疾病,传递知识和关心,与同事谦卑相处,与饱受疾病折磨的患者及其家属同在。这些能力会带来更人道、更有道德、更有效的医疗。

叙事医学是由多个学科的交融缓慢发展而来的,如医学人文、初级医疗卫生、当代叙事学以及医患关系研究。叙事医学是"文学与医学"学科的临床弟兄，是以"患者为中心的医疗卫生"的文学姐妹，它为医务工作者提供了很多实用的智慧，可以帮助他们更好地理解患者在疾病中忍受的痛苦，以及自己在照护患者的过程中所要经历的各种情感。几年前我在写作《医学的叙事半球》一文时，突然意识到医学实践中很少有不具备叙事特点的方面，因为在医疗、教学和科研各方面都打上了讲故事、听故事和创造故事的印记。我感到"叙事医学"是一个统领词汇，可以指代所有受阅读、写作、听故事和讲故事的理论和实践影响的临床实践。这个名词很吸引我，因为作为一个名词词组，它指代的是一件"事"而非一个概念，因而契合了威廉·卡洛斯·威廉姆斯（William Carlos Williams，1883—1963；美国著名的医生作家／诗人——译者注）的名言"概念只存在于事物中"，表示的是一种医学实践及其赖以存在的一些概念之间的关系。如果只是对"如何去做"进行修修补补而没有理论依据，或只包含一些抽象而没有意义的概念，那么这个词对我就不会有任何吸引力。叙事医学实践既有理论指导，也有实际意义，因而在个人的医学实践、临床教育、医学职业标准、国家政策以及全球健康方面影响日益扩大、效果显著。

叙事和医学有什么共性呢？叙事医学能给叙事和医学两个学科带来什么新东西呢？临床工作者、学生、文学学者、作家和患者对叙事医学先前的工作给予热情的回应，并充满感谢，这对我是很大的鼓励，使我意识到我们创造了一种对医学、文学和苦难都有益的方法。更重要的是，叙事医学为临床实践和叙事理论带来的正是两个学科都需要的内容。一方面，医学、护理、社会工作和其他医务工作者都需要切实有效的方法，来关注个体患者的医疗卫生需求，认识对患者的职业伦理要求和个人责任，建立有益于患者的医患关系，以及与同事和公众建立良好的互动。在本书中，我认为提高叙事能力对以上这些方面都有帮助。我的假设是：

医学今天所缺乏的独特性、谦卑性、责任心和同理心至少部分可由密集的叙事训练所提供。另一方面，文学研究和叙事理论也在寻求将概念性的知识转换为可触摸的、对世界有益的影响，与医疗卫生领域的结合正好可以做到这一点。

最近，对患者和医务工作者来说，医疗卫生系统发生了根本性的变化，使得本书提及的习惯和概念显得尤为及时。我们都哀痛商业性和官僚体制侵犯了临床实践：医生为患者看病的时间缩短了；不认识患者的"医院内全科医生"（hospitalist）代替了那些来照护重症患者并熟知他们的医生；从 20 世纪 80 年代开始，医疗卫生体制就开始商业化，市场也开始入侵医疗卫生体制，医务工作者对此显示出来的被动使我们感到震惊和担忧。美国还没有一个全国性的医疗保险计划，没有保险的人数正在激增；贫富差距日益扩大，随之而来的是健康差距的加大；普遍存在于美国商界的腐败、欺诈和贪婪同样也存在于健康相关产业中。我们越来越清楚地看到，有关医疗卫生的决定不是由患者做出的，甚至都不是为患者而做的，这些决定是由股东及公司高管出于他们自己的利益而做出的。在美国，卫生政策的问题很可悲地被政治化，并沦为意识形态和权力之争的牺牲品；全球健康也被不道德和不公正所玷污。我们意识到了这些损失，但在建立更有效的医疗卫生体制时，却常感觉两手空空、无能为力。

虽然现实令人沮丧，但在医疗卫生中也出现了令人欣慰的活力和创造力。我们已经可以切实感受到医疗卫生质量的提高；在理解和教授沟通技巧、职业精神、文化能力、团队建设和以患者为中心的医疗卫生方面，我们取得了有意义的进步；患者权利和支持小组、已出版的或网上的疾病故事、越来越有影响力的立法和政府职能，让患者在寻求健康的过程中找到了新的同盟军。在医疗卫生变得更安全、更有效的过程中，我们至少已经意识到了平等和尊严的问题。

在照护患者的方式上也出现了乐观的进展。现在，医生、护士和社会工作者的常规工作与几年前比起来都不同了，他们开始使用一些新的方法，例如，用叙事的方法采集病史正在慢慢进入临床实践，护士、医生和治疗师也在谈论见证患者的痛苦，医务工作者正在热切寻找能够建立信任并忠实于医学誓言的方法。我们和患者都知道，必须要花时间了解对方，看医生时花费的八分钟对说出需要说出的所有内容来说并不够用，守护健康、回应疾病需要长期的坚守。在实践中，我们越来越坚持，不能以他人的最低标准行事，这里省几分、那里省几秒，从长期来看对修复临床关系无益，医患关系本来已经被缺少时间、尊重和关心而损害。以患者为中心的医疗、灵性与医学、美德及关心等活动昭示着我们正在努力改善受损的医患关系，提高临床效果。

最近我接触到很多来自美国和其他国家的各种背景的医务工作者和患者，他们都热切盼望着这样一种医疗实践：有意义、呵护人（包括医患双方）、能够充实并尊重所有身处其中的人，这一切都让我感到谦卑并印象深刻。把叙事医学作为某些不足的改正剂、某些增长的支撑点、某些盼望的回应，可以统一并凝聚疾病和医疗卫生中的不同关切。如果我们能够为患者提供他们所渴望的，我们就能同时为医务工作者提供他们所寻求的，这就是一种能够认识痛苦、提供安慰、尊重疾病故事的医疗实践。

但是，要实现叙事能力并不是一个小目标，虽然每个人伴随着听故事和讲故事长大，但如果没有相当的努力和投入，并不能获得关于故事"原理"的精准知识；叙事理论也并不好掌握——它并不比我们成为医务工作者的过程中吸收的那些科学知识更容易掌握。细读需要练习、技巧以及各种文本分析经验，叙事医学的实践者必须经过一段时间的严格训练，掌握新的概念、语言和实践。但好在叙事医学的学习过程充满了创造性、自我知识、对他人的理解以及深刻的审美乐趣，令人重新感到学习带来的充实。

在为医务工作者设计叙事医学培训项目以及临床实践的叙事干预时，我们需要认识到对学习者的要求是什么。有些时候，"倾听患者的故事"成了一个口号，好像这样做就能立即修正现有医疗卫生体制的问题。在说明叙事医学对临床实践和医学教育的含义时，我们就会看到，如果决定把叙事能力注入医学，将会遇到怎样激烈的挑战。叙事技巧可以使医学实践更开放，它不仅仅只是改变一些习惯和常规做法，还会改变我们与患者、同事、学生和自己互动的方式。叙事能力的内涵覆盖了医务工作者和患者之间的关系、专业培训、职业精神、医疗中的人文主义、叙事伦理实践，以及常规医学实践的结构、医疗卫生的经济学、支持医疗公平的方式、提高美国医疗卫生体制的安全和效率的必要性等，它的影响还一直延伸到全球卫生的公平和正义。我们会慢慢意识到，要做的不仅限于在诊室、病房或职业内部已经习惯的事情，我们会发现，作为医生、护士、社会工作者、治疗师，我们增添了改变实践的力量。

叙事训练荟集了很多学习的内容。学员们需要学习细读的技巧，以及严格的、深思熟虑的反思性写作的技巧；他们还要学会既尊重其他同事所写，又要诚实地评论这些作品；要熟悉伟大的文学作品，并能以此为起点，学会与小说、诗歌、戏剧真诚互动；此外，他们还要学习文学研究和叙事理论中复杂的理论。在病房查房、住院肿瘤患者病情讨论会、艾滋病诊所、到患者家中出诊等各种临床情境中，叙事医学培训者和临床工作者一起读、写，一起关心并再现患者的生活。其结果是，学员倾听患者讲述的能力提高了。

在本书中，我想要完成几个任务。我曾想为叙事医学这个新兴的研究领域写一本入门读本来介绍它的理论根源，如来自文学研究、叙事理论、普通内科学以及生命伦理学的相关理论。这本书既不要晦涩难懂，也不要过于简单。我还曾想为在医学环境中讲授阅读和写作的教师写一本教学手册。我和我的同事们慢慢地积累了一些教授叙事技巧的知识，如在为医务工作者和医学生设计的课程中加入细读法、反思性写作和见证的技巧。这些课程经过多次在不同场合的反复使用和推敲得以凝练和提升。虽然这些年来，我在不同的工作坊和学术会议上无数次讲过这些理念和过程，但还是觉得把教学实践的指导原则以某种形式整理出来更有意义。我知道本书的读者会有各种各样的背景，因此，有人会觉得有些部分简练得可笑，有些部分又过于艰涩，这些不足都要请读者们多多包涵。

在本书中我提出了几种分类：医患之间的四种分歧、医学的五种叙事特点、细读练习的五个要素等。我希望说明的一点是，这些分类互相映照、互相支持。医学的叙事特点在广义上"回答"了医疗卫生内部为什么会有分歧。阅读练习有助于调动注意力，关注医学的五个叙事特点；这些分类的最佳体现是关注、再现和归属（attention, representation, and affiliation）——我称它们为叙事医学三要素

在本书中，我会反复提到几个理念和主题。如果我是诗人的话，我可以同时呈现出这些反复出现的概念或意象。我想让它们同时出现在读者面前——不是按顺序出现，也不是作为因果出现，而是同时出现，共同表现本书提倡的思想和行动。在我们思考患者及其家属的疾病经历时，需要注意到病患之间的分歧。医学的叙事特点如时间性（temporality）和伦理性（ethicality）不是轮流来影响疾病和对患者的照护的，而是需要同时来理解它们。增加我们对患者的理解，如他们如何讲述自己和自己的身体，对我们照护患者的意愿和能力都是至关重要、意义持久的。细读

的技巧在我们的职业生活中可以同时用在很多地方，如阅读病历、倾听患者、带教学生、书写并理解我们自己关于患者照护的反思。我们对患者及其身体的责任通过提高关注和再现能力得以实现。当我们转向归属和接触这个角落时，我们就知道叙事能力已经结出了最宝贵的果实，它使我们能够见证痛苦，并因此能够减轻痛苦。

我问自己凭什么写这本书的时候，意识到写作的动力来自档案柜里的故事。这是医学生、医生、患者、护士、社会工作者多年以来书写的故事。我所要做的就是坐在樱桃木的写字台前，为所有这些讲述疾病故事和照护患者的声音担当誊写员和传导工具。近来关于临床相遇中年龄歧视的研究、早些年开发平行病历的努力、朋友和陌生人送给我的他们写的临床实践中的故事、学生们的临床问诊课期末考试、我父亲独立行医多年来的病历——这么多年来我一直忠实地保存着这些文本，它们似乎也在对我诉说。这些材料是本书的主要文本，它们给了我灵感，并驱使我反复思考它们为什么重要，诉说的是什么，如何改变了患病和照护患者的体验。

我已经获得了所有作者的同意来使用这些文本，不论他们是学生、医务工作者还是远方的同事。但我还是决定在出版时隐去作者姓名，部分是因为它们"代表"了其他没有发表的故事。书中出于保护隐私的目的而改变对患者的描写时，我都会注明。对于无法获得患者出版同意的故事，我对文本的细节做了修改，这样患者自己都认不出来是自己了。我还把书中几处（在有关章节的"注释"中标明）的描写中把几个患者的不同方面合并，这样做的目的均为保护患者隐私。

写这本书"点亮"了我自己作为内科医生的临床实践，我可以试验新的事物，探索改进常规做法的方式，并且对患者疾病和健康的经历更感兴趣了。最近我以不同的方式俯身于患者，以对临床有益的新方式参与到他们的疾病体验中，比以前更多地书写我的患者，而这些活动也一再证明，写作会揭示很多我们以前没有意识到自己已经知道的东西。我会把自己写的关于患者的东西让他们看，并鼓励他们也进行写作。关于这些经验所带来的启示我可以写得更多，但在后面的章节中会详细阐述，此处不再赘述。

当我思考我们与患者以及同事的关系时，常感到这些相遇是多么复杂、令人紧张但又充满希望。想要表达的有很多，但有时自己的痛苦无法言说，他人只能断续感受。有时，医生和患者像是彼此陌生的星球，只能通过偶尔的光和奇特物质的痕迹才能感知对方的轨道。威廉·卡洛斯·威廉姆斯写道："我们会偶尔感受到一些东西一闪而过，提醒我们刚刚有一些珍贵的东西掠过了 [1]——比如那个娇小的意大利女人（威廉姆斯作品 *A Face of Stone* 中经历了大屠杀的犹太移民——译者注）离开的时候。刹那间，我们神迷目眩，这是什么？"我们相互倾慕，感到对方是有价值的但又高深莫测，我们想要看透对方的秘密。相遇是一个深邃的谜，每一方都想理解对方发出的所有信息，而对方有时对此却浑然不觉。三叶虫知道人们在它们坚硬的脊背上投射了什么真理吗？昴星团知道它们向地球发射了什么吗？埃及法老陪葬花瓶上的舞者理解她身姿的意义吗？我们相向而坐，因对方的神秘、丰富、多变而噤声，并犹豫不决和充满等待。

面对各种意义，我们现在不仅对自己可以意识到这些不同的意义充满感激，而且对我们的工作使这些意义得以理解而充满骄傲。对身体的了解给了我们接近他人的许可，使我们可以接近别人的自我，通过反思也接近了我们自己。贯穿于本书的意象——我自己的双耳罐意象，亨利·詹姆斯（Henry James，1843—1916，美国作家——译者注）关注的空杯意象，詹姆斯·乔伊斯（James Joyce）所描述的爱尔兰无所不在的雪的意象、形式筑就的大厦以及关注和再现螺旋上升直到顶点。所有这些意象都是用来阐述我们和他人面对时的情形，不论面对的是患者、同事还是学生。

也许是一个护士在朗读她写的关于日常生活脆弱性的小文章，也许是一个38岁的新患者有点害羞但又骄傲地讲述她每周跑步20英里的故事，也许是一个医学生展现了他对疾病和治疗不公正的愤怒，也许是一家人正聚拢在因卵巢癌将要去世的母亲的床前……我们既是独自一人，又与他人同在；既是陌生人，又相互熟悉。别人的存在既是一个谜，也是对我们身份的认同。我们同时存在于他人的圈子之外，又存在于他人熟悉的范围之中。我们就像太阳系的行星围绕着同一个太阳旋转，被同一个太阳温暖，但同时又过着截然不同的生活。最终，我们尽力与他人和谐共处——医务工作者尽力去吸收患者发出的信息，而患者会尽力诉说那些不可言说的思想和恐惧。事实上，我们都是旋转的星球，彼此吸引，又被共同的任务这个重力固定在自己的轨道上。

我邀请读者一起分享这个经历，并与我一起发展这些思想和实践。我希望叙事医学的框架可以让新的人群联合起来——人文学者、医务工作者、普罗大众、商界、政界——并以全新的眼光来看待生病及帮助别人康复的意义。亨利·詹姆斯曾说组合有无尽的可能，在《罗德里克·哈德逊》(Roderick Hudson) 的前言里他说："事实上，无处不在的关系是不会停止的。"[2] 在我们尽最大努力来疗愈患者的时候，让我们为无穷尽的组合以及无处不在的关系、联系、共同的责任和才能而欢呼吧。

注释

1. William Carlos Williams, *The Autobiography of William Carlos Williams*, 360。
2. Henry James, *New York Edition*, 1: vii。

致　谢

我要感谢很多老师、朋友、同事、学生和患者，是他们在本书的写作过程中滋养了我的思想。Harvey Chertok、Elliot Mishler、Joanne Trautmann Banks 和 Steven Marcus 激励并指导我开始了"文学与医学"的研究，他们的智慧和榜样从一开始就点亮了我的研究之路。我的学术和医学生涯扎根在哥伦比亚大学是我之大幸。哥伦比亚大学的医学系和英语系分别占据了我的时间，并为叙事医学烙上了共同的印记。以 Gwen Nichols、Steven Shea、Ronald Drusin、Edith Langner、Aaron Manson 和 Steve Albert 为代表的哥伦比亚大学医务人员投身于患者的照护，并愿意与我一起进行患者照护的文学探索，这对我的工作具有持久的意义。我也深深感谢哥伦比亚大学给我在教学、研究、学术和患者照护方面尝试新做法的自由。

全国人文基金典范教育项目在 2003—2005 年定期召开会议，研究讨论医学中叙事训练的效果，我极大地受惠于该项目，并对以下同事表示深切的感激：Sayantani DasGupta、Rebecca Garden、Craig Irvine、Eric Marcus、Tara McGann、David Plante、Maura Spiegel 和 Patricia Stanley。他们的思考和洞见渗透在本书的各个章节。Maura Spiegel 值得我特别感谢，她早期是英文系教师，现与我共同担任《文学与医学》（*Literature and Medicine*）杂志主编。我还要特别感谢 Tara McGann，她在我写作本书时保证了很多项目正常运转。非常感谢 Benjamin Everett 和 Cara Rabin

在参考书目的细节方面所做的工作。

"文学与医学"界的同事，包括《文学与医学》杂志的主编和编辑们多年来塑造、激励了我的思想。作为内科医生，我的直觉认为医生能从故事当中学到东西，是他们使我知晓该怎么做。我要谦卑地感谢 Kathryn Montgomery、Suzanne Poirier、Anne Hudson Jones、Anne Hunsaker Hawkins、Martha Montello、Julie Connelly、Charles Anderson 和 David Morris，以及在更广泛领域从事这项研究的 Arthur Frank、Eric Cassell、Jerome Bruner、Shlomith Rimmon-Kenan、Michael Ondaatje 以及已经去世的 Susan Sontag。医学界的一些同事通过美国医学院协会的积极工作，使我在文学成长方面保持诚实，并把自己从前对人文和医学边缘化的兴趣变成了主流对医学教育的投入。很多文学研究和医学界的同事阅读了本书的草稿并帮助我理解自己想要表达的东西。全国很多大查房和讨论班上的"听众"可能是本书不知情的早期读者，他们诚实并充满挑战性的反馈有助于我更好地修改此书，对此深表感谢。

感谢 Fan Fox 和 Leslie R. Samuels 基金会资助平行病例效果研究；感谢洛克菲勒基金会资助我 2001 年春季在 Bellagio 研究中心的驻在研究，那是本书的框架刚刚成型的时候。Guggenheim 研究基金让我在 2002—2003 年有一整年的时间投入写作。没有这样的资助，要想完成一部著作是不可能的。全国人文基金资助了我和同事在过去两年间最有成效的研究。感谢牛津大学出版社对本项目的坚定支持，对 Jeffrey House 和 Peter Ohlin 等编辑的洞见和指导我表示最深的谢意。

患者、学生和同事慷慨地允许我在本书中使用他们写作和讲述的故事，是他们给了我动力。此外，我必须要感谢亨利·詹姆斯，他是陪伴我一生的楷模，他的思想和语言极大地改变了我。

本书第 10 章曾于 2005 年发表在由伦敦 BMJ 出版公司出版，由

Brian Hurwitz 和 Trish Greenhalgh 和 Vieda Skultans 主编的《疾病和健康中的叙事研究》(*Narrative Research in Health and Illness*)，题目是"叙事医学的伦理性"，感谢主编和出版社允许我在本书中重印本章。

最后，感谢 Mary Marshall Clark、Nancy Dubler、Richard Frankel、Mary Gordon、Angela Klopstech、Donald Moss 和 David Plante 在本书写作过程中给予的持久支持。当然，还要感谢我丈夫 Bernard 一如既往的支持。

Contents 目　录

第一部分

什么是叙事医学？

I

叙事医学的来源

医学用来诊断和治疗生物性疾病的能力有了极大的提高，医生可以为自己能够铲除曾经致命的感染、预防心脏病、治疗儿童白血病、进行器官移植而感到自豪。虽然我们取得了这样令人瞩目的技术成就，但医生通常缺乏人性的力量，不能认识患者的困境，不能与他们共情，不能在患者康复、与慢性疾病做斗争，以及面对死亡时与他们同在。患者悲叹医生不能倾听他们的声音，对他们的痛苦漠不关心，医疗卫生的官僚化和市场化似乎已经牺牲了医生对患者的忠诚和坚守，这个市场只对医疗费用感兴趣。患者发现他们被从一个专家、一个治疗程序转到另一个专家、另一个治疗程序，他们也许在技术上得到了足够的治疗，但在面对疾病的后果和恐惧时却被抛弃[1]。

只靠科学性医学是无法帮助患者与失去健康做斗争并找到疾病和死亡的意义的。医生在掌握越来越多的科学知识的同时，需要学习倾听患者，尽最大努力理解疾病给患者带来的痛苦，尊重患者对于疾病叙事意义的理解，并为所看到的而感动，从而在行动中能够为患者着想。护士和社会工作者比医生更好地掌握了这些技巧，但所有的临床工作者可以在临床实践中一起来强化这种做法。

医生、护士和社会工作者开始向具有叙事知识的人求教，叙事可以定义为具有讲述者、聆听者、时间过程、情节和观点的故事。文学教师、小说家、故事作者和书写过疾病的患者成了医学中心的合作者，一起来教授医务工作者他们所需要的一些技巧，用来倾听疾病的故事，理解这些故事的意义，并领悟患者所处困境的所有复杂性[2]。这些技巧就是叙事技巧，这些技巧有助于人们接受并理解别人讲述的故事。只有当医生在某种程度上理解了患者的经历，医疗照护才能在谦卑、信任和尊重中进行。我用"叙事医学"一词来表示一种具有叙事能力的医学实践。叙事能力指能够吸收、解释并被疾病的故事所感动的能力。作为医疗卫生的一种新框架，叙事医学尊重饱受疾病折磨的患者以及滋养照护患者的临床工作者，因而为出现了诸多问题的医疗卫生体制提供了新的希望，使之可以在治疗疾病方面更有成效。

很多年前，我刚刚完成内科住院医师培训，坐在哥伦比亚大学长老会医院狭小的诊室里，开始接触陌生的患者。他们当中很多人在后来的20多年中一直是我的患者。这些人大部分是贫穷、患病的有色人种的老年妇女，来自多米尼加共和国、波多黎各、中美洲以及美国南部，居住在曼哈顿的华盛顿高地或哈莱姆区（这两个地区分别为纽约市拉丁裔和黑人聚居区——译者注）。我慢慢意识到，作为内科医生，我的任务是培养一些能力，可以使我理解患者多种多样、同时又互相矛盾的疾病故事。我开始认识到，我的患者花钱找我看病是想让我专业、专心地倾听他们那些极为复杂的叙事，把所有故事连贯成可以理解的东西，并在此基础上采取行动。这些故事可以通过各种方式来讲述——话语、手势、沉默、描摹、意象、实验室化验结果以及身体的改变；故事有众多的讲述者——患者、家属、朋友、急诊室护士、记录出院医嘱的实习医生、社会工作者、治疗师，以及其他多位在病历上书写的医生。我要倾听和阅读的目的是找到诊断线索，以此确认患者表现出的症状的生物学或情感原因，了解患者个人的背景，以帮助我了解具有这些症状的个体。此外，我还要找到一些理由，让坐在狭小诊室里的医生与患者能够进行人与人之间的沟通。

为了同时做所有这些事情，我需要做理想中所有医生要做的事（不管医生们是否意识到他们在做这些事情）。我需要紧随患者的叙事线索，找出讲述中使用的隐喻和意象，容忍随着故事展开而出现的含糊性和不确定性并识别弦外之音，并根据同一个患者讲述的其他故事来理解这个故事。小说的读者或戏剧的观众自然、天衣无缝地做着这些事情。我像他们一样，也必须明白自己对听到故事的反应，允许自己被听到的所感动，从而为患者采取行动。我要负责解释这些难以琢磨、难以驾驭的疾病讲述。我发现，我听得吃力，患者讲得更难，因为疼痛、苦难、担心、苦恼，以及有些不对劲的感觉很难用语言表达。

就在那个时候，一个叫作"文学与医学"的运动刚刚开始发展，我很幸运地参加了1982年全国人文基金举办的"文学与临床想象力"学习班。弗吉尼亚·沃尔夫（Virginia Woolf）书信的编辑、美国第一个在医学院任教的文学批评家琼安·卓特曼·班克斯（Joanne Trautmann Banks）指导了为期一个月的密集课程，内容包括在医学中常使用的文学理论、文本和方法。训练的一个内容是鼓励我们用一般叙事的语言来书写我们的临床实践。我写的是这个课程开始一周前我看的一位患者，因为我对自己对待她的方式不满意——我一直由于没有了解她的情况就粗鲁地把她打发走而感到自责，所以我就写了这件事，对于其中自己不知道的事实，我就用虚构填充。

那天，我正匆忙地到办公室取一些文件的时候，被一个年轻的女患者拦住，让我给她签署残疾证明。我在诊室见过她几次，她都是让我评估头痛的情况。我认为情况并不严重，就给她开了对乙酰氨基酚。我记得自己当时很生气，不仅是因为她认为这么微小的临床原因就可以让她得到残疾证明，也是因为她根本没有预约就想让我花时间给她填写那个证明。但我当时要赶去开一个会，已经迟到了，因此，就没有询问她的状况，甚至没有放下手里的文件，就草草地写了个诊断并在那个证明上签了名，并明白无误地对这个患者的要求表达了我的不快。

在我的故事中，这个被我称为露丝的患者有一个机会实现她的梦想——成为一名时装模特。她住在曼哈顿的阿姨与一个大型模特公司有关系，催促她尽快从居住地搬去阿姨家准备试镜；而残疾补助金能够给她提供所需的资助，帮助她准备各种资料以实现自己的梦想。我的故事就是这么写的。我从露丝的角度写了这个故事，结尾是露丝的沉思：她的医生看起来那么匆忙，并对她充满了鄙视。

在学习班结束后不久，我又在诊室见到了露丝。那段时间我一直在思考她的事，并试图拾起她的观点。我试图理解她没有解释的行为，同时也意识到我自己的行为对她的含义。于是我极有兴趣并关切地询问了她的情况，同时为我上次对她的态度道歉。

事实比我虚构的情节严重得多。露丝确实需要残疾补助金帮她紧急搬迁到曼哈顿，但目的不是为了在时装行业谋职。露丝是家里五个女儿中的老大。在拥挤的小公寓里，所有的女孩都被她们的父亲和叔叔骚扰。露丝从 12 岁起就被性侵扰，现在她拒绝袖手旁观，不能忍受同样的事情发生在妹妹们身上，她觉得 21 岁的她能够在曼哈顿建立起一个安全的家来保护自己和妹妹们。

一旦了解到这些情况，我和反家庭暴力项目的社会工作者一起给露丝和她的妹妹们介绍了紧急庇护所和支持小组，并为她们提供了面对家庭暴力时所需要的资源。最后，她们的确搬到了曼哈顿，带着母亲一起逃离了男性亲属的骚扰。自那以后的多年，我成了其中三姐妹和她们母亲的医生。在她们的父亲得了重病以后，她们请求我也为他看病。

　　露丝让我认识到临床想象力的力量。虽然不知道那天在她来找我之前发生了什么，但我感到事情的紧急以及她搬家的必要性——尽管我没有表达出这种感觉。直到用语言表达出我的印象后我才发现，我实际上知道患者的情况。关于模特职业的想象我是完全错误的，在我的故事里，露丝是在奔向什么，而实际上她却在逃离什么，但不管怎么说，我试图用想象力猜测和理解患者的行为。我的努力有一些意义深远的回报，我的假设好像是一个能帮我得到真相的工具，一个撬杠或观测镜，使我可以看到岩石下面或墙那边的东西。叙事行为让我跟患者更贴近了，写作练习促使我花时间去了解她困境的真相，而不是去责怪她或指责她装病。写故事要求我主动接近她，试图想象她的观点，站到她的立场上理解她的行为，认真地对待她的处境，并了解她的力量和渴望。

　　在这以后，我逐渐意识到这些叙事技巧不仅在个体患者和医生的相遇中使用，而且整个医学实践中都在使用——教学、科研、理解和诊断疾病、反思个人在医学中的生活、与同行交往，以及完成医学的公共责任。

通向更有效的医学叙事之路

　　医务工作者和患者正处在十字路口，我们需要一起找到维持生物医学巨大能力的方法，同时还要试图减轻严重疾病引起的痛苦和损失。技术先进的医学的代价是非人性化的、精准的治疗。这些治疗出自于为医疗卫生中的科学因素耗尽心血而无暇顾及疼痛、苦难和死亡等人类普通情感经历的一代代专家。不管是出于保护自己在治疗重症患者时不为悲伤所累，还是保证其临床判断的客观性，医生的行为似乎与患病和垂死的患者相隔很远，他们对疾病的理解，以及什么是导致疾病、如何治疗疾病、如何在情感上回应疾病的出现都与患者有巨大的差别，导致了他们与患者之间的隔阂。患者渴望有理解他们所经受的疾病并能与他们并肩战胜疾病的医生。不能真正并自觉地理解患者所经受的痛苦，这样的医学也许可以实现其技术目标，但却是空洞的医学，最多也就是半吊子医学[3]。

现在的医疗卫生已经变成了条块分割的官僚体制，虽然医生们没有明确表示，但他们也渴望一种不同的医疗。不论是在高速运转的大学医学中心，还是在小镇医院，抑或是乡村社区医院，美国各地的临床工作者都在寻找有效的方法，以帮助他们反思自己的医学实践，与同事认真而亲切地讨论各自与疾病有关的生活，准确并充满感情地理解经历严重疾病的患者[4]。在我多次访问偏远地区医学中心的时候，医生、护士、社会工作者积极参加我举办的工作坊，书写自己照护患者的经历，共同反思自己的情感和失败，一起为胜利而欢欣鼓舞。参加者迫切地感受到（也许没有表达出）他们的自我（self）就是医务工作者可以提供的最有力的治疗工具，医务人员必须找到有效的自我认识、自我批评和自我成长的方法[5]。

高年资的医生都知道，近年来医疗卫生体系中的变化是经济驱动的，他们也清楚这些变化中争论的是什么，他们和初级保健医师以及患者为中心的医疗卫生倡导者都相信，医生应该在漫长的时间过程中来了解患者的身体和生活[6]。他们也知道，尽职尽责的关怀能换来对患者及其家庭、恐惧、希望的了解和患者的信任，这对提供有效的医疗服务至关重要[7]。不仅是疾病的个人因素，甚至是疾病的生物学因素也是需要经过长时间才能日渐清晰，理解某个患者的疾病需要纵向的兴趣和好奇心，而不是看一次医生就能解决的。一个陪伴患者走过很长时间的医生会获得关于那个患者的丰富的生物学知识，有助于他做出及时、准确的诊断，再通过有力的治疗方案，就会为患者提供有效的照护[8]。

医生不仅与患者隔绝，同时也与学生、同事、其他医务人员和他们应该服务的社会隔绝。时间和金钱的压力侵蚀了医学教育曾经的主要特点——亲密的师徒关系和言传身教。教学医院的环境以竞争和缺乏关怀为特点，几乎没有为年轻医师的培养和高年资医生的人文滋养留下多少空间[9]。医学专业组织不是致力于成员的专业发展，而更多的是耽于立法游说和寻找市场定位。转诊大战削弱了医生与护士、医生助理、社会工作者、治疗师、心理学家相互尊重的同盟关系，结果是很多医务工作者感到孤立、不被信任或互相争斗，而不是为了患者的利益一起工作。渎职诉讼的威胁迫使医生感到必须实施严格的、怀疑的医学。当医学不得不防御性地封闭起来的时候，就不太能够主动地与公众就一些重要问题开启诚实的、富有成效的对话。这些问题包括医疗公平、医学的局限、国家对理想的医疗卫生体系的设计和投入等。

过去二三十年间，医学院、住院医师培训、医学专业学会对医学人性化的呼声做出了回应。除了用精湛的医学知识和技术来装备医生和医学生外，医学教育者还致力于促进医学实践中的共情、信任及对个体患者的关注。20世纪六七十年代兴起的生物—心理—社会医学模式、初级医疗卫生、生命伦理学、医师职业精神等拓宽了医生只关注生物性疾病的狭窄视野，鼓励他们理解患者的情感、心理、社会和家庭需求[10]。这些运动带来了几个主要的进步——医学院沟通技巧的培养、健康和疾病的社会和心理维度的教学和研究、医疗卫生中伦理维度的认识，以及对医生自身健康和自我意识的关注等[11]。

但是直到最近，这些努力并没有产生什么影响，因为没有人能够很好地描述医学中缺失的是什么，以及如何教授这些缺失的东西。多数人认为医学院和培训项目无法教会成年人尊重他人、共情能力、利他主义和伦理责任感，因为这些品性是从婴儿期就要发展和培养的。事实上，有人指责说医生与生俱来的共情能力、对他人痛苦的尊重以及伦理识别能力在医学培养过程中减弱了。在对医生的教育过程中，他们目睹的痛苦多了，心肠变硬了[12]。我们知道问题在哪儿，但却没有办法解决。如何才能改进这个令人不安的现状呢？

如果医学教育者不能要求学生充满同理心地对患者的痛苦做出回应，他们至少应该可以训练学生具有同理心的先决条件——能够感知痛苦，解释所感知的，在共鸣和超然之间做出平衡，能够多角度地看待疾病，预见疾病的衍生事件，能够被感动而采取行动。那些赞成职业精神的人已经感受到，不管医学多么珍视利他主义和责任，我们不可能强迫医生在医学实践中具有以上品行，除非帮助他们培养一些"先行能力"，使他们能够反思自己的工作和医生这一职业带给他们的责任，感受互信的医学实践带来的亲密关系，并能与同事一起维护医学的理想。此外，不论我们国家多么迫切地需要就医疗卫生体制进行坦诚的对话或做出一致的决定，我们不可能指望医生和其他医务工作者开启这么复杂、有风险的讨论，除非他们具备了多种能力，可以尊重多重视角，倾听并调和不同的声音，以及能够认识并注意各种相互矛盾的权威。

为了给医学提供他们所缺失的，我们需要以宏观的视角理解问题，并要看到问题的全部，才可以提出行之有效的解决方案。我认为，这样做有利于我们认识到当代医学在很多方面都有欠缺，而这些欠缺把一些相同的、最根本问题的不良后果集中扩大了。不论是在个别医生与患者之间、医生本人或在医疗卫生的不同从业者之间，还是与社会的对话中，医疗卫生从业者似乎总是孤立于真实的情境之外，不能认识到他人的观点，因此，也就无从培养同理心，不能理解和尊重所见事件的意义。

只有理解了患者如何饱受病魔的折磨，医生才能对患者提供有效的临床帮助，但是这需要医生进入患者的世界（哪怕只是通过想象力），并从患者的角度看待和理解这些世界。做出正确的诊断需要一种关于疾病和健康的亲身经历的、不言而喻的知识，而这些知识只能来源于疾病自然史的浸淫和对每个患者的身体在长时间内变化的仔细观察。医生考量自己围绕患者和死亡的生活的得失时必须要反省和自我审视，而把自我作为患者疗愈的工具更是要冒风险的，需要医生了解自我并意识到自己的独特性。履行自己对同事和学生的责任、承认并减少错误的发生概率、信守医学的理想是医生对自己的忠诚，更是对这个要求严格、纪律严明（并可能会有惩戒）的学界的忠诚。与公众就健康相关问题开展有意义的讨论需要杰出的沟通能力，只有这样的沟通才能开启这些敏感、令人恐惧的讨论而不至于激起公众防御性的愤怒，并能在多种相互冲突的观点中阐明医患共同的目标和希望。

对每个患者充满同理心的有效照护、坦率的自省、职业理想主义以及就卫生政策与社会开展负责任的对话——实现以上所有这些目标需要一整套技巧，即心理学家和文学学者所说的叙事知识，也就是多年前露丝教给我的知识。叙事是具有讲者、听者、时间过程、情节和观点的故事，而叙事知识就是我们理解故事时自然而然使用的知识。叙事知识能让一个人理解另一个人随时间展开的故事，并与之产生共鸣——不论是小说、报纸、电影，《圣经》这样文本中的故事，还是在法庭上、战场上、婚礼上以及疾病这样的生活场景中的故事。文学评论家刘易斯（RWB. Lewis）写道："叙事与经历有关，与观点无关。"[13] 科学知识和流行病学知识试图发现自然世界普遍正确或至少任何观察者都认为正确的东西，叙事知识的不同之处在于它可使一个人理解发生在另一个人身上的事件不是普遍正确的，而是一个特殊的、具有独特意义的事件。非叙事知识试图超越具体而阐释普遍性，而叙事知识是审视个人如何解决生命不同境遇中的问题，并希望通过揭示具体而阐释人类的一般状况[14]。

　　文学学者、心理学家、人类学家和故事讲述者知道叙事是什么，叙事是如何建立的，如何传达他们关于世界的知识，在讲述和倾听故事的时候会发生什么事情，叙事如何安排生活，如何让生活在其中的人认识到生活的意义，学习这些知识可以让医学受益。叙事知识可以让人理解另一个人的困境，因为他可以通过想象、解释和认识等复杂的技巧来参与到另一个人的故事当中去。具有了这些知识，我们就可以进入他人的叙事世界当中，并至少暂时地认为这是一个真实的世界。真诚而好奇地投入寻找真理的过程，我们就会穿透他人故事朦胧的微光，并因思考这些故事的意义而看到全景，就会认识到我们在自己和他人的生活当中扮演了什么角色，在共同创造的意义中担当了什么职责。通过他人的视角我们认识了自己，并奉上自己作为他人学习的工具[15]。

　　这种通过倾听他人讲述自己困境的学习方法有风险并且要求高，需要我们定义自己，但同时为我们开拓了广阔的视野。今天的医学缺失很多，这种学习方法的缺失就是其中之一。叙事医学（也称为具有叙事能力而实践的医学）关注个体患者，为医生充电，能够生成并传递医疗实践中的知识，明了公众对医学的信任以及医学应担当的责任[16]。叙事医学可以回答针对医学实践和训练的很多指责——没有人情味、碎片化、冷漠、唯医学利益至上、缺乏社会责任感，等等。

　　叙事医学不仅勾勒了理想的医疗卫生蓝图，而且提供了实用的方法来实现这一理想。叙事医学认识到，现代医学中缺失的技巧实际上就是叙事技巧，叙事医学明了什么是叙事技巧，并知道如何去教授这些技巧。文学系、创作性写作课程、人类学和民族学系、心理治疗以及其他很多项目已经建立了一些成功的教授学生阅读、写作和解释文本的方法，以及如何系统地采用他人的观点，如何在认识和尊重普遍的同时认识和尊重特殊，如何识别个人话语、沉默和行为中的意义，作为读者和听者，如何与作者、叙述者或文本建立真实的关系，如何借助自己的思想和感受实现语言的属性。我们知道如何教育学生掌握这些技巧，只是没有在医学院或护理学院中讲授。如果认识到这些是最基本的叙事技巧，医学就知道如何去提供这些技巧了。

叙事能力如何进入医学

一位 85 岁的哮喘患者来到我的诊室，我认识她已经有 20 多年了。这些年来她住院和急诊就诊的次数已显著减少，她充满感激，我也感到非常骄傲。今天她却坐在诊室抽泣。我知道她 28 岁的孙子上周刚在迈阿密海边溺水身亡，我也知道她的儿子——这个孙子的父亲，36 岁时在哈莱姆街头被枪击身亡。她坐在我的旁边抽泣，她的英语和我的西班牙语刚刚够我们相互理解。她的痛苦无法承受，陷入深深的悲伤中——失去孙子的痛苦让她重新经历了失去儿子的痛苦。是的，她仍然向上帝祷告；是的，她的女儿还在身边给她安慰；是的，她允许自己讲述失去的这两个亲人；她知道时间会愈合伤痛，她知道要等待。我跟她一起流泪，虽然无法领悟她痛苦的深度，但能够理解并尊重她丧失亲人的痛苦。我听她讲述内心这种极度的痛苦，明了这种讲述具有的疗伤功能。我下周还会再见她，再下周也会，但并不会为她治疗什么身体上的疾病，只是与她一起回忆、倾听，充满敬畏地见证她的信念、力量和爱。

人类学、历史学、心理学、社会科学、法学，甚至数学都已认识到叙事知识具有基本的、不可替代的本质，现在医学也加入进来了[17]。在人类学识的许多领域都已经发生了叙事转向，并给宗教研究学者、心理分析师，甚至是警察提出了挑战，促使他们不仅专注事实，还要关注这些事实被讲述时的情境[18]。虽然使用叙事的人——文学学者、心理分析师、自传作者、历史学家对叙事的定义存在一定的分歧，但他们有一个根本相同的认识，即叙事知识和实践是人类用来就事件、情境相互交流的工具，因此，是认同感和群体性的主要来源。在很多领域发生的叙事转向表明了"讲故事"在许多人类活动中的中心地位——不论是教育幼儿园的小朋友，还是传播宗教信仰，讲故事、听故事、被故事感动而采取行动被认为是我们在自己和他人的生活中寻找、解释和尊重意义的中心内容。

叙事是磁铁、是桥梁，吸引并统一了诸多不同的研究领域。欧萨克地区的故事讲述者知道一些在法庭上对律师有用的内情（Ozark storyteller——欧萨克是美国密苏里州的一处山区，在当地传统文化保持完好。这里的故事讲述被美国学者认为是讲故事的典范——细节缜密、富有传统、具有口头文化传承的功能——译者注）；访谈犯罪受害者的警察采用的就是人类学家在田野调查中使用的方法。如今不论是在社会科学、新闻学，还是在讨论亨利·詹姆斯的课题上，叙事研究极大丰富，令人兴奋，这是因为我们认识到了彼此共同的关注和相同的目标。在这个专业划分越来越细、研究碎片化的时代，发现一个能把我们联系起来的、深刻的、能给我们带来滋养的纽带是多么令人满足啊！故事讲述者和倾听者好像围坐在篝火旁，相互见证苦难，赞美倾听者的共同传统，并在故事的讲述中达到身份认同。

作为人类传递善意、分享知识的一项事业，医学从来不缺乏叙事关注。临床实践也如叙事行为一样，需要一个人关注另一个人，并认识到真正的关注能改变所有的参与者。叙事能力可使医务工作者领悟患者经历了什么，领会他人的经历，并从中得到启发，从而能够更准确地为患者提供诊断和治疗。最近大家开始注意到，这些叙事能力增加了医务工作者反思、理解自己的职业对自己和家人生活的意义，使他们能够成为更好的教师、更好的研究者和更好的同事，可以更有效地与公众就医学带来的选择进行认真的对话，并给予我们就这些选择进行思考的能力。

我并不是说叙事有可以替代科学的能力，而是说叙事能力可以让医务工作者用他们的知识为一个悲伤的哮喘患者服务。在患者面对疾病、寻求疾病的意义时，叙事能力使医生、护士、社会工作者提供的照护增强而不是降低、是深化而非减弱这种索求。更重要的是，具有叙事能力的医学实践可以架起患者与健康的医务工作者之间理解的桥梁，使他们认识到彼此具有共同的旅程。医务工作者运用叙事能力就可以做所有见证痛苦的人都会做的一件事——认识到这份痛苦，感知它、回应它，并与经受痛苦的人一起经历它——不论这种痛苦是发生在家庭里、朋友间、新闻中、舞台上、小说里、大街上还是医院里 [19]。讲述者和倾听者在所发生的苦难面前低下头，一起来解释和理解这种苦难。

一位年轻的男性患者来到我的诊室，他妻子是我多年的患者，把他介绍过来。妻子告诉我说她丈夫有一些令人担心的症状，已经忍受了好几年，但他不愿意做任何医学检查。患者是一个肌肉发达、表情严肃、举止僵硬的年轻人，他描述自己有严重的腹痛，消化非常困难，肠胃也有问题，严重影响了工作和休闲。我惊叹他竟能对这些症状的侵扰忍受多年，并注意到在我们的对话中他在努力地控制自己。

查体时间到了，患者没有换上我让他换的棉质体检袍，相反，他弓着背，俯身站在检查台旁边的不锈钢水池边，握着拳，低着头，背对着我，一动不动。我不知道发生了什么，但我知道我不能动。我坐在桌子边上，将视线转开 90°，眼睑下垂，被他一动不动的力量震惊了。我知道，我们一定是在无声地上演着以前发生过的某一幕。

　　他终于开口说话了："这是因为上次在医院发生的事。"我知道我必须小心翼翼地、慢慢地、轻轻地触摸他，这样查体才不会变成冒犯，而是帮助。

　　把医学称为"叙事医学"为医务人员和患者带来了非常重要的知识和实践，这些知识和实践来自其他的人类学识和行动。在露丝案例中运用的临床想象力，现在已经作为一项重要内容，进入了把叙事研究融进医学教育和实践的国际化运动。现在，医学已经开始认识到，在照护患者的过程中需要叙事知识和技巧。正如医学从自然科学中学习的知识使它可做得更多，医学从叙事学中学习的知识也将使它能做得更多。

　　叙事医学已经认识到，患者和医疗照护者是以整体进入病痛和治疗过程的——他们的身体、生活、家庭、信仰、价值观、经历以及对未来的希望全部进入这个过程。恢复健康、帮助他人好转的努力不能从生活的最深处剥离。在某种意义上说，这种完整性反映在他们相互讲述的或简单或复杂的故事中，并被这些故事所塑造——不论是在询问病情、深夜的紧急电话，还是无言的查体仪式中。没有叙事，患者不能向任何人表述他所经历的疾病。更极端但同样真实的是，没有叙事，患者自己甚至都不能理解疾病事件对他的意义。同样，如果不能用多重叙事的形式讲述或书写自己对患者的关照，照护者也不能以全面的、有感触的、有情感的叙事形式看到患者的疾病。为患者提供悲悯的、有效的照护需要这样的叙事眼光，虽然这仍有待于证实，但它现在已经是一个非常强有力的假说了。

　　与其说叙事医学是一个新的学科，不如说它是一个新的临床框架，为医生、护士、社会工作者提供了一些技巧、方法和文本，使他们可以为患者提供精细的、令人尊敬的、适合的临床照护，同时也能真切地了解自己和同事的希望，以及作为医疗卫生从业者的职业理想。其结果是，他们所从事的医疗卫生事业能够完全关照每一个患者、每一个从业者、每一个卫生机构以及整个社会的困境，并认真地去治疗。

注释

1. 患者、家属及其同盟认为，医疗卫生体制没有实现照护的目标。见 Norman Cousins, *Anatomy of an Illness as Perceived by the Patient*; Anatole Broyard, *Intoxicated by My Illness*; Anne Fadiman, *The Spirit Catches You and You Fall Down*; Simone de Beauvoir, *A Very Easy Death*。

2. Joanne Trautmann 的 *Healing Arts in Dialogue*, 以及 Delese Wear、Martin Kohn 和 Susan Stocker 主编的 *Literature and Medicine: A Claim for a Discipline* 记录了这些实践的开端。

3. 很多患者和家人书写的关于疾病的患者日志（pathography）记录了这些问题。见 William Styron, *Darkness Visible*; Reynolds Price, *A Whole New Life*; Nancy Mairs, *Waist-high in the World: A Life among the Nondisabled*。医务工作者也深为当代医学的空洞所困扰，见 Melvin Konner, *Medicine at the Crossroads*; Arthur Kleinman, *The Illness Narrative*; Rachel Remen, *Kitchen Table Wisdom*; Bernard Lown, *The Lost Art of Healing*。

4. 刊载于 *The Journal of the American Medical Association* 上的"A Piece of My Mind"，刊载于 *Annals of Internal Medicine* 上的"On Doctoring"，刊载于 *Health Affairs* 上的"Narrative Matters"——上述专业医学杂志上的医学叙事性栏目只是医生反思性写作的几个例子，这表明医生讲述他们的医学生活以及努力理解患者经历的需求越来越强烈。

5. 英国心理分析家 Michael Balint 的观点是：自我是最有力的治疗工具，参见他 1957 年的书 *The Doctor, His Patient, and the Illness*。Dennis Novack 等的文章"Calibrating the Physician: Personal Awareness and Effective Patient Care"总结了近期医疗卫生领域里有关自我反思的作品。Diane Meier 和 Anthony Beck 把这些关注运用到临床决策当中，见他们的文章"The Inner Life of Physician and the Care of the Seriously Ill"。

6. 参见 Christine Laine & Frank Davidoff, "Patient-Centered Medicine: A Professional Evolution"; William Branch, *Office Practice of Medicine*; Thomas Delbanco, "Enriching the Doctor-Patient Relationship by Inviting the Patient's Perspective"; Eric Cassell, *Doctoring: The Nature of Primary Care Medicine*; Laurence Savett, *The Human Side of Medicine*, 163-171。

7. 最近的例子有 William T. Close, *A Doctor's Life*; Jerome Groopman, *The Measure of Our Days*, John Stone, *In the Country of Hearts*。Richelle Kopman 等人的文章 "Continuity of Care and Recognition of Diabetes, Hypertension, and Hypercholesterolemia" 是一篇基于证据的研究，审视了持续照护的结果。

8. 感谢 Peter Watkins 帮助我理解了这个重要的观点。

9. Kenneth Ludmerer, *Time to Heal*。

10. George Engel, "The Need for a New Medical Model: A Challenge for Biomedicine"; John Stoeckle 主编的 *Encounters between Patients and Doctors*; Albert Josen, *The Birth of Bioethics*; P. Reynolds, "Reaffirming Professionalism through the Education Community"。事实上，在医学教育和医学实践中这些领域的变化之大令人印象深刻，尽管患者在日常医疗中可能还没有经历到这些巨变的影响。Moira Stewart et al, *Patient-Centered Medicine*; Jeremiah Barondess, "Medicine and Professionalism": Eric Cassell, *The Nature of Suffering and the Goals of Medicine*; Rachel Remen, *My Grandfather's Blessing*。这些著作总结和综述了人文医学的发展。

11. Mack Lipkin Jr.、Samuel Putnam、Aaron Lazare 主编的 *The Medical Interview: Clinical Care, Education, and Research*; David Mechanic, *Medical Sociology*; Tom L. Beauchamp and James F. Childress, *The Principles of Biomedical Ethics*; C. P. Tresolini and the Pew-Fetzer Task Force, *Health Professions Education and Relationship-Centered Care*; Ronald A. Carson, Chester R. Burns, and Thomas R. Cole 主编的 *Practicing the Medical Humanities*。

12. Jodi Halpern, *From Detached Concern to Empathy*; Susan Phillips & Patricia Benner 主编的 *The Crisis of Care: Affirming and Restoring Caring Practices in the Helping Professions*; Fred Hafferty, "Beyond Curriculum Reform: Confronting Medicine's Hidden Curriculum"。

13. R. W. B. Lewis, The American Adam, 3。

14. 关于叙事知识的有用并不过于技术性的描述，请见 Jerome Bruner, *Actual Mind, Possible Worlds and Making Stories: Law, Literature, Life*。也请参见文学学者和叙事学家们影响深远的其他著作，如 Seymour Chatman, *Story and Discourse*; Shlomith Rimmon-Kenan, *Narrative Fiction: Contemporary Poetics*; W.J. T. Mitchell 主编的 *On Narrative*; Paul John Eakin, *How Our Lives Become Stories: Making Selves*; Wallace Martin, *Recent Theories of Narrative*。

15. 医生和护士在实践中也赞同叙事的使用，请见最近的作品，如 Trish Greenhalgh and Brian Hurwitz主编的 *Narrative Based Medicine*; Kathryn

Montgomery Hunter, *Doctors' Stories: The Narrative Structure of Medical Knowledge*; Rita Charon, "The Narrative Road to Empathy"; Melinda Swenson和Sharon Sims, "Toward a Narrative-centered Curriculum for Nurse Practitioners"; C. Skott, "Caring Narratives and the Strategy of Presence: Narrative Communication in Nursing Practice and Research"。

16. Rita Charon, "Narrative Medicine: A Model for Empathy, Reflection, Profession, and Trust。

17. 关于叙事对心理学的影响，请见 Theodore Sarbin 主编的 *Narrative Psychology*; Jerome Bruner, *Acts of Meaning*; Karen Seeley, *Cultural Psychotherapy*。John Paulos 在其著作 *Once upon a Number: The Hidden Mathematical Logic of Stories* 里面描述了统计和叙事的关系; Hayden White 在 *The Tropics of Discourse* 一书中列出了历史对叙事过程的依赖; Alasdair MacIntyre 的书 *After Virtue* 认识到了伦理思想的叙事本质。这只是智识潮流转向叙事思潮和实践的几个例子。

18. Martin Kreiswirth 在 "Trusting the Tale" 一文当中详细分析了他称之为社会科学和人文学科的叙事转向。

19. Eric Cassell, "The Nature of Suffering and the Goals of Medicine"; Charles Aring, "Sympathy and Empathy"; Patricia Benner and J. Wruble, *The Primacy of Caring*; Louise Rosenblatt, *Literature as Exploration*。

2 回

弥合医疗卫生中的分歧

叙事医学是一项非常实用的事业，它源自于医生和护士的日常工作场所——拥挤的候诊室，塞满空白处方单和橡皮锤的抽屉；纱布、手术刀、针头、消毒水、不绝的电话铃声、充满化验结果的计算机屏幕。它也可以源自某个医院诊室，透过绿色的布帘，陌生人听到医生在告知患者坏的、悲伤的或令人沮丧的消息，有时（但似乎很少）也能听到成功和治愈的消息。在这里，陌生人相遇了，一方准备施展临床技能，另一方则做着最坏的打算。

身患重病的人不仅需要专家的诊断和治疗，也需要照护他的人知道，某些宝贵的东西弃他而去了，家里笼罩着一层厚重而莫名的悲伤。那些被赋予照护患者责任的人似乎在本质上就应该储存有无尽的宽慰、希望、温柔和力量，来面对那些在疾病的痛苦中挣扎的人、那些忍受治疗的创伤和所有失败的人。

约翰·邓恩（John Donne，1572—1631，英国玄学派诗人——译者注）在《突发事件的祷告》中（ *Devotions upon Emergent Occasions* ）写道："疾病是最大的不幸，而疾病中最大的不幸是孤独。"[1] 认识到患者虽然感到恐惧但仍然显示出面对疾病的勇气，这样的医生能够陪伴患者走过医生们熟悉的疾病的幽谷。这样的医生不仅提供关于疾病的知识，还会指明走向健康的方向，引导患者在失去健康时能够真实地生活。这样的医生会陪伴患者与疾病中的孤独做斗争，并真切地相信患者有承受疾病后果的能力。

　　年轻的剧作家玛格丽特·埃迪森（Margaret Edson）在 2000 年之前没有任何名气，这一年她凭《心灵病房》（*Wit*）[2]获得了普利策戏剧奖。该剧通过描写文学学者薇薇安·贝林罹患卵巢癌及其在治疗过程中所受的折磨，吸引了戏剧观众和整个美国文化的关注，它生动地再现了这个患者和所有为她提供医疗照护的医务工作者之间的分歧——傲慢的资深肿瘤专家对她撒谎；年轻的医生科学家急切地想为自己的研究得到数据，对她的痛苦视而不见；护士意识到了薇薇安的痛苦，却无法转化为有效的行动。贝林教授是研究约翰·邓恩的学者，是关于邓恩勇敢面对死亡的十四行诗的专家。《心灵病房》以邓恩为背景展开。邓恩对死亡诗意的洞察力具有非凡的力量，发生在薇薇安身上的一切因而更加突出[3]。

　　该剧在纽约协和广场上演时，制片人不得不邀请心理学家来协助观剧后的讨论——观众们在剧终后拒绝离开剧院！很多人一次次来观看此剧，散场后坐在座位上不愿离去。一些人在抽泣，他们需要一起讨论所看到的剧情。很显然，纽约人认为该剧对医疗照护中常规做法的描写是真实的，或者至少认为所描写的是可怕的。

　　我也去观看了此剧，但每次都恨它。我感到这种对医生和护士粗糙的、单维度的、讽刺画般的刻画是对我的攻击，面对这种不加区别地指责医学是残忍行业的做法我有一种本能的自卫。我无法评价该剧的文学价值，因为该剧的抨击深深地伤害了我。但我在卫生相关领域的很多同事则谦卑地接受了埃迪森传递的信息，在医院或医学院里举行读书会或自己排演该剧，并规定该剧本为医学生的必读书目。

　　我后来意识到埃迪森通过刻画薇薇安这个角色帮了医学一个大忙。薇薇安是一个复杂的女性形象，被不治之症摧毁。通过医生的失败，她认识到自己作为教师和学者的失败。她回想起跟导师——杰出的邓恩研究学者安士福特教授讨论《圣十四行诗之十》(*Holy Sonnet Ten*) 时的情形：

　　安士福特：这首十四行诗以跟死神的勇敢搏斗开头，动用了所有智力和戏剧的力量来征服敌人。但说到底，这首诗是关于战胜那些分隔生命、死亡和永生的、似乎是不可逾越的障碍的……

　　你选的这个版本里，这个深刻但简单的意义被可笑的标点牺牲了：

　　　　死亡——大写字母 D——将不再——分号！

　　　　死亡——大写字母 D——逗号——必将死——感叹号！

　　　　而加德纳 (Gardner) 的《圣十四行诗》是这样读的：

　　　　死亡将不再，逗号，死亡必将死。

　　（朗诵此句时，她用手做了一个小小的逗号手势。）

　　不是别的，只是一口气，一个逗号，隔开了生命和永生。就这么简单。恢复原有的标点，死亡就不再是要在舞台上表演出来的东西，不需要用感叹号，只是一个逗号，一个暂停。

　　这是一种不妥协的态度，你从这首诗里能学到一些东西，不是吗？生命，死亡。灵魂，上帝。过去，现在。没有不可逾越的障碍，没有分号，只是一个逗号。

　　薇薇安：生命，死亡……我明白了。这是一种形而上的自负。这是智慧！

　　安士福特：这不是智慧，贝林小姐。这是真理。

　　这个场景的真理不是形而上的自负，疾病的真相是痛苦、孤独、绝望。那些被指派来照顾薇薇安的人反而成了危险之源，包括肿瘤研究员杰森，他们的出现凸显出来的反而是她的孤独：

　　薇薇安：（向观众）隔绝，我被隔绝了。这次我可以使用这个词的字面意思了。化疗药物杀死了癌症，也杀死了我的免疫系统。我目前的情况是，任何活着的东西都是对健康的威胁……
　　（杰森走进来检查摄入量和排出量。）
　　杰森：（低声抱怨）我真没时间管这个……
　　薇薇安：……特别是医生。

　　到后来，薇薇安快死的时候，她的肿瘤医生柯莱克和研究员杰森展示了他们是多么"大胆"地与她的疾病做斗争，正是这种大剂量的化疗研究实验加速了她的死亡。

　　柯莱克：贝林博士，你痛吗？（柯莱克伸出手拿病历，杰森递给他。他们一起看病历。）
　　薇薇安：（坐起来，但医生们都没有注意她）我痛吗？！简直不能相信他们问这个问题！是的，我他妈的痛死了！（愤怒地）我高烧39℃，快40℃了，骨盆和双侧股骨都有转移。（尖叫）他妈的癌症正在吃掉我的骨头，我不知道世界上有这样的痛！
　　（她扑通一下倒在床上，大声地哭）噢，天哪！

　　因为该剧对当下医疗卫生状况的野蛮描写，患者和家属在观看《心灵病房》的演出时感到他们的痛苦被认识，甚至被辩护，我想这也许是因为这样非人道而且无效的医疗卫生实践每天都在各地的医院上演吧。医务工作者不知道患者所经历的痛苦，除非他们自己成了患者，因此，患者感到他们和那些应该照顾他们的人之间有不可逾越的鸿沟。双方的隔绝令人瞩目——患者因为疾病的恐惧而被隔绝，医务工作者因为具有疾病的知识而去隔绝。此外，还有其他危险的分歧，比如医生与护士之间、外科医生与理疗师之间、社会工作者与精神科医生之间、家庭护理护士与医院护理护士之间。这些分歧妨碍所有的人把工作做到最好。

医务工作者具有关于疾病的知识，但往往对患者经历的巨大痛苦一无所知，他们不知道疾病带来的痛苦和愤怒有多么深重，不知道当你的丈夫、母亲或孩子身患重病的时候，所有的一切都发生了彻底的变化，曾经重要的东西，譬如房贷、升迁、道琼斯指数、中东等，跟孩子的白细胞计数或妈妈的脑 CT 检查结果比起来都变得微不足道了。妻子在淋浴的时候痛哭："为什么在他刚开始感到呼吸困难的时候我没让他去看医生呢？为什么我没让他戒烟呢？为什么我一直都给他做牛排吃呢？"丈夫则独自躺在几公里之外心血管病房狭窄的病床上。所有一切似乎都失去了意义，她对生命的看法集中到丈夫苍白的手腕（上面带着写着他名字的手圈）和他苍白的前臂上（上面贴着静脉输液针头）。

后来，医生来心血管加护病房查房，告诉妻子说："他的两条冠状动脉严重堵塞，我们觉得他应该马上进行紧急心脏搭桥手术。"这是什么意思？他会活下来吗？他会死吗？他们会打开她丈夫的心脏，就像打开一个碰伤的水果，他的血会流到陌生人戴着手套的手上。但他会好起来吗？他会活下来吗？他会死吗？

妻子面色苍白、疲惫不堪，她紧紧地抓着丈夫的手腕。"她最好别把那个静脉注射管碰掉，"心血管医生想，"护士费了好大力气才弄上去的。"患者的妻子嘀咕着，说她丈夫对麻醉剂过敏，她还要到康奈尔大学医院再问问其他医生的意见。难道她没有意识到她丈夫病得有多重吗？带他穿过整个城市去问其他医生的意见太危险了，他可能在救护车上就死掉。"她不信任我做她丈夫的医生，"心血管医生想着，心沉了下去，"她若对我持怀疑态度，我做的事情在她看来怎么能是正确的呢？"

这个医生、这个患者和这个家庭都不得其法。若不能触动对方，他们就无法运用医学的力量救助患者；若不能找到理解彼此想法的方法，他们注定要失败。在患者妻子和心血管医生争论治疗方法的时候，因为词汇和知识的差异产生分歧，因为不信任和恐惧彼此隔离，而在这个过程中，丈夫可能会被心脏病夺去生命。

我们现在可以理解在这个虚构的场景中缺失了什么。《心灵病房》也重现了相同的场景。这里缺失的是医务工作者理解患者和他妻子困境的能力，这个医生缺乏想象力、看到别人观点的能力、了解人类恐惧和希望的能力。他也不具备训练有素的耳朵，使他能够倾听患者和他妻子的语言甚至沉默，从而充分理解他们的处境。多么希望医生的常规训练能够让他们洞察那种刺耳的、让人坐立不安、但又没有表达出来的惧怕。多么希望医生能够领会疾病带来的无法逃避的巨大恐惧啊！这样，他就会理解那个妻子在自责是她自己不好，自己相当于在慢慢杀死丈夫；他就会理解那个妻子已经在担心自己会变成寡妇，孩子会失去父亲。这就是疾病的本性，它会让普通人想到无法弥补的损失。

分　歧

作为医生，我想从自己的经验来谈谈我观察到的医患之间发生的事情。我认为患者与护士、社会工作者和理疗师之间的关系不像他们与医生的关系那么紧张，这部分是因为权力、性别、阶层、临床训练的原因。

此外，患者对不同分工的医务工作者具有不同的期望[4]。虽然这里描述的分歧存在于所有的临床情境中，但我只能讨论它们对医生的影响。我想患者与护士或社会工作者之间的分歧要比他们与医生之间的分歧小很多。在理想的环境中（也许是在一个叙事的医疗卫生环境中），医生应该向护士和社会工作者学习如何减少他们与患者之间的分歧，如何缩小他们之间的不同。

虽然医生诊室里发生的事情非常复杂，并可能有不好的后果，但身处其中的双方并没有为这些临床相遇做什么准备。他们使用不同的语言，对物质世界的看法不同，以不同的行为准则行事，一旦出现了任何偏差便立即相互指责。很多患者感到医生抛弃了他们，对他们的痛苦不以为然，在描述症状时医生也不相信他们，他们被冷淡的医疗所物化[5]。《心灵病房》里的柯莱克医生在一定程度上代表了很多医生：他们的学术理想、科学上的竞争压力、职业的优越感和贪婪往往遮蔽了医学的主要目标——服务。可悲的是，患者必须要在医生的关心和能力之间、同理心和科学之间做出选择[6]。同时，患者对医学能力不切实际的幻想也让很多医生感到无奈，觉得他们无法满足患者日益膨胀的希望和要求，医学治疗不能逆转不健康的行为方式、糟糕的选择、偶然性和坏运气带来的后果。医生们知道真正的治疗起效很慢，因此，他们准备好让患者失望，或是因为治疗不像患者想象的那样有效而被起诉。

在这些诊室里上演的就是患者和健康人之间的差别，用苏珊·桑塔格（Susan Sontag）的话说，就是意识到"疾病是生命的黑夜，是一种更沉重的身份"[7]。与性别、种族、阶级、空间、年龄、时间等把人和人区分开的这些差别不同，患者和健康人之间的差别多变而无法预料，有时不可逆转，最终无可挽回，没有人能够幸免。一个人可能会从分隔健康人和患者的山峰这一侧迅速跌落到那一侧，也可能被长年的、无声的、一个细胞一个细胞慢慢发展的病变而最终变成一个有癌症的人。如果诊断出患有严重疾病，一个人的世界就发生了改变，不仅是日常生活中肉体上的变化——疼痛、吃药，必须穿便鞋了，必须坐轮椅了，更重要的是深层的意义变了——现在生活中有了限制、悔恨、被迫分离，并且要做生命终结时的打算了。

患者和健康人之间的差别之广无可言说，羞耻、愤怒、失落、恐惧揭开了他们之间几乎无法逾越的鸿沟。但患者要好起来，他们需要感觉到自己处于没有生病的人当中，他们需要在某种程度上继续做生病之前的自己。患者要接受健康的陌生人给予的医疗照护，就需要这些陌生人在患者和健康人之间建立起一个用心照顾患者的关联和通道。

想要弥合这些分歧，我们需要清楚地认识它们。以下我描述了四种导致医生和患者分歧的差别。我认为在所有的差别当中，这四种是最亟须认识的，每一种都反映了患者和健康人之间特有的差别。

对死亡的认识：医生和患者对死亡的理解有根本的差别。医生对死亡有唯物主义的认识，接受我们都将死亡的现实；而患者因其关于疾病和死亡的经历不同，一般不会有这样具体的意识。医生会把死亡当作一种技术上的失败；而患者则觉得死亡既无法想象，也无法避免。

疾病的情境：医生往往会把疾病当作狭义的生物学现象，需要进行医学和行为学的干预；而患者则往往会在个人生活的整体框架和范围内看待疾病。医生和患者对相同疾病的概念不能匹配，因为他们面对的是不同的问题。

对病因的认识：医务工作者和患者对导致症状、疾病原因的理解有很大的矛盾，他们对病因的理解有本质上的差别。对致病因素的不同认识决定了行为的不同，也会对疾病、治疗和患者赋予不同的意义，这些矛盾势必会分裂对患者的照护。

羞耻、责备和恐惧等情感：疾病过程中充斥着这些负面情感，无限增加了疾病带来的痛苦。如果不能开诚布公地认识并讨论这些情感及其带来的痛苦，它们将无可挽回地割裂医生与患者的联系，并妨碍有效治疗。

对死亡的认识

列夫·托尔斯泰（Leo Tolstoy）在他精彩的小说《伊凡·伊里奇之死》（*The Death of Ivan Ilych*）中刻画了这个身患绝症的圣彼得堡律师。虽然这篇小说写于 19 世纪中叶，但文学作品中也许没有比它对绝症和濒死更有说服力、更准确、更勇敢的描写了。当医生来到伊凡·伊里奇家里出诊时，形容枯槁、濒临死亡的伊凡·伊里奇感到医生的健康令他痛恨：

伊凡·伊里奇开始洗漱。他先洗了手，然后洗脸，然后刷牙，然后梳头。在做这些事的时候，他需要不断停下来休息。然后他照了照镜子，被自己所见的吓坏了，特别是头发无力地贴在毫无生气的前额上的样子让他害怕。

总是这样。他的心里燃起一丝希望的火苗，但很快被绝望和愤怒的海洋淹没了。总是痛，总是痛，总是绝望，总是这样……"我要告诉他，告诉医生，他必须要想出别的法子。不能这样了，不能再这样下去了……"

门铃响了。是医生吧？是的。他生气勃勃、精神饱满、红光满面、兴高采烈地走了进来，脸上的表情好像在说："好了，你在因为什么事情恐慌？我们都可以为你解决！"……

医生搓着手，精力充沛，满怀宽慰……

"啊，你怎么样啊？"……

伊凡·伊里奇看着他，好像在说："你真的不为撒谎感到羞耻吗？"但医生并不想理解这个问题，伊凡·伊里奇说："还跟以前一样差。疼痛一刻也不离开，一刻也不消退，如果能……"

"是啊，是啊，你们生病的人总是感觉这样。"[8]

让伊凡无法忍受的是他那日渐枯槁的身体和医生那饱满、圆润、快乐的身体之间的反差。无论是谁充当医生的角色，也不管他的实际健康状况如何，对患者来说他都代表着健康。伊凡和医生最根本的差别在于伊凡快死了，而医生不是。

像伊凡一样，刚被确诊的患者从桌子或检查台看过去，看到了由医生代表的健康人，而医生则忙着看病历、总结数据、评估患者情况，完全没有注意到患者因为自身状况的改变而感到的恐惧，他似乎对自己没有受到疾病困扰而洋洋自得。医生诊室里的健康会让人感到难堪、受到奚落和嘲笑。"是什么神仙帮了他的忙，他才没有得上我得的艾滋病、我得的肺癌、我得的糖尿病？"患者也许会默默地问，"又是什么神仙没帮我的忙，我的视力、肾功能和大脑才受损了？"这种对死亡的认识，在医生和患者之间的差距之大，也确定了每个人在生命轨道中的位置，计算着生命过去了多少，还有多少剩余。

一个老人即将死亡，他患重度脑卒中，身体部分瘫痪，只能说一个词"萨拉"，那是他妻子的名字。他不断地说"萨拉""萨拉"。这个有节奏的、一个词的悲叹让当年我这个没有经验的三年级医学生明了他所要表达的一切。他的悲叹告诉我他的失落、孤独，他想要跟能够认出他的人在一起的愿望，虽然他已经不是从前的那个他了。在我照顾他的过程中，我逐渐了解了他的身体，尽可能温柔地给他做体检和抽血，知道怎样才能不让他感到疼痛。我想他也认识了我，至少是我的手在他身上的动作。

萨拉和女儿经常会待在他的病房内，她们在痛苦的面前表现出坚定，在他去世之前想到要失去他，她们就很悲伤。她们也在悲叹，但用词并不比他的一个词丰富。

我记得，在他去世的那个晚上我正值班，大部分时间我待在他的病房内。我记得特别清楚，他侧面躺着，瘦弱的胳膊放在面前，然后手掌向外推开，好像是要保护自己不受某个不速之客的侵扰。回想起来，我想也许他见到死神向他走来，也许他比我们都先知道他就要被带走了。我一直在想，他知道的时候是怎样的痛苦啊。

记得第二天，我们整个小组都去参加他的尸检，病理学家在长方形的不锈钢容器里展示这个患者的器官——枯萎的肾、袋状的心脏。我努力不让实习医生和住院医师看到我的眼泪，但我看到试图照顾的患者，在我面前慢慢恶化的患者最终就这样死了，再也活不过来了，我还是无法控制地抽泣起来。

他死后第二天，他的妻子和女儿来医院收拾东西。他女儿给了我一个小礼物——一个小丝巾，感谢我照顾她的父亲。以后几十年多次搬家时我都带着这个小丝巾，它让我时时回想起这个患者，以及他的家庭教给我的关于悲伤、死亡和爱的讯息。

怀念这个人和他的家人有助于我一直思索我们每天工作的严肃性。

死亡这一时刻改变了他们的生活。对他的女儿来说，存在父亲去世前和父亲去世后；对他的妻子来说，现在是寡居了。当然，对他就不得而知了。对我这个没有经验的医学生来说，这是我见证的第一例死亡，是沉重、悲伤和恐惧，意识到我把自己交托给了神秘、不能改变的损失、无可挽回的悲伤，也使我开始在病理学、技术职责的狭小范围内经历人类的悲剧、面对医学无能的愧疚。

医生的常规训练使他们对自己的死亡抱有两种相互矛盾的概念。一方面，在医学训练的严峻考验中，他们经受了无数他人的疾病和死亡的洗礼，因此，他们非理性地相信，这种经历带来了对疾病和死亡的免疫力。实习医生非理性地相信，一口气工作 48 小时带来的宽慰就是他们永远不会死。同样有力的是坦诚而相反的认识——人人都是要死的，没有人能逃脱死亡，死亡的过程不是一个容易的过程。我给以前的一个医学生写信，请求得到他的允许在本书中使用他见证并书写的一次死亡过程，他回信谈到自己在忙碌的创伤服务部做普通外科住院医师时的经历："很奇怪在住院医师培训阶段我能记住这一次死亡，因为西哈莱姆（哈莱姆是纽约的黑人聚居区——译者注）的死者多到像秋风吹过脚下的树叶一样。"

患者对死亡有自己的概念。每个人与死亡接触的经历都是不一样的，有的在军队，有的在医院，有的经受家人逝去，有的经历了政治暴力或自然灾害带来的死亡，因为这些不同的经历，有的患者把死亡当作个人的敌人，有的则认为它是一个遥远抽象的概念。有的患者认为自己已多次战胜死亡，会像猫一样有更多条命；有的则出于宗教或心理的原因，认为自己天数已尽，晚餐行将结束。正像苏珊·桑塔格告诫我们的那样，媒体对战争、暴力、压迫和自然灾害的反复曝光一方面让受众震惊，另一方面也让受众习惯了对人类反复的、不可言说的毁灭[9]。如果说越南战争好像就在我们的客厅里进行的，那么伊拉克战争则宛如是在电子游戏里完成的。由于互联网上图片和信息的轰炸，当代普通人与死亡的关系是高度细节化的。我们对死亡很熟悉，但同时认为那只发生在遥远的地方。另一方面，现代医学把死亡从家庭转移到了医院，人们与死亡绝缘了，完全不知道当死亡临近、从活着到死亡具体是什么样子[10]。

医生和患者不同的死亡观不应该让他们隔绝。如果作为一个常规程序，医生请患者来评估他当前的健康状况以及他认为自己离那个终点还有多远，那么怎么样呢？医生也许想知道患者对自己健康状况的坦诚评价，包括自己还能活多久，自己的虚弱程度，是心存希望，还是准备顺服天意[11]。也许医生可以与患者分享一下他们对死亡现实主义的看法，也许医生可以不要因自己没有患病而心满意足。相反，医生可以折中一下他们对死亡两种不同的看法，从而帮助患者对自己的生命即将走向终点有一个合理的认识。

医生也许会担心死亡是由他们的疏忽或错误而故意或被动地造成的，而患者认为死亡是他们害怕、藐视或渴望的东西。死亡隔绝的不仅是医生和患者，而且是所有的健康人和所有的患者，是活着的自己和将要死亡的自己。虽然死亡的作用似乎总是隔绝，但作为生命中共通的、终极的人性因素，它还有联合人们的作用。在詹姆斯·乔伊斯精彩的小说《亡者》(The Dead) 中，最后的场景是加布里埃尔知道了妻子有一个去世多年的情人麦克尔·法瑞，他对此事以及可以预见到的死亡的沉思：

白雪遍布爱尔兰。雪花落在灰暗的中部平原的每一个角落，悄无声息地落在光秃秃的没有树木的山丘上，落在艾伦沼泽里；再往西，落在阴郁的、桀骜不驯的香侬河里。雪花也落在山坡上那个埋葬着麦克尔·法瑞的孤寂的教堂墓地的每一个角落，厚厚地堆积在弯曲的十字架上和墓地基石上，落在小门的尖刺上，落在枯萎的荆棘上。他的灵魂慢慢地心醉神迷，倾听雪花静静地穿过宇宙，静静地落下，好像把它们自己的终点落在了活人和死人身上[12]。

卡伦（Charon）对医生来说是一个沉重的名字。在希腊神话中，卡伦是把死者的灵魂从冥河摆渡到冥府的船夫。我的祖父欧内斯特·卡伦（Ernest Charon）医生、父亲乔治·卡伦（George Charon）医生和我都背负着这个悲伤的名字。患者第一次认出我名字的含义是在医院病房，那时我还是个三年级的医学生。一个 26 岁的年轻人患了肝细胞癌，全身转移，濒临死亡。我加入到病房小组的第一天，他看着我红色的医学生胸牌说："这就是了吧？"两天后，他死于肺出血。我因自己也许增加了这个不幸的年轻人的痛苦而感到震惊，想着要改名。我最终没有改名字，因为意识到船夫卡伦的职责就是我们医生的职责，我们需要尽力去引导那个航程，尽力去认识那个彼岸。

疾病的情境

任何一个现象都要将其放置到情境中才能得以理解。我们在空间中定位事件，在时间中找到它们的历史关联，用相关的事件记录其连贯性，从不相关的事件中把它们分离出来。理解任何事情的关键是我们准备把它放置在什么情境中来考虑，不论这是葛底斯堡战役（美国内战中最著名的战斗，1863 年 7 月 1 日至 7 月 3 日在宾夕法尼亚葛底斯堡及其附近地区进行，被认为是美国内战的转折点——译者注）还是亨利·詹姆斯的

《鸽翼》（ *The Wings of the Dove* ）。在很大程度上，不同的解释源自我们为手头事件选择的不同建构方式 [13]。

例如，狭义的疾病解释可以围绕着重症监护病房（intensive care unit，ICU）患者胸部的左前动脉展开，广义地也可以围绕着患者的生活、他的妻子、家庭过去的经历以及对未来的希望而展开。多年前，精神病学家乔治·恩格尔（Gorge Engel）就提出了生物—心理—社会的医学模式，认为医学需要考虑的不仅仅是疾病的生物学变化，同时也要考虑到疾病中家庭、社区和社会的因素 [14]。恩格尔的著作影响深远，因为它激发了医学实践和医学教育去关注疾病除病理生理以外的因素，如造成疾病的社会文化因素、在疾病面前患者行为的改变以及影响医学治疗有效性的因素等。医学社会学、行为医学、健康和疾病的文化研究等在不断拓展关于健康的最终知识，以及对健康的有效回应，使医学对此有更好的理解 [15]。

社会语言学家艾略特·米施勒（Elliott Mishler）最好地描述了在医生诊室里冲突的情境。他仔细查看了常规医疗问诊对话的录音和转录文字，区分了他称为"医学世界"和"生活世界"的谈话片段。在 1986 年的重要研究《医学的话语：医疗问诊的辩证关系》（ *The Discourse of Medicine Dialectics of Medical Interviews* ）中，米施勒描摹了对话从意义的一端转变到另一端的过程。医生在检查一个患有腹痛的女性患者，了解到她有酗酒的问题：

"你这样喝酒有多长时间了？"

"从我丈夫死后。"

"那是什么时候？" [16]

医生试图把患者的症状按时间顺序排列，以便理解其生物学意义，而患者给出的症状是按她生活事件的顺序排列的，以便于她理解个人的生活。这样，医生和患者之间就有了一个沟坎。

一个患者报告说她第一次去看某个医生的时候，那个医生极大地侮辱了她，实在是太可怕了："他问我，我两个女儿是否是同一个父亲！他以为我是什么人啊？！"患者感到她被当成了一个放荡的女人，但毫无疑问，医生只是进行着从现病史、既往史和社会史开始的常规初诊程序了解患者的。在问到家庭史时，也许为了节省时间，他想在了解这个新患者家庭史的同时画出家庭谱系图。如果不知道父母的情况当然无法画出每个孩子的情况，因此，医生提问的关于孩子父亲的问题只是医学世界中一个简单、常规的问题，而患者却把它当成是生活世界中一个充满意义的问题。

医生的直觉是把复杂的事情简单化，而患者的直觉是把简单的事情复杂化，于是这两种情境就产生了冲突。医学还原主义限制它所要看的东西，把患者繁芜生活中与疾病的生物学现象无关的东西统统剔除，可以说医学是去隐喻化的，在这种冲突中牺牲的是患者生活的独特性。医生应该学会问："这个疾病在这个患者身上显示出什么样的不同？这个患者作为这个疾病的宿主又有什么独特性？"临床医学刚刚开始为患有同样疾病的不同患者制订不同的治疗方法；最近才有临床研究区分男性和女性对疾病症状的不同感受，以及对治疗的不同反应[17]；最近我们才开始在基因和分子层次上理解为什么某些疾病在某个种族中出现地更频繁，反应也更强烈。

新近发展起来的以患者为中心的医疗就是对狭隘的医学情境的回应[18]。以患者为中心的医疗是一项起源于美国和英国的理念和临床运动，强调在医疗卫生的全过程中要囊括患者的视角和要求，尊重患者的选择，关注患者对疾病信息和教育的渴求，鼓励患者家属和朋友的参与，保证治疗的连贯性和合作，直面疾病中的情感因素。运动的领导人之一毛艾拉·斯图尔特（Moira Stewart）写道："患者喜欢以患者为中心的医疗……它寻求对患者整个世界的整体认识——也就是他们的整个人、情感需求、生活中的问题；能够在整体上找到问题之所在，并一致同意对这些问题采取的管理措施；……能够增强医生和患者之间的持久关系。"[19] 以患者为中心的医疗实际上就是没有分歧的医疗[20]。

随着医学的成熟，也许其从业者认识特定情境的能力也会提高，这些情境赋予每个临床场景不同的意义，他们也会把了解每个患者的生活视为自己的职责。这些努力肯定会增强临床有效性，不仅是通过指导临床干预选择，而且是通过改变医生，让他们注意到利于或阻碍患者遵从医嘱的所有因素，使他们和患者成为真正的伙伴，共同在力所能及的范围内维护最佳的健康状态。更重要的是，这样的伙伴关系使患者和健康人之间的关系更加平等，使我们能更清楚地在时间、关联和含义中理解我们的身体和生命。

对病因的认识

对疾病起因的理解可以非常不同并相互矛盾，经常导致医患之间令人困惑的、有害的分歧。医生坚信是病毒和基因异常引起的关节细胞的自身免疫反应而引发了类风湿性关节炎的症状，而患者则坚信她手上的疼痛是由于长年累月干家务活引起的。西方医学的医生认为癫痫发作是脑神经组织中的异常放电导致的，而一个苗族小女孩的父母却认为孩子的癫痫发作是因为祖先的灵魂没有得到安宁[21]（见 Anne Fadiman 的著作 *The Spirit Catches You and You Fall Down*，本书是关于在美苗族文化对疾病，特别对癫痫理解的研究——译者注）。在这种情况下，用甲氨蝶呤治疗类风湿关节炎、苯妥英钠治疗癫痫的处方可能就没用，不仅因为患者可能不去服药，而且因为其他原因会持续影响患者的行为、期望和感觉。什么导致疾病、什么又能治好疾病，这些信念和想法深深地根植在文化、宗教和家庭之中，医生和患者之间对病因的不同理解也是根深蒂固、很难调和的。

关于是什么致病的信仰深刻地反映了人的宇宙观。记得有一次我参加了一个讨论班，发言人讲的是结核病的病因（etiology）。我饶有兴趣地听着，完全听懂了他所讲的内容。但在结束的时候，才知道他讲的词一直都是 ideology（思想体系），而非 etiology（病因）！他把 ideology 中的"i"发成了短音，但整个讨论按照两个词理解都有道理！只有可以重复的科学证据才能说服医生疾病的病因是什么，而患者则可能由于信仰、文化、家族传统、关于人类生理现象的神秘主义认识而对是什么导致疾病摇摆不定。每当新的知识或数据出现的时候，医生就要修正他们关于病因的看法，只有更令人信服的致病理论才能让医生放弃对现有理论的坚持——也就是说，受过科学训练的人，其认定的致病原因既是刻板的，又是可以修订的；而普通人对致病原因的信仰就不像医生那样基于最新发现，更多是基于世界如何运行的传统知识和他们自己对此的理解。所以，当心血管医生和患者妻子在病房相遇时，他们需要面对的不仅是开胸手术的问题，在讨论他的患者或她的丈夫时，他们对于宇宙的所有认知方式都是矛盾的。

医生和患者在病因认识上的冲突凸显了一般和特殊的矛盾 [22]。医生对疾病的解释总要"适用"于不止一个人。一个发现、理论或方法想要在临床上有用，就必须能够普遍适用。但患者并不担心某个解释只适用于自己的疾病，相反，他们认为只适用于自己的疾病解释反而更有价值，并希望医务工作者也认识到这些独特的现象对他们的重要性，用于他们疾病的解释只适用于他们，因此，生病的一个小小安慰是，经历了生病的过程，一个人至少对自己的认识更清楚了。

追溯西方医学的疾病理念，从希波克拉底和盖伦医学发展到现代医学，也可以看到一般和特殊之间的张力[23]。20世纪40年代英国的反接触传染论者认为，霍乱是因为瘴气、整体因素或宗教力量对环境的影响造成的，跟某个感染霍乱的女佣或制造马具工匠的行为没有关系。而接触传染论者则认为，霍乱是由身体内部的具体活动造成的，也与接触染患霍乱的人有关[24]。在当今，健康和疾病的"量化研究"与"质性研究"对抗激烈，前者只接受可以重复、普遍适用的结果，而后者则研究疾病的那些独特方面，也可以说是叙事的维度[25]。

1923年由著名的文学学者、审美理论家瑞恰兹（I.A. Richards）和奥格登（C.K. Ogden）主编的《意义之意义》（*The Meaning of Meaning*）一书出版。在本书附录中，柯鲁克山克博士（F.G. Crookshank）批评了西方医学关于疾病本质的倾斜性认识，并试图纠正它，揭露了"疾病是实体"这种观点的错误和危险。他提醒读者，人们创造出疾病的名称是为了有一个理论的方法来面对症状，并找到治疗的可行方法，但疾病并不是宇宙中可数的实体，而是一种讲话方式：

> 如果把我们命名的这些疾病、我们表征的这些参考名称当作具体的、具有外部真实存在的事物来表述、书写甚至思考，那就是庸俗的医学错误……但是在医院的行话里，"疾病"是"病变的实体"，医学生们天真地认为，这些"实体"是存在于自然中的，他们的老师发现了这些"实体"，就像哥伦布发现了美洲一样[26]。

柯鲁克山克认为疾病是实体的概念是"盖伦留下来的遗产"，在本节结尾他这样写道：

> 我们从来都没有承认：把相似的病例归类为相同疾病的病例只是为了归位和方便，它们随时都会被调整或取代。我们的希望是有一天我们会认识所有"存在"的疾病，关于疾病所有可以知道的事情我们都会知晓。

虽然寻找诊断总是为了治疗或至少能减轻症状，但对诊断的追寻往往遮蔽甚至取代了解除痛苦的努力。用埃里克·卡塞尔（Eric Cassell，美国医学人文的先驱——译者注）的话说就是：

> 当患者患有大面积扩散的癌症而原发位置不明时，医生一般会不遗余力地找到原发位置，虽然这样做会造成患者极大的痛苦，对治疗也没任何帮助。他们这样做是因为疾病理论的概念是：当人生病的时候，一定能发现疾病，而疾病的特点保持不变，这就为疾病和医生的行动提供了理论基础。疾病理论指出做出诊断非常重要……认识疾病的要求与更基本的要求"首先，不要伤害"的原则相矛盾[27]。

说到底，寻找症状产生的原因是为了认识，也就是为了控制。不论是心理医生选择《精神疾病诊断和统计手册第四版》（*The Diagnostic and Statistical Manual of Mental Disorders-Ⅳ*，DSM-Ⅳ）小数点后两位数来表示某个患有精神疾病患者的状况，还是患者把头痛归结于雷雨，所有遭受疾病痛苦的人和试图解除痛苦的人都在努力消除疾病中未知的部分，用已知的部分取而代之。虽然现在看来当时的病因假说是错误的，例如霍乱并非由瘴气导致，而是由霍乱弧菌造成的，但当时的假说起到了暂时降低不确定性的作用，至少让人们觉得他们的行为在疾病面前有意义，并能容忍其他的不确定性。

在精神饱满、兴高采烈的医生对伊凡·伊里奇撒谎并离开之后，专家又来了：

著名专家在十一点半到了。还是叩诊检查，还是当着他的面以及在另一间屋子里开展与他的肾和阑尾有关的意义深远的对话，一问一答都显得那么重要。而真正的问题，即他独自面对的关于生和死的问题却在根本上被忽视了，问题全是围绕肾和阑尾的异常行为而展开——迈克尔·达尼洛维奇和专家要对它们发起进攻并要迫使它们规矩起来。

伊凡孤独地死去，他被疾病伤害，也被医生和家人的欺骗所伤害。他们没有勇气和他一起去面对未知的、"关于生和死的真正的问题"。在疾病面前没有什么可以减轻患者的不确定感，但也许医生可以帮助他们说出这种感觉，从而可以更好地忍受这种不确定性。到头来，我们在病因上的冲突表明，我们渴望知道关于疾病的答案和确定性，以及如何去治疗。弥补这个分歧的办法不是更多的知识或统一的认识论，而是面对健康、疾病和死亡偶然性的勇气。

羞耻、责备和恐惧等情感

羞耻、责备和恐惧等情感在医患之间竖立起最不可摧毁的分歧之墙。我先来谈谈羞耻。很多人都羞于谈论身体内部的活动，与医生，特别是与异性医生讨论自己的性行为、肠道活动、药物滥用或情感问题时，患者都会感到不自在。出于尴尬或羞耻，这些问题一般也不会被问及[28]。患者羞于谈及这些症状，医生听时也觉尴尬，问时也无法淡定。此外，一些医生不愿问及患者生活的某些方面，唯恐被认定是出于窥视癖或好奇心，从而违反职业道德，因此，可以说，医生和患者因羞耻感而共同忽略了健康和疾病中这些重要的问题。

羞耻是出于人内心隐藏经历的需要，负罪感则是人懊悔地意识到自己做错了事。负罪感充满着患者和医务工作者的生活。患者经受的某些负罪感实至名归，譬如罹患肺癌或肺气肿的吸烟者知道得病与自己有关，因此，与那些无法控制降临到自己头上疾病的人相比，他们有一种更复杂的绝望感[29]。将酗酒、肥胖或毒品成瘾这些问题医学化，在某种程度上可以理解成为了让受害者免除为自己的状况负全责，而把问题归罪于大脑化学或基因倾向。一方面，疾病似乎在患者心里引发了一种非理性的负罪感，促使他们找到自己可能做了什么事，从而导致自己患上淋巴瘤、乳腺癌或多发性硬化。好像在他的经历中找到最可能的致病原因比接受随机的不平等更可接受，虽然这样做要让患者对他们的疾病承担一定的责任[30]。

医务工作者的负罪感是其行为强有力的助推器，高度成熟的个人责任感是我们的负担，也是我们的支柱，一旦在医学实践中错误不可避免地发生，我们必须要面对负罪感带来的巨大痛苦。大卫·海尔菲克（David Hilfiker）也许是最勇敢的医生，他在《新英格兰医学杂志》（ *New England Journal of Medicine* ）上发表了自己的一个巨大失误——他认为胎儿已死，但堕胎后却发现胎儿还活着[31]。自从海尔菲克勇敢地暴露了自己的错误后，在专业期刊和一般性文献中开始大量涌现类似的记述，坦白自己的严重错误，并"代谢"这些错误带来的负罪感。我们希望负罪感能让我们更谨慎，并为以后增加安全感，因此，支持这些公开自己对错误所负责任的做法，在医院里体现在死亡率和发病率会议（mortality and morbidity rounds，即临床科室审查恶性临床结果的专业会议，目的是为错误找到可以改正的源头）。而医学研究所（Institute of Medicine）的报告《人人都会犯错》（*To Err Is Human*）[32] 则在制度层面承认医学实践易出错误，并仔细审视了这些错误。很多医务工作者和患者都希望对医学错误的宽恕能使我们在讨论医学错误时更开放，这不但对患者有益，而且对因负罪感而隐藏错误、保持沉默并因此备受煎熬的医务工作者更有益处 [33]。

责怪会阻止医生和患者相互理解，从而阻碍良好的治疗。如果治疗结果不好，一些患者随时准备责怪并起诉医生，这种做法迫使医生在医学实践中采取防御性医疗并对患者充满怀疑。（当然，渎职诉讼是一个复杂的现象，研究这一现象的人发现，当患者感到医生没有倾听他们的时候更容易起诉医生 [34]。）而医生往往责怪患者，认为是他们自己招致了疾病："她想怎么样？她二十年来每天抽一包烟！""天天早餐吃熏肉和鸡蛋还想怎么样？"医生总是就各种各样的事责怪患者。"患者记录病史很差劲"——如果患者不能记住自己疾病复杂的过程；"患者不遵医嘱"——如果患者拒绝服用医生建议的某些药物。"病态肥胖""性乱"等词汇不仅把身体或行为的描述变成了对患者的道德判断，同时也是一种指责：患者要为自己罹患的无论什么疾病负责。纽约市一家医院的实习医生把这家医院称为"治疗自找疾病的医院"。一旦医生认定是患者导致了自己的疾病，他们就会相应地把自己的责任由治疗转向审查。"不要指望我们能逆转几十年躯体虐待的后果，"医生这样相互宽慰并宽慰自己。责怪患者给了医生原谅自己治不好疾病的借口——谁让患者行为不检点！

在所有隔绝医生和患者的情感因素当中，最有影响、最难面对的是恐惧。患者进入医生诊室，即使只做个常规的检查，心里也会充满恐惧。"他会跟我说什么呢？"这个 48 岁、以静坐生活方式为主的患者心里想，他父亲在 49 岁时突发心脏病去世了。"他会让我做钼靶检查吗？"这个中年妇女在担忧，她照顾姨妈多年，目睹了姨妈因患乳腺癌，经历了漫长的死亡过程。"他们能告诉我，是否我的孩子也得上这病了呢？"这个患有镰状细胞贫血症的年轻孕妇有这样的担心。在她年轻的生命中，她已经住院 52 次，总感觉疼痛，以后还会有卒中、感染的风险，想到她有可能把这个诅咒遗传给还未出世的孩子，她就备感折磨。

如果医生没有最近生过病或家里没有人生病，他不会习惯患者的恐惧。在认知上，医生知道患者为他们的健康担心，也抽象地理解患者在等待活检结果或诊断化验结果时的担心，但健康人无法感受那些深深的痛苦，就像病好了之后人就会忘记当时的痛苦，人在不害怕的时候也无法想象恐惧。当医生开始一天的日常工作时，摊开病历，计算机屏幕上显示这个 48 岁患者的低密度脂蛋白胆固醇水平是 167，那个中年妇女的钼靶检查还没有做，他不可能进入患者的恐惧状态。这是一种无言的恐惧，身体以颤抖、恶心、苍白、出汗的方式表达，而语言不能——"我会死的，我的孩子们会像我一样，在 14 岁时就失去父亲""我会患上杀死伯纳黛特姨妈的那个可怕的疾病""我的孩子会像我一样受罪"。

医生在照顾病患的过程中也会经受一些深切、痛苦的情感。虽然医学实践中患者的痛苦最为深切，并一直会是这样，但不可否认的是，医生也因患者的痛苦而痛苦，这些情感痛苦最让人动容的证据就是成百上千的医学生和医生书写的回忆录[35]。虽然因为医学实践的技术因素，带来痛苦的具体原因有所不同，痛苦的内容则是相同的——无能为力的感觉、负罪感、在责备前面的愤怒，对患者死亡的恐惧，等等。

遗憾的是，这两种痛苦并没有合而为一。我们可以从儿童心理学借用一个比喻。在婴儿相互回应的能力即主体间性发展之前，他们可以愉快地在彼此身边玩耍而没有真正的互动，心理学家称之为"平行游戏"。

只有当孩童成熟到可以相互关联的时候，他们才可以合作游戏，即可以一起玩耍，而不是在彼此身边，各玩各的。在这个阶段，每个"游戏者"的独特贡献才可以影响整个游戏，并为其他游戏者的活动带来意义和真正的关联。同样，医生和患者似乎也在经历"平行痛苦"，虽然双方都在经历痛苦，但彼此隔绝。只有开放胸襟，建立真正的主体间性，双方才能建立真诚的关系，痛苦才能被分担，而不会隔绝双方。痛苦被分担了也就被减轻了。

　　如果医患双方能够理解对方的情感，更全面地感受共同的痛苦，这将会产生什么样的力量！患者对医生、医生对患者的主体之间的相互认可能够深化知识、稳固存在、证明义务。这种相互间的认识超越了平行痛苦，使双方都可以反思他们共同的历程，因为他们在这个过程中"在一起"，他们可以减轻对方的痛苦。这种变化对医疗卫生具有巨大的现实意义，可以让医生更准确地了解患者的疾病经历，也可以让患者对医学对抗疾病的能力有切合实际的期盼，患者的困难会被认识到、处理好。同时，因为完全认识到科学的不确定性和局限性，医疗卫生可以更好地前行。患者和医生认识到他们需要共同努力，因此，可以唤起彼此之间的真诚，一起坚持到底。

沟通的桥梁尽在我们的手中

　　医务工作者和患者之间的相遇是医学的核心。这个相遇过程中会有很多缺陷——医务人员不够聪明，不够勇敢，没有足够的想象力；患者不是特别信任医生，不够勇敢，不太接受医生的建议，等等。但即使这两种不同的人之间的相遇不尽如人意，医学也能提供一些治疗，虽然两者之间存在分歧，但常规的、轻微的、可逆转的症状也是可以治疗的。可是，当面对重大的、危及生命的疾病毫无征兆地、随机地、不公平地袭来时，这两种人如何共同实现健康？

我还记得我做实习医生时曾在医院里照顾一个重病患者。那时我的睡眠严重缺乏，对自己拥有的权威非常不习惯，也不知道该为这个患者做些什么。患者已经卧床数月，病情无法逆转。他的腰部有一个巨大的、像火山口一样的感染伤口，血液里有严重感染，肾功能也在衰竭。因为在老人院时多次卒中，他已经昏迷数月。但他的妻子每天都来医院，在他的床边一坐就是一整天。我记得她穿着很有品味的外衣，戴着珍珠，每天都问我："他会好起来吗？"而我则会呼叫整形外科医生来处理患者的伤口。后来，我学会了自己清理伤口，因为整形外科医生不愿意来了——他们对拯救这个患者的生命感到无能为力，而我还不知道他没救了。我独自与他戴着珍珠的妻子在一起，她的生活正在破碎，而我也叫不来整形科医生。我们一起经历这一切，我们三个人——这个患有重病、等待死亡的患者，即将失去他、无法想象没有他的生活会是什么样的妻子，还有我——疯狂地想救活他的实习医生。

从照顾这个患者的经历中，我对医学的全部认识就是极度的痛苦、孤立，以及在疾病、年龄和时间面前的无能为力。在临床上，我们没有什么可以给予这个患者的东西。那时，我不知道，作为医生，我们给予患者的其实可以更多。我不知道，作为一个医生，我的在场、我的关注、我的关心就是我可以给予的。患者的妻子不应该独自面对这些折磨，我可以用我的勇气、远见去陪伴她，而不是跟她一样，因为对疾病的恐惧而屈服。

现在回想起来，我当时需要的是能够想象患者妻子面对困境时的能力，并应认识到，作为她的主要医生，她希望从我这里得到诚实、鼓励和勇气。我当时如果有更成熟的叙事能力，应该表达对自己能力不足、缺乏临床判断力的担忧，并寻求主管医师的指导。我应该能够认识到，这个患者经受的折磨，实际上激起了我自己痛苦的记忆——祖母漫长的死亡过程，我应该能够更好地想象患者自己的感受。我应该意识到，如果他对疼痛还敏感的话，不断地刮擦结痂的伤口会给他带来怎样的痛苦。通过批评性地反思我自己的专业行为、比较我的判断和有经验医生的判断，我应该在患者和他妻子经受他的绝症时提供更多的帮助，还有他的孩子、兄弟姐妹、朋友，我甚至都没有注意到他们的存在。如果能更准确地认识到患者和家属的感受，表达我自己的恐惧、担忧和悲哀，我就可以释放出所有人心中帮助弱者和伤者的自然动力。但当时的我感到死亡于我是不可接受的，因为患者濒临死亡而与之隔绝。我对患者生活的复杂性持还原主义观点，对前方要面对的道路，我和患者的妻子在认识上失谐，对我自己没有经验、不能控制自己的感情感到羞愧，为我们身处其中的所有人感到悲伤。所有这一切，都使我和患者一直隔绝。

邓恩的《圣十四行诗之十》是这样开头的：

死神莫骄妄，虽有人称你

蛮横可怖，其实外强中干；

你自以为能把众生摧残，

但枉然，可怜的死神，我超越你！

你不过类似睡眠、憩息，

必然比安眠更令人舒坦；

故而人杰英豪不怕归天，

无非白骨入土、灵魂安息。

　　与其他的圣十四行诗不同，邓恩的这首诗没有直接面对上帝或撒旦，而是直接面对会带走我们所有人的死神，将之拟人化并贬低。可怜的死神被邓恩剥夺了傲慢，邓恩也因此讴歌了生命的广阔性——虽然它将会终结。如果"人杰英豪不怕归天"，那么那些归天的人，包括我的患者，也都是人杰英豪吧！

　　由于对死亡、疾病成因、情境和情感的不同认识，医患之间存在分歧，但这些分歧可以弥合——由致力于改善临床关系的医生和患者来弥合。在以下几章，我将具体介绍叙事方法如何弥合这些分歧。借助叙事的帮助，如果我们能理解人和死亡及时间的关系、疾病发生的独特情境、在健康和疾病中病因和偶然性的中心作用，以及妨碍真诚的、合乎伦理道德关系发生的情感因素，那么医生和患者就可以在死亡的阴影下找到相互团结的方法，尊重每一个人的独特性，真诚地关心对方，并充满勇气、正义和希望地面对未知的一切。

注释

1. John Donne, *Devotions upon Emergent Occasions*, 30。
2. Margaret Edson, *Wit*。
3. Wayne Booth, "The Ethics of Medicine, as Revealed in Literature," 10-20。
4. 关于医学和护理中的性别、阶级、权力状况，见 Barbara Ehrenreich & Deirdre English 的 *Witches, Midwives, and Nurses: A History of Women Healers*, Susan Reverby 的 *Ordered to Care, The Dilemma of American Nursing, 1850-1945*。
5. 很多患者发表了谴责医疗实践冷漠无情的文章，除了埃迪森的《心灵病房》，也请参见 Louise DeSalvo 的 *Breathless*, Kathlyn Conway 的 *Ordinary Life* 以及 JayNeugeboren 的 *Open Heart*。
6. 患者逃离传统西方医学，转而寻求补充和替代疗法，这种令人瞩目的行动就是他们在同情和科学之间做出的选择。按摩师、针灸师和整体疗愈师能够提供而西医医生忽视的就是关注和关心，患者因为得到了关心而忽略了这些疗法缺乏严格的科学性。医史学家 Regina Morantz-Sanchez 在 *Sympathy and Science: Women Physicians in American Medicine* 一书中阐释了医学实践中同

情和科学之间的性别二分现象，早期的女医生似乎倾向选择前者（同情）、
鄙视后者（科学），或者只是渴望也具有后者。

7. Susan Sontag, *Illness as Metaphor*, 3。

8. Leo Tolstoy, "The Death of Ivan Ilych", 140-141。

9. Susan Sontag, *Regarding the Pain of Others*。

10. 外科医生 Sherwin Nuland 写作 *How We Die* 一书，目的就是为普通人填补知识，
告诉人们在真实的死亡过程中会发生什么。本书结合了病理学、现象学和抒
情散文的形式，阐明了在我们生命最后时刻格外复杂的各个维度。当然，临
终关怀运动试图让人们通过承认死亡而熟悉死亡的不可避免性并从中得到安
慰。关于临终患者的照护见 Michael Kearney 和 Timothy Quill 最近的出版物。

11. 譬如，目前有研究表明患者对临床结果持乐观态度有利于健康和恢复健
康，见 Michael Scheier et al,. "Optimism and Rehospitalization after Coronary
Artery Bypass Graft Surgery", Michael Scheier & Charles S. Carver, "Effects of
Optimism on Psychological and Physical Well-Being: Theoretical Overview and
Empirical Update"。

12. James Joyce, "The Dead", 223-224。

13. W. J.T. Mitchell 主编的 *The Politics of Interpretation* 一书收录了一系列审视这
些基本智识行为的文章。E.D. Hirsch 的 *Validity in Interpretation* 一书认为解
释就是行使掌控；Wolfgang Iser 在 The *Range of Interpretation* 一书中认定解
释是一种翻译行为。

14. George Engel, "The Need for a New Medical Model; A Challenge for
Biomedicine"。

15. 关于对生物性疾病的社会性评论这一广阔领域，见 David Morris 的 *Illness
and Culture in the Postmodern Age*, Phil Brown 的 *Perspectives in Medical
Sociology*, David Mechanic 的 *Medical Sociology*, Arthur Kleinman, Veena Das
和 Margaret Lock 主编的 *Social Suffering* 等著作。

16. Elliott Mishler, *The Discourse of Medicine*, 85。

17. 美国国立卫生研究院（National Institutes of Health, NIH）在 20 世纪 90 年代
开始要求药物的临床试验中必须要有女性和少数民族受试者，因为一个性别、
一个种族的治疗效果不能推广到另一个性别、另一个种族。最近创刊的《性
别医学杂志》（*Journal of Gender-Specific Medicine*）报告了只针对男性或女
性的研究结果，在医疗照护的提供中需要照顾到两性不可回避的不同。

18. 关于以患者为中心的医疗实践的发展，见医学研究所美国医疗卫生质量委员
会的报告《跨越质量的鸿沟》（*Crossing the Quality Chasm*), 48-51。

19. Moira Stewart, "Towards a Global Definition of Patient Centered Care"。
20. 见 Moira Stewart et al, *Patient-Centered Medicine*。美国医疗卫生研究和质量署 (The US Agency for Health-care Research and Quality) 提供了网上资源，帮助患者在症状和个人喜好的基础上，与医生一起制定特别适合个体患者的医疗决策，不论是选择手术、警惕地观察前列腺增生症状，还是选择医疗保健计划。英国研究人员也在审视医患共同制定临床决策的效果，并通过健康信息质量中心为患者提供指导。关于制定临床决策时承认并尊重患者意愿的重要性有大量的文献作为例证，见 Halsted Holman 和 Kate Lorig, "Patients as Partners in Managing Chronic Disease: Partnership Is a Prerequisite for Effective and Efficient Health Care", Michael Barry et al. "Patient Reactions to a Program Designed to Facilitate Patient Participation in Treatment Decisions for Benign Prostatic Hyperplasia"。
21. Anne Fadiman 关于在美苗族人对疾病的文化认识的研究 *The Spirit Catches You and You Fall Down*，对于治疗来自不同文化患者的医务工作者已经成为一个警示故事。
22. Rita Charon, "To Build a Case: Medical Histories as Traditions in Conflict"。
23. Eric Cassell 亲自辅导我学习现代医学认识论，对此深表谢意。在此大量引述的不仅有他的著作，还有来自与他的交谈和他给我的灵感。请特别参见 *The Nature of Suffering and the Goals of Medicine* 一书的第一章 "Ideas in Conflict: The Rise and Fall of New Views of Disease", 3-15。
24. 见 Arnold Weinstein 主编的 *Literature and Medicine* 特辑 "Contagion and Infection"，该集收录了西方医学崛起过程中关于接触传染及其理论的文章。Harris Coulter 的 *Divided Legacy*, Robert Hudson 的 *Disease and Its Control* 也提供了关于这一过程非常有用的总结。
25. 这一冲突的可笑的爆发发表在 1998 年的 *Journal of General Internal Medicine* 上。Roy Poses 和 A.M. Isen 的文章任性地批驳质性研究的结果，引发了汹涌的批评声。
26. F.G. Crookshank, "The Importance of a Theory of Signs and a Critique of Language in the Study of Medicine", 342。
27. Eric Cassell, *The Nature of Suffering and the Goals of Medicine*, 5。
28. 精神病学家 Aaron Lazare 在 "Shame and Humiliation in the Medical Encounter" 中做出了里程碑式的研究。Lazare 认为，门诊诊室的常规做法和 "规矩" 旨在应付患者的羞辱感和医生潜在的羞耻感。他主张医学要做出调整，以保护患者不经受无谓的羞耻和羞辱，这样就会极大地提高其有效性。

29. 对最近发表的患者日志的综述性研究并没有发现吸烟者关于肺癌的疾病叙事。Alice Trillin 1981 年发布在 *New England Journal of Medicine* 上的文章"Of Dragons and Garden Peas"似乎有先见之明，煞费苦心地指出作者 / 患者并非吸烟者。一些关于心脏病的患者日志，如 Jay Neugeboren 的 *Open Heart* 断言作者不吸烟、不肥胖、没有静坐的生活方式、不进食高脂肪食物。William Styron 在 *Darkness Visible* 这部患者日志当中承认，他至少在某个方面（酒精摄入）导致了自己的疾病。

30. 见 Richard Zaner 的 *Conversations on the Edge: Narratives of Ethics and Illness*，在 89-110 和 101 页讨论了"在面临可怕的偶然事件"时生活的不易。

31. 见 David Hilfiker 的 "Facing Our Mistakes"。同时请参见他最近审视医疗错误的新书 *Healing Our Wounds*。同时也见 Atul Gawande 的 *Complications*，Charles Bosk 的 *Forgive and Remember*; 前部书的作者是外科医生，后部书的作者是社会学家，他们审视了医疗错误的发生以及医务人员对此的回应。很大程度上说，需要面对的不仅是错误本身对患者福祉的损害，还有犯下此错误的医务人员因此遗留的愧疚和恐惧。

32. Committee on Quality of Health Care in America, *To Err is Human*。

33. 见 Nancy Berlinger 的 "Broken Stories: Patients, Families, and Clinicians after Medical Error"。也请见患者和严重医疗事故幸存者的记录，包括 Sandra Gilbert 的 *Wrongful Death*。

34. Wendy Levinson et al. "Physician-Patient Communication: The Relationship with Malpractice Claims among Primary Care Physicians and Surgeons"。

35. 例如，Samuel Shem 的 *The House of God*，Charles LeBaron 的 *Gentle Vengeance*，Perri Klass 的 *A Not Entirely Benign Procedure*，Rafael Campo 的 *The Desire to Heal*。

3

医学的叙事特征

为了实施有效的治疗，就需要沟通医疗中的分歧。我认为叙事手段或许能够帮助搭建沟通的桥梁，因为叙事是医疗卫生工作者和患者了解和经历世界及自我的共同方法。在我们分化为医生、护士和患者之前，我们是统一的，所以现在我们能够重新统一在一起。将医生和患者隔离开的具体分歧是关于死亡的看法、患病的情形、对疾病病原学的理解以及引发痛苦的情感因素，这些分歧都与医学的叙事特征直接呼应。

医学其实是一个叙事性很强的领域，但它并未认识到这一点。医学实践中充满着对生命时间层面的关注、描述个性的努力、解密情节的冲动（尽管让人伤心的是，这个王国中发生的许多事情都是随机和理不清情节的），以及对治疗的主体间性和伦理特性的意识。请你和我一起审视医学的五种叙事特征——时间性、独特性、因果/偶然性、主体间性和伦理性，所有这些复杂的情况或状态不仅是常规临床医疗实践的积极方面，而且也是叙事实践的基石，和我们刚刚讨论过的分歧一起构成一种几乎是一一对应的关系，帮助我们审视或者架设沟通这些复杂鸿沟的桥梁。《柳叶刀》（*Lancet*）主编理查德·霍尔顿（Richard Horton）在《医学战争》（*Health Wars*）中写道："医疗实践有一道鸿沟，这也是目前医学所面临挑战之核心。解决的办法在于找到一座连接医患的桥梁和对于疾病的一致理解。我们需要的只不过是一种新的关于医学知识的理念。"[1] 我认为这种新的医学知识理念就是叙事，了解医疗实践的叙事维度及提高叙事能力能够给我们提供急需的帮助，沟通医患分歧，提高治疗效果。

叙事作为一种充满生机的事物，有着多种维度和力量。小说家重视叙事的创造力，历史学家依赖叙事的整理本能，自传作家重新建立叙事与身份之间的联系，人类学家探求叙事的识别特性。有一点比较清楚，那就是叙事为我们服务，它能做到其他事物无法做到的。叙事作品如小说、报纸文章、写给朋友的信件能够让我们记录实践、描绘性格、猜测事件的原因、展现时间的流逝、通过隐喻揭示难以捕捉的含义。作为自我认知和交流的工具，叙事是人类无法替代的伙伴——虽然它经常是沉默的或是透明的。叙事通过制造意义和指示意义来应对道德人生和有限生命的偶发事件。

叙事的研究者对叙事的基本因素有着某些一致的看法。如什洛米斯·里蒙 - 凯南（Shlomith Rimmon-Kenan）的《叙事虚构作品》（*Narrative Fiction*）、西摩·查特曼（Seymour Chatman）的《故事和话语》（*Story and Discourse*）和热拉尔·热奈特（Gérard Genette）的《叙事话语》（*Narrative Discourse*），这些文本最初在 1978—1983 年出版，指出了叙事的核心特征，之后的叙事理论家继续支持这些特征[2]。这些理论家对叙事的主要特征意见基本一致，即事件的发生、事态的形成，按照特定的时间顺序和在特定的环境中，降临到人物或媒介身上或由人物或媒介所促成，改变的状态代替了开始的状态。说话者或记录者从某个特定的角度理解、汇报事件，将情形再现给读者或听众。在叙事理论这一"大房间"中，理论其实能够被提炼成时间、人物、情节、讲者和听者之间的关系，这些都与我们正在审视的医学的叙事特征一致。有了这些简单的组成部分，故事得以建构、讲述、经历和理解。作为文学研究分支的叙事学，分析故事如何得以建构、如何被讲述、如何被接受、如何更好地理解故事的含义以及故事如何对我们产生深远的影响。

叙事学的演进始于俄国形式主义文艺理论家弗拉基米尔·普洛普（Vladimir Propp）和鲍里斯·托马舍夫斯基（Boris Tomashevsky）、现象学文论家罗曼·英伽登（Roman Ingarden）、语言学家弗雷德里克·索绪尔（Frederic Saussure）和艾米尔·本维尼斯特（Emil Benveniste）。20 世纪五六十年代，他们开发了非常复杂的分类学来描述文本的叙述者、叙事的一般特征、相对有限的人物数量（或称为行为体或代理人）、一系列能够组合成情节的离散的行动因素[3]。这些早期的形式主义文艺理论家们期望科学地分析文本，也就是说，用可复制的、可概括的体系来理解和描述对故事的剖析。到了 20 世纪六七十年代，这些形式主义文艺理论家所关注的问题启发了后来称之为结构主义的运动。这场运动是由法国人类学家兼语言学家克洛德·列维 - 斯特劳斯（Claude Lévi-Strauss）、A.J. 格雷玛斯（A.J. Greimas）、克劳德·布雷蒙（Claude Bremond）、罗兰·巴特（Roland Barthes）以及热拉尔·热奈特（Gérard Genette）发起的。结构主义文艺理论家将语言学和人类学与传统的文学研究混合在一起，关注作品的符号学惯例、解析意义的语言学规则和标准，以及通过话语完成的社会和文化工作。这些兴趣与英美形式主义的另一个主要动向——大概形成在同一时期的新批评形成对照。新批评学者如 T.S. 艾略特（T.S. Eliot）、罗纳德·克莱恩（Ronald Crane）、克林斯·布鲁克斯（Cleanth Brooks）和威廉·燕卜逊（William Empson）研究了诗歌文本的内部因素如反讽和含混，但对文本产生的个人和文化因素不甚感兴趣[4]。

尽管到了现在，在后结构的时代，我们认识到不可能"科学地"解剖故事，从而对不同的读者具有相同的意义，但是今天的文学研究者在很大程度上还要感谢结构主义文艺理论家的工作，即指出文本结构是意义的源头。然而，现在回头来看，他们的工作所揭示的相反的方面是令人震惊的。早期的结构主义文艺理论家认为他们可以排除文本的特性，代之以范式文本的可测量的、普遍的知识（具有预测性价值）以及类似的东西，可以开发度量学来分析故事的情节和时间，可以忽略读者而专注于语言的规则，但他们并没有取得成功。他们的失败让人意识到每个叙事文本的独特性、叙事情形的不可复制性、写作和阅读行为的复杂性和独特性。这一研究领域审视故事如何构造，如何产生效果，如何持续自我更新。近来，叙事学（或曰新的形式主义，以及叙事学总爱标榜的多元文化）关注口头、电影和视觉文本、书面文本和口头文本中的主体性、种族、身体和文化。"叙事这个概念包括一系列的符号学、行为学及广泛的文化现象，譬如除了历史叙事、国家叙事之外，我们现在也会谈到性别叙事，甚至是叙事重心。"[5] 面对叙事理论和实践的民主性应用，其理论也随之成为多元的、大众化的，在众多让人感兴趣的事物中为作家和思想家所接受[6]。今天叙事学的研究者要仔细审视的不是僵死的文本，而是鲜活的文本性和话语，不管它们出自哪里，因为叙事"自身就构成逻辑，是人类组织、理解经验的重要源头之一"。[7] 用 W.J.T. 米歇尔（W.J.T. Mitchell）的话来说，专注于形式"最终还是一场与密切关注伦理手段相结合的、致力于解放、进步的政治实践"。[8]

医务人员意识到，他们也必须像律师、教师、历史学家、新闻记者那样，了解故事的构建材料才能开展工作[9]。疾病是发生在人们身上的事件，有时是由可辨认的原因引起的，并在特定的时间和背景中发生，由一人从一个特定的角度讲给另外一人听。不过，医务人员经常缺乏手段去清楚地认识生命和疾病展开的时间性，去把握和评价每个人的独特性，去面对寻找原因的需要，去认可生命普遍存在的偶然性和具体疾病的偶然性，去理解讲述自己故事和倾听他人故事的主体间性和伦理要求。

时间性

亨利·詹姆斯在他的第三本、也是最后一本(在他去世时还没有完成)自传中写道:"我们从不会变老,也就是说,我们从来不想轻易停止年轻,所有的生命都是这样:青春是一支部队,我们的整个机能构成一支大军,生气勃勃、充满激情、带着幻想,不情愿地向着敌人的国度行军——一个整体上生机渐逝的国度。"[10] 詹姆斯将青春比喻成朝向敌方战场——未来进发。临床医生在日常工作中所接触到故事的特点在这个比喻中得到非常准确的诠释。我们坐在诊室里,聆听患者们谈论他们在青春和健康之战中的失败,以及对这种失败的恐惧。这种失败未必都是受到疾病的威胁,而可能是因为时间的影响。退行性病变是如今大部分患者丧失生命的原因,与其说有病理原因,不如说是时间流逝造成的。[11]

人类通过叙事盘点时间的流逝,这也是唯一能够考虑事件的时序、持续时间和时间顺序的讲述形式。哲学家保罗·利科(Paul Ricoeur)在其综合性著作《时间与叙事》(Time and Narrative)中声称,叙事居于时间性中,反之,时间也居于叙事中。"在讲故事这一行为和人类经验的时间性特征之间存在一种相关性,这种相关性不仅是偶然的,而且呈现出一种跨文化的必要性。换言之,也就是说,在这种程度上,时间通过叙事方式讲述出来才成为人类的,并且当叙事成为时间存在的一个条件时,才获得了全部意义。"[12] 从《一千零一夜》(One Thousand and One Nights)延迟时间后果的力量,到马塞尔·普鲁斯特(Marcel Proust)精湛地重现生命中的亲密时刻,再到乔伊斯的重建利奥波德·布卢姆生命中的一天——这一天包含、重现并挑战了人之所以为人的全部——我们交付于时间及对时间的颂扬都能在叙事中找到源头和踪迹。

叙事告诉我们，我们从哪儿来，往哪儿去，让我们理解自己生命的意义[13]。童话故事、睡前故事、家庭神话、传统假日传说，这些都有助于孩子理解自己的来源。家庭、城镇、国家和文化都有赖于其记述的共性来找到将他们连接在一起的东西，这些记述可能是创世纪、哥伦布航海、奴隶三角贸易、犹太人大屠杀。将姓氏沿着血缘关系传下去的做法可以被理解成家庭随着时间而进展的叙事甚至暗喻。小说、回忆录、戏剧、电影以及我们自己书写的文字是知识的形式，帮助我们思考我们要往何方去，或者说的更严重些，就是所有这一切都是为了什么。通过尊重人类事件的开端、中间和结尾，叙事要求每位读者或作者在时间的流逝和沉浮中坚守人类存在的义务。

叙事或许是人类在处理时间问题时最重要的发现。哲学家兼文学家格奥尔格·卢卡奇（Georg Lukács）写道："我们几乎可以说，小说的整个内部行动只不过是跟时间的流逝进行的一场斗争。"[14] 学者兼作家亨利·柏格森（Henri Bergson）、马塞尔·普鲁斯特、热拉尔·热奈特和弗雷德里克·詹姆逊（Fredric Jameson）都先后试图面对时间的双重性——既臣服于时间又受时间的掌控：时间流逝，在我们身上留下印记，我们浪费时间，使用时间，在时间中生活，超越时间。时间流逝既残酷又仁慈，通过在虚构作品中、历史中、幻想中和睡梦中的叙事思考，人类至少能够暂时与之取得一致[15]。

写作和阅读都是在时间范围内完成的活动，都会留下旅途的印记，从过去到现在再到未来。亨利·詹姆斯在 1909 年纽约版《金碗》（*The Golden Bowl*）的序中，阐明了自己作为一个读者来阅读自己多年以前书写的这个文本的经历。詹姆斯用一个令人屏息的比喻，将自己的阅读习惯比作在新鲜的雪地上行走，虽然是穿过自己创造的领土，但是脚步仍在上面留下了新的印迹。"像平原上覆盖了一层炫目的白雪，似乎清楚下面是什么，但当我探索地将脚步踩在上面，却不太能够找到以前的路径时，很自然地就踩到了另一地方，确实有时会或多或少与以前的路径一致，但是很可能就踩到了其他地方。"[16]一本书，人们在读的时候与写的时候不一样，那是因为新近的阅读行为发生在一个新的时间点。

虚构时间是故事中一个具备区别特征的元素，可以分成顺序、时长、频率、故事时间和话语时间。读者会对比阅读故事的时间和故事里行动发生的时间，从而达到所谓的文本速率。有些故事是按时间顺序展开的，在开头的时候发生，描述的行动顺序展开。不过，一个故事经常以闪回（叙事学家称之为"倒叙"，analepsis）的形式讲述，叙事者回忆或讲述过去发生的事件；有时也会用"预叙"（prolepsis），即提前叙述未来将要发生的事件，让读者能够获知未来事件。结构主义语言学家在历时和共时之间做出重要的区分，大概的意思是，历时是在顺序"之内"时间的流逝，共时是到达一种顿悟的永恒状态。历时包含频率和重复，而共时没有习惯或先例；历时是经度的，共时是截面的。

奇怪的是，叙事的阅读时间（即阅读文本实际花费的时间）是文本影响力一个强有力的决定因素。阅读《魔山》（The Magic Mountain）时，处于生活在汉斯·卡斯托普及同住在贝格霍夫的患者的叙事世界中，我们能够感受到作者托马斯·曼（Thomas Mann）想传达的关于时间的看法，而这一点光靠情节本身不可能做到。韦恩·布思（Wayne Booth）认为阅读小说能够让读者生活在小说的氛围之中，在人物的世界中待到"足够长"的时间来熟悉故事空间，熟悉故事中的人物。短篇故事不能够给予读者这种转换性的接触，它们的功能仅仅限于读者在作品上花的时间[17]。

我们看到医学对事件的记叙也只不过是"跟时间进行的一场较量"。人类努力接受自身生存时间的有限性，有医生和护士在场的情况下，人类参与许多挑战死亡的局部斗争——在产房、急诊室、手术室外的等候室、临终关怀医院。在等候第一个孙辈出生的时候，祖父母们能感受到些许虽垂暮但伟大的生殖力；女儿长大后，在母亲离世时，她们或者接受自己的责任，或对自己最终的归宿感到愤怒。不管患者在身体健康的时候如何怠慢时间，在医生宽慰他的时候，他只好接受倒计时。在后现代叙事中见到的那种时间的碎片、断裂，恰恰就是疾病提前取消了随时间流逝的叙事的连贯性，此时患者除了说"现在怎么办"外还有什么别的办法呢？！

医生和护士进入室内来做事——触诊、切口、敷药、缝针——他们处在向量的时间，即一种事情一个接一个发生的时间状态，甚至能够理解为是他们引起了这种状态，而与此同时，患者则处于一种永恒的受难之中。这不仅是被动和主动的区别，而且也是一种生活在时间之内和时间之外，历时与共时之间深不可测的区别。儿科医师约翰·兰托斯（John Lantos）描述了患者和医生之间的区别，他用文学术语加以说明，认为患者生活在关注内心的现代主义时期，而医生遵循的则是前现代主义对行动、原因和蛮勇的选择[18]。不仅是因为患者和健康人所完成的行动本质不同，而且也是节奏、耐久力、短暂性和静止性等所导致他们之间不同的时间状态。T. S. 艾略特的"转动着的世界的静止点"实际是指时间外壳包裹的无限性，这或许能够最好地解释患者处于时间内的状态[19]。

无论对于诊断、预防、缓和还是治愈来说，时间都是医学的必要中轴，时间也是康复治疗中不可替代的成分——花时间来倾听、辨认和关心。如果在医学实践中真正灌注了对时间和时机的尊敬，那么这门学科就会发生转变[20]。具备时间感的医生或许就不会让患者等到周末过后才拿到活组织切片检查的结果，他们会意识到对患病的恐惧给患者带来的痛苦并不亚于真正患了病；他们也会认真对待由候诊时间引发的小冲突——医生从来不守时。我们主观地认为患者不介意等待，这实际上就强有力地说明了医患价值观普遍不同。有些医生已就预约规定做出大的改进，发誓要让患者在预约当天就看上病，他们发现这种马上就医的预约方式实际上操作起来并不困难。

时间性是大部分诊治行为的基础。我们需要时间和持续性，来理解什么样的疾病正在折磨着患者，让疾病在时间内自己显现。不过，不管技术如何精湛，我们都不可能掌控时间；不管我们如何延长平均寿命，不管让它在那片不再年轻的国度里延伸多远，死亡都要降临。如果医学实践被一种真正的、自然的、体验过的死亡意识所强化，那么它最后会变成什么样？我们目前的医疗卫生保健体系认为人可以不死，没有意识到生命会在其生物有限性内沿着自己的轨迹开始并结束。作为身体的管理者，医务工作者是时候鼓足勇气面对死亡阴影，诚实相对，不给虚假承诺，谦逊地提醒自己在世上的能力有限。

一位三年级的医学生在自己的平行病历中描述了他早早就学到的有关时间性的一课：[21]

一位57岁的妇女患有晚期肌萎缩性侧索硬化入院治疗。她拒绝饮食、喝水和非舒缓治疗。我们负责在其去世之前替她止痛。尽管还有其他患者需要我们服务，住院医师和我还是像胆怯的彗星一样在她身边忙前忙后。她全身瘫痪，不能讲话，疼痛难忍，最糟糕的是，她完全清醒。每隔几个小时，我们就抽一大瓶吗啡，打进管子里。一分钟以后，她就不出声了，睡着了，过一会儿又会再次疼醒。然后我们就把刚才的步骤重复一遍。

几次之后，实习医生就跟我说我们给她的麻醉药剂量太大了，如果下午再给她一瓶的话，就可能会导致她呼吸衰竭。我就问如果她又疼了，我们该怎么办。他说那就只好再给她些吗啡吧。

疼痛再次袭来，我们提出再给她注射吗啡，从她蓝色的眼睛看出她同意了。住院医生准备注射器，这个注射器会夺去她的生命，我站在病床边，思绪起伏。然后，在那个生命即将逝去的时刻，我打了个喷嚏。她看着我，嘴唇翕动，在那最后交流的一刻，她似乎在说："长命百岁"。

独特性

叙事知识与通用知识和科学知识不同，它能够捕捉到独特性、不可替代性和不可比较性。虽然语言学和符号学赋予文学研究组织原则——结构主义文论先驱曾希望破解文学作品的"密码"，并基于可复制的过程理解它们，但这种希望现在已消失，而文本仍然是不确定性的领域，充满新鲜、未知带来的喜悦。就像1969年将这一领域命名为"叙事学"的法国结构主义文论家热拉尔·热奈特所描述的那样，没有任何故事复制其他的故事。那个故事的言语再现不是对任何其他再现的重复，没有任何讲述行为重现在其他表现或再现所讲述的故事中[22]。《叙事话语》(*Narrative Discourse*) 本身就是对普鲁斯特《追忆逝水年华》(*A la recherche du temps perdu*) 以书的形式进行的评论。热奈特写道："普鲁斯特叙述的特异性，从总体上来说是不可分割的，任何探索都是错误的。……《追忆逝水年华》阐述的只是它本身。"[23]

形式具有独特性。叙事的原创性和不可复制性就在于它的结构和起源。俄国叙事学家茨维坦·托多洛夫 (Tvetzan Todorov) 强调，通过叙事才会将讲述之前并不存在的意义表现出来："在讲述和感知之前，意义并不存在；如果它们的表述遵循不同的路径，那么不存在两个具有相同意义的话语。"[24] 这就是说，叙事创造了第一次也是唯一一次所看到的东西。讲述并不只是暴露或报告了叙事之前存在的意义，讲述产生了意义。

作家知道自己是如何看着纸张或盯着电脑屏幕，处在构思的悬念之中，想着接下来会发生什么，虽然握着笔或放在键盘上的是他们自己的手指，无论是写小说还是自传，作家们都无奈地意识到，无论他们多么渴望控制、权力、权威，他们只是写作冲动的执行人。

但是，将讲述看作创作的想法，或许会威胁到一些人，他们把自己看作现实的忠实观察者和观察结果的仔细记录者。皮肤科医生这样描述："直径 2 厘米，干燥、红斑状的丘疹，周围银屑状脱皮。"这是一例牛皮癣病症，与所见的其他很多牛皮癣症状没有什么两样。上述描述不存在创造性，只是对事实的透明记录，而情况并非如此。虽然只是尽力描述所见，人们所见的受到很多东西的影响，如前认知、诊断冲动、比较记忆，传统选词以及同时发生的临床事实，这些事实表明应该做出这种诊断而非别的诊断。就像哲学家阿瑟·丹托（Arthur Danto）说的那样："观察'总是准备着'（如果允许我借用德里达的表述）被理论所渗透；使用不同理论的观察者对即便看不出的区别也总会做出不同的解释。"[25] 简单地做这样一个实验，让艺术家和皮肤科医生描述同样的皮疹，他们所看到和所描述的，会有很大的不同——艺术家会对颜色、形状和质地做出反应，而皮肤科医生则会对分类、病理和可能的诊断做出判断。

不过，医学对可复制性和普遍性的追求冲淡了医生对观察和描述独特性和创造性的认识。皮肤科医生面对一位主诉脱皮和瘙痒的患者，在那间诊室里他是作为一个个体面对另一个个体。皮肤科医生对这种情形的反应不只是像一本储存了皮肤科疾病的图册，他们倾注了人类的思想和情感，在正确地区分皮肤病变的同时，还会用同理心来理解患者的困境，这两件事因为人这个载体的独特性而能够同时发生。

　　我们如何能在讲述时创作，并同时辨认出我们所见的？独特性难道不就否定了医生诊断的有用性吗？诊断行为包含着一对矛盾——在观察记录事物独特性的同时，还要努力将之分类使其"可读"。法国结构主义文艺理论家罗兰·巴特（Roland Barthes）发起了现在称为结构主义和后结构主义的研究，他对"可读的"和"可写的"做了区分[26]。可读的文本是封闭的，一旦写下，就只能按照某种确定方式来读，读者不能对它的意义或形式有所贡献。面对这样的文本，读者唯一能做的就是服从。而交到读者手中的可写的文本是未完成的、开放的，需要每一位读者的积极创造。这种可写文本的读者不是通过观察作者在做什么，而是通过完成文本所要求执行的，从而成为文本的共同作者。在阅读可读文本时，巴特说"阅读实际上就是公民投票"，而"可写的文本是永恒的现在……是我们自己在创作。"[27]

　　因此，皮疹对于皮肤科医生来说同时既是可写的文本，又是可读的文本。它的可读性在于它的可识别性。医生以前见过牛皮癣，她再次观察到银白色鳞屑，特点是呈片状分布在关节伸肌表面上，病变周围的皮损显示抓挠过。问一般的皮肤科医生是否理解这件事的独特性太过分了吗？情况有可能是患者刚刚患上牛皮癣，但担心这是晚期；也有可能是患者认为使用了焦油和紫外线，这个病就能痊愈；还有可能，就像约翰·厄普代克（John Updike）一样，患者在感受这种疾病某种特点的同时，又感到在跟自己的皮肤做斗争："因为我的皮肤，我时常会忘记自己是它的受害者，不是它的作者。"[28]

　　患者抱怨医生或医院像对待数字或流水线上的物品一样对待他们，哀叹自己的独特性并没有受到重视，哀叹其他人身体的遭遇在自己身上重现。通过叙事，患者最近试图找回自己的独特性和主体性。最近几十年患者出版了大量的疾病叙事，汤姆斯·库瑟（Thomas Couser）写道，原因是："随着患者获得了（至少认为自己获得了）在治疗方面更多的权威，他们可能更倾向于自己来讲述故事，将自己的生活以文字的方式掌握在自己的手中，面对物化的治疗时，在某种程度上重建自己的主体性。"[29]患者认为叙事具有独特性，开始描写自己的疾病，这或许会对医学产生巨大的影响，让人们意识到不仅每一例牛皮癣病都有独特性，而且每一位患者、每一位医生都有独特性。

医学实践的发展表明医疗中越来越尊重独特性。在生物学方面，医疗卫生保健越来越具有定制的特点，想想许多治疗高血压、糖尿病或抑郁的方法——这些方法会考虑到合并症、遗传学和患者偏好。同时，医学正在为患者的个人特殊性留出空间，临终关怀指令的出现就是一个示例。出诊重新流行起来，部分原因是，在患者家中见到患者，可以为医生提供关于个体生命的丰富知识，而这种知识能够深刻地改变医疗服务。

随着医生对患者独特性的认识，他们似乎更愿意认识自己的独特性。医学生和医务人员的反思性写作正在发展起来（见第 7 章），这证明他们愿意而且具备审视自己的经验，理解自己旅程的技能，这样做不是出于唯我论的原因，而是为了改进服务。那个认识到房间里有两个独特的个体（一个患有牛皮癣，另一个能够治疗这种疾病）的皮肤科医生会接受这种独特性。他没有冒险失去客观性，而是享受到了有效医疗的益处。热奈特接着说——就好像是在对我们的皮肤科医生说一样，"没有个别，就没有事物；没有共性，就没有科学"，这就是"共性寓于个性之中，因此可知寓于神秘之中"。

肿瘤叙事是长老会医院肿瘤住院病房的医生、护士和社会工作者的培训项目，他们定期碰面，朗读各自就临床工作所写的反思，其中一位社工写了下面一段文字：

　　我这个朋友脾气暴躁、不友好，说话总是带刺儿。你会说："你这个人个子不高，整出的动静倒挺大。"我跟你室友说话的时候，每次你都会插嘴、纠正我。在这 69 天被囚禁在日子里有很多次这种情况，我俩都知道我最喜欢的是你。每一天结束时，我与你一起品味，没有病历，没有笔。你带我一起进入第二次世界大战的战场。在你家厨房的桌边，你和你的兄弟们一起讨论棒球——然后我们再及时飞回来，把那间总是黑暗的病房留在身后。你以一种微妙的、魔术般的方式改变了这个环境。我接触到你、你的过去、你的观点，这是一份礼物，皮特。在这里备受重视的数据单也记录不到这些。

　　在此，在普遍性的数据和统计之外，这位医务人员体验了一种魔力时刻——在那间幽暗的病房中，聆听患者的讲述，飞入过去，到达另外一个人充满魅力的主体间性的真实。她在这位患者高度个性化的过去中，发现了一种她"最喜欢的"生动活泼的存在方式。

因果关系/偶然性

　　从定义上来说，叙事有情节，也就是说，它不仅宣布了一系列孤立的事件，而且还认定它们之间存在着有意义的因果联系。我们还记得E.M.福斯特（E. M. Forster）给情节下的定义："'国王死了，而后王后也死了'是个故事；'国王死了，而后王后死于忧郁'是情节。"[30]叙事的渴望是理解事情发生的原因，以及通过动机或原因找到或想象事物之间的联系。甚至对于通过接受事物之间联系的缺乏来找到"意义"的、碎片式的后现代文本来说，情况也是如此。神话、传说、小说、历史记载以及病历中的入院单都是探寻事件的原因、目的、前事、后果，并将这些原因编码在情节之中。

情节的功能是看到这些事件的发生，而不是叙事事件本身："在我们的思想中根深蒂固的是要寻找结构，并在必要的时候提供结构……读者'理解'或提供结构，他会推断出国王的死是王后的死因。"[31] 因果关系是人创造出来的，就像在讨论患者和医生对于疾病原因有不同的判断时我们看到的那样——《鸽翼》中米莉·席尔的死是由莫顿·丹什的背叛引起的吗？还是因结核分枝杆菌导致肺实变而引起的呢？彼得·布鲁克斯（Peter Brooks）将情节定义为"组织线索、设计线索，让叙事成为可能"。他发现，"情节是内部关联和意图的原则，是组织离散叙事因素（事件、插曲、行动）必不可少的因素。"[32] 引起结果的原因，不论是已经得到证实的还是假设的，人们通常都会将其置于情节中来理解它们之间的关系。或者，像叙事学家们说的那样，通过叙事情节化，来表述它们之间的联系。

情节化不是故事的行动，而是讲述者的行动，不是热奈特的故事，而是他的叙事。任何事件或行动的顺序都可以被"讲入"到不同的情节中。这或许会让人眼花，但大部分听者和读者都突然意识到，根本就不存在可复制的、统领的故事。就像陶德·钱伯斯（Tod Chambers）和凯瑟琳·蒙哥马利（Kathryn Montgomery）在描述生命伦理学的情节化时写到的那样："情节就是意义。情节塑造故事，再现事件的意义，向讲述者和（讲述者希望的）听者揭示意义。"[33]

实际上，我们都知道很多事件是随机的、难以预测、难以解释和未知的，但甚至是那些相信流星雨或基因突变是随机的、非因果关系的人，也严格寻求原因，因为感觉如果能够不受它们所危害还是更好些。危险包含在未知之中，人类的宇宙学、航海、探险、自然科学和医学显然都是作为对危险未知的反应而出现的。在未航行过的海面上扬帆、在荒野的边疆定居、凝视人体的内部结构，所有这些都是源于拒绝在未知面前感到畏惧。一位 42 岁、3 个孩子的母亲患四期乳腺癌，她会问："为什么这个病会落在我身上？"我们都知道这个问题是无解的。即便是没有明确的答案，她也可能会找到一种情节线索，确定一些患病原因，因为"在偶然发生的可怕事件面前，我们如何能够生存并理解自己的生活呢？"[34]

像天文学和遗传学一样，史诗、神话、小说的情节安排是揭秘未知、征服危险、克服恐惧以及身处困境时直面艰险的冲动。[譬如说，我们可以思考一下约瑟夫·康拉德（Joseph Conrad）在《黑暗的心》（*Heart of Darkness*）里再现了什么。] 如果未来——神秘未知的未来，在等待着，那么人们在等待时所做的事情，或许会以一种魔力思维的形式改变未来，至少也会缓解悬念或期待的焦虑，因此，哥伦布或许会在茫茫的蓝色大西洋中部讲述东印度的故事，苏族（Sioux，美洲印第安人——译者注）猎人会围着篝火跳水牛舞为狩猎做准备，万福马利亚或犹太教颂祷词这样的祈祷陪伴着人们等待死亡。

从科学到太空旅行或文学散文，所有这些探寻原因的努力都试图带来秩序，开启热奈特所说的"神秘之中的可知"。不论是在尘世的花园还是在虚构的文本中，讲述者通过情节化占据土地和思想，作为自己所占有、命令、授予的形式。不过，叙事冲动与其他的面对未知时的冲动不同，不会表现为侵占的冲动、帝国主义的冲动或还原论的冲动，它并不挖掘不能认知的未知，它并没有消除未知事物的危险性，没有把未知归类于其他事物的相同性，也没有让未知失去它之所以成为本身的独特性，没有将未知拆分，再也不能组合在一起。情节化在再现事件的同时，颂扬事件的独特性，尊敬事件的统一性。叙事实践去扩展，而不是去限制，增加而不是减少可能性，让观察者、参与者去直面而不是消除因果关系。写作和阅读是探讨神秘之所，深入潜藏危险、未知因果关系的远征。

讲述者在安排事件和情形时，将因果关系和偶然性加入到情节的发展中，至少会暂时地导向其中一个结局。关于"结论"的两个定义都认为，情节帮我们找到意义，也就是结束。文学评论家弗兰克·克默德（Frank Kermode）引用了关于结论的理论来结束他在《结束的意义》(*The Sense of Ending*) 中的思考："我们的几何学，用詹姆斯的话来说，就是用来测量变化的，因为它在变化，在遥远和想象的起源和结局之间，我们的兴趣固定下来。"[35] 只是在人作为再现者架构事件或情形的时候，开始、中间、结束才被描绘和测量出来，意义才会从中出现。正如电影《非常嫌疑犯》(*The Usual Suspects*) 中"能说的金特"(Verbal Kint) 的瘸腿在结尾时变直了，观众会问斯拉沃热·齐泽克（Slavoj Žižek，1949—，斯洛文尼亚哲学家——译者注）的问题："恺撒·苏尔（Keyser Soze）……是真的存在吗，抑或他只是可怜的金特的幻想创造？……是他自己编撰了自己的故事吗？以辩证法的观点来说，承诺要建立真正的叙事，以解决所有不一致的缝合点（point de capiton），反而彻底地破坏我们的叙事安全，把我们抛入欺骗的深渊。"[36]

临床实践充斥着情节化，诊断本身就是努力将情节置于不连贯的事件和情形之上。我们一个接一个地测试我们的诊断。我们越老练，这个过程发生的就越自动和无意识，努力将这一系列事件分类——也就是说，努力使它情节化。具有情节化天分的临床工作者能意识到疾病的欺骗性，会用伟大的探求精神、开放性和勇气（容忍未知要求这样做）在患者所呈现的不同的症状和情形中找寻多种可能的因果关系，提高诊断能力的有效性和范围。这个禀赋启迪愿意聆听的医生或护士，告诉他们在一段简单的倾诉中隐藏着诸多可能的情节，有许多动机和前情或许在起作用，有许多不同的节点或许都可能被认为是故事的"开头"。具有强烈情节意识的临床工作者不会满足于明显的故事线索，而是会一直找寻——生产性地、创造性地、最好能与患者一起——建构一个宽广的、深沉的、变化着的鉴别诊断。这就是实践中的叙事医学。

我以一位临床医生所写的肿瘤叙事结束这段。这首诗是一位肿瘤医生写给一位患者的，以想象力来填补她所不了解的患者：

> 我知道他很尴尬，坐在 ICU 病床上，
>
> 眼含泪水，无力隐藏。
>
> 他对我了解很少，只认识三天，
>
> 他多少感觉自己有些失败。
>
> "你情感上承受得了吗？"我问道。
>
> 虽然很明显，他的答案是"不太能"。

> 他住进了离家很远的一家医院，因为突然患病，
>
> 而且病情发展迅速，他不得不成为医院的"囚犯"：
>
> ICU 病床，透析机，Tenckhff 导管。
>
> 他有一个哥哥，一个姐姐，与他很亲；
>
> 但是我不知为何他 50 岁了还是孤单一人，
>
> 在他没有卧病在床时，他是个什么样的人，
>
> 也不知道他是否会让一个他基本不了解的女性看到他的哭泣。

我们在临床实践中遇到的和创造的情节实际上注定是关于结局的。它们指向人类的结局，利用多重维度来理解或想象生命的媒介、生命的情节化、死亡的不可避免性，以及我们所有人之间的叙事联系。

主体间性

主体是认知的自我、行动的自我、观察的自我，用哲学家保罗·史密斯（Paul Smith）的话说，就是"意识的承担者，与这个世界是互动的。"[37]因此，主体间性，就是当两个主体，或者说两个真正的自我相遇时发生的情形，自我在与他者相遇中复活。查尔斯·泰勒（Charles Taylor）写道："人们不能单独成为自我……自我只存在于我称之为'对话的网络'中。"[38]分析哲学家从比较狭义的方面思考主体间性，将其定义为两个主体同时观察一个外部物体时出现的三角。从海德格尔（Heidegger）和胡塞尔（Husserl）开始，现象学家们深化了哲学关于主体间性的观念，不仅包括感知和诠释的认知行为，而且还包括由人际关系引发的个人转化。胡塞尔将认知、感知和本体论杂糅在一起，写道："我（和其他人）经历这个世界，按照经验论的观点来说，这世界不是我个人的综合构造，它不只是作为我个人的，而是作为一个主体间的世界，对每个人来说实际上它都是在那里的，世界中的对象对每个人都是可及的。"[39]在这个世界上共同的存在，授予它的同居人以伙伴关系，这种伙伴关系既存在于他们对世界对象的共同关注中，也存在他们彼此作为对象和经验的关注中。伊曼努尔·列维纳斯（Emmanuel Lévinas）通过提倡伦理学使这种哲学探索的潮流达到顶峰，他将这种伦理学称为一个人对另一个人负有的责任，这成为哲学的原因。替代胡塞尔的知识问题和海德格尔的存在问题，列维纳斯提出伦理的问题是基本的，将哲学转换成为一种致力于主体间人类责任的努力。

文学家最近对主体间事件的作者、读者、诠释和影响非常感兴趣。

他们探索文本传递和接受中一个人与另外一个人接触时所产生的复杂性。像医学一样，叙事情形总是将一个人与另一个人结合起来。的确，人们可以认为将一个人和另外一个人联系在一起总是要求某一种形式的叙事。文学家芭芭拉·赫恩斯坦·史密斯（Barbara Herrnstein Smith）将叙事话语定义为"某人告诉另一个人发生了什么事情，"强调叙事要求有讲述者和听者、作者和读者，即某种形式的交流[40]。早期叙事学的许多著作审视虚构作品中的叙事行为，区分第一人称和第三人称叙事者，以及行动之内和之外的叙事者等[41]。虽然大多数这样正式的叙事超出了我们讨论的范围，但正式叙事关注讲述行为的义务定位，这就提醒我们，在医学中，我们要关注怎样聆听和从哪里聆听关于患者的叙事——是痴呆患者认不出的女儿？急救室的情况说明书？还是凌晨4点钟夜班住院医生潦草写下的笔记？

任何一种阅读行为都让读者和叙事者处于一种主体间性的状态，因为在讲述者与听者或阅读者之间形成一种关系。具有叙事技能的读者或听者意识到叙事的意义缘起于讲述者和听者之间的相遇并由这一相遇所创造，不论是小说、教科书，还是笑话。所以，叙事行为因为传递信息、情感和心境而建立起关系。我阅读亨利·詹姆斯的小说，能够被想象成我进入与他之间的一种关系。虽然他已经辞世近100年，我也从来没有见过他，他并不知道我是谁，我认真阅读他的作品的行为让我们处在一种强大的、起改变作用的联系之中。

严肃的读者和作者早已知道，通过让人困惑的交流，他们的文学行为塑造了他们。当代读者反应批评理论的兴起，就是为了理解阅读和写作的主体间性维度。无论是用表达性、激励作用，还是用集体文化智慧来描述，文本的写作和阅读都被认为是强有力的、神秘的内部行为，通过与他人的思想和创作接触来界定自我。现象学家、心理分析学家、认知心理学家、神经生物学家和文学家的共同兴趣引发了对阅读作为人际沟通事件的关注。我们兴奋地意识到，读者通过阅读行为产生了根本性的改变——不管是通过练习隐喻范围，强化应对不确定性的个人方式，还是从修辞上重塑思维方式，阅读都被认为具有转化功能 [42]。

阅读和写作并不会产生那种类似家庭或邻里之间的个人关系。我与亨利·詹姆斯之间的关系不能被称之为友谊、性结合或家庭纽带，但这却是我生命里一个重要的、强大的关系。那些到目前为止在这点与我意见相左的人会说："不过，丽塔，詹姆斯并不**认识**你。"或者，他们会说："詹姆斯并不认识**你**。"这就是神秘性的起源。詹姆斯为他的读者而创作，在他创作的"此时"以及作品的未来命运中，他或许并不清楚那个读者会是谁。不过，正如他所写的那样，读者拿着他的书阅读的画面以及现实场景强有力地出现在他的脑海中。虽然有时间和距离的间隔，他认识我。我也可以说，我认识你。

专注的读者会发现她与作者之间处在一种微妙的契约之中。一旦有了解锁文本的知识装备，读者就欠作者一些东西。她进入作者创造的意义世界，或许受邀而去或许不是。她偶然听到了秘密，巧妙地绕过托辞或表面的干扰，去"获得"文本内容，因此，她肩负起了一种责任，去尊重、保护、回应，甚至是去暴露文本的真正意义。老式观点将权威归属于作者，与读者有创造性自由的观点相悖，后者认为读者能够在任何特定的文本中自己找到意义，这些意义或许是作者没有看到的。作者 /读者、讲者 / 听者、分析者 / 接受精神分析的人、医生 / 患者——这种关系之中的张力恰恰就是制造主体间性联系和文本责任的张力，通过矛盾，它能阐明作者欠读者的或讲者欠听者的。

写作，或者讲述，赋予讲者权威和表露自我的机会。写作或者讲述行为包含理解别人用以表达意义的机制，来放置自己想要释放的东西。

阅读或倾听同样要求这种既危险又大胆的能力来承认另外一个人的自我，敞开心扉，让另外一个人渗透进来。阅读或倾听的过程包含着对另一个人怎样的责任啊！在交流的过程中真诚相待，讲者不仅通过话语，而且通过形式、选词和在讲述过程中使用的暗喻，讲述深刻、未知的真相，读者则暴露自己的意义生产的过程，为他人所使用。在这些亲密和信任的行为中出现了文本的色情观点，这个观点是由罗兰·巴特首先提出来的，刚开始大家都不明白他的意思[43]。两位陌生人，读者和作者，最终将自己交到彼此的手中。他们都冒着巨大的危险，双方的自我都已被暴露，并且不可能再挽回这种暴露。

结果证明，医学之中的关系与讲者和听者之间的关系有着离奇的相似性，比用于描述他们之间关系的其他用语更相似，如朋友、邻居、顾问／咨询者。文学研究使医学认识到，亲密的医学关系产生于话语中。我们与患者之间的亲密关系首先基于聆听他们的讲述，对他们而言，我们之所以可以被信任在于我们的认真和责任感，带着这种认真和责任感我们聆听患者的倾诉。的确，医生会碰触患者，给患者做体检，但是界定这种关系的是文本特征而不是身体。这些治疗性关系不是传统的爱情，不是肉体上的关系，也不是家庭的依赖关系，或市场关系。如果我们试图基于爱情、欲望、权力或商业来建构医学关系，那么我们就会被误导。这些关系是基于医生和患者之间分享的复杂文本，这些文本包括话语、沉默、查体和影像发现，以及身体和外表的检测结果。

如果医学和文学之间的确存在这样的相似性，那么文学方法对我们医学界的人来说具有非常大的实用价值。这些方法能够帮助我们学会如何成为患者故事敏锐的接受者，如何与他们一起创造意义。如果不是因为伟大的书籍曾经描写过疾病和死亡，医学对文学几乎没有什么兴趣。文学行为在陌生人之间建构起由话语引发和滋养性的、具有转化功能的主体间联系，这在目前比《荒凉山庄》(*Bleak House*) 或《李尔王》(*King Lear*) 的内容更重要。我认识到自己对于患者的责任还包括要充当一个负责任的、熟练的读者，这有助于我理解作为医生的自我要培养什么技巧[44]。

下面的文本是访谈一位三年级医学生的转写记录，这是平行病历在医学教育中的作用研究的一部分。虽然访谈报道是匿名的，但这个学生听到的情感表达是这些年轻的医学生都普遍感受到的。此外，这个学生描述了与一位年轻女性患者的会面。她患了艾滋病，濒临死亡。患者满带遗憾地回顾了自己与孩子之间的关系，其中两个孩子从她那儿被带走寄养。

访谈者：和你交谈的艾滋病患者，你们谈得怎样？跟她谈话容易吗？你
　　　　是怎么谈的？

学　生：噢——我猜今天——我的意思是，我被她所感动，因为，今天我
　　　　们大部分时间只是谈论她的儿子，她有一个两岁半的儿子，而且
　　　　我猜我真正理解，你知道，给她空间来明白她与儿子之间的关系，
　　　　我惊叹她明白这种爱的能力，她实际上还有其他两个孩子，他们
　　　　好像，12 或 13 岁，但是，呃，我觉得（她）不是主要看护人。其
　　　　实，她也只是这样说，好像是这样的，你知道，母乳喂养，真
　　　　正爱他，而且，他就是她的生命，这种感受非常棒，我——不知
　　　　道——她没有跟我谈起这个，但是我从社工的记录上知道她说这
　　　　是她看到的儿子的最后一个生日——我知道我说过两岁半，不过
　　　　我想他可能快 3 岁了，所以，这是……

访谈者：她会看到的。

学　生：是的。她会在那儿。我猜我——我猜我能理解，呃，她渐渐明白
　　　　自己的生命正在走向尽头。我想，尽管我们之间还没有谈起过，

嗯，关于她如何正在享受这些事情，享受她的儿子，享受他们之间的关系之美。我想——我想，许多时候，在你跟患者交谈时，基本上就是给他们说话的空间。我想许多时候，患者并没有那种安全的空间……所以哪怕听一分钟，让他们，嗯，说说他们正在经历的事情或者他们的感觉是什么——嗯她并非一定要说她即将过世这件事，她完全可以说说，呃，现在对她来说什么才是有意义的。

从这个敏感的学生那里我们可以了解到，发生在医院里、在陌生人之间的这种主体间会面，其中充满了很好的个人发现机会。这种会面具有疗伤性质，一个人讲述，另外一个人倾听。讲述，然后就知道了"现在对她来说什么才是有意义的"。

伦理性

审视过讲者和听者（作者和读者）之间的主体间性关系，现在来认识叙事中的伦理关系。生命伦理学家和文学学者都写过叙事伦理，剥除了医疗卫生和文学研究之间的学科界限，来思考叙事行为引发的义务、故事提供的伦理远见、写作和阅读行为的伦理性。一支称为伦理批评的文学批评最近兴起，具体研究这些问题。在今天这种对任何诚恳行为持冷嘲热讽态度的氛围中，伦理批评家的声音被降低了不少。不过，他们的声音虽然柔和，但仍郑重地提醒我们，阅读和写作是高风险的行为，其结果不仅体现在书本中，而且体现在日常生活中[45]。亚当·扎迦利·牛顿（Adam Zachary Newton）在《叙事伦理》（*Narrative Ethics*）中提出：

"就个人对他人的故事所肩负的调解和作者的角色而言，叙事就是伦理。……讲故事这一行为向所有的参与者提出要求，包括那些限制在叙事中的以及那些……叙事之外的证人和伦理共创者，即读者。"[46]

在知道了故事之后，现在叙事的接受者实际上欠讲述者一些东西，那就是通向叙事伦理的主体间性。阅读或聆听一位作者的作品，赋予接受者一种难以解释的亲密感，就像是在学习一种新的私人语言。这种个人语言的学习者对创始者负有责任，一旦一个人对另外一个人的语言非常精通，那么这个人就对他 / 她怀有一种伟大、神圣的信任感。甚至是在批评其作品的时候，严肃的文学学者对他们所研究的作家仍怀有一种敏锐的辨别力和尊敬。与那些暴露或解密作家生平丑陋事实或作品负面评论的人不同，严谨的学者研究作品时，对作者采取职业行为，就像精神分析家对接受精神分析的人一样。

越过叙事伦理的主体间性门槛，我们进入到故事的伦理维度。J. 希利斯·米勒（J. Hillis Miller）在《阅读的伦理》（*The Ethics of Reading*）中写道："在肯定普遍道德规律和讲故事之间，有一种特别的、让人难以预料的关系……没有讲故事，就没有伦理原理。叙事、例子、故事……对于思考伦理来说不可或缺。"[47]哲学家玛莎·努斯鲍姆（Martha Nussbaum）发现如果不用亨利·詹姆斯的《金碗》，她就没法说明白她在道德哲学中想说的话。她希望探索人类生活的道德质地，只有通过詹姆斯浓密编织在一起的叙事语境的独特性和渗透性，才能够再现和表达："这部小说读者的冒险，就像其中睿智人物的冒险一样，包含了人类道德经验中富有价值的方面，传统道德哲学书本没有对其进行挖掘……因为这部小说通过思想和情感的认知参与，召唤并且开发了我们面对神秘的能力。"[48]通过再现特定的事件、人物、义务、权利、语言的错误，故事展现给读者各种思考人们"应该"做什么或人们如何评价别人行为的方式。"生活中真正的问题在于知道如何评价事情，"批评家马歇尔·格雷戈里（Marshall Gregory）建议到，"这是叙事伦理的视野一次又一次帮助我们回答的问题。"[49]

　　故事的伦理视野展示了故事本身认为正确的生活方式，同时还暗示了讲者或作者认为正确的生活方式。作者在一又一部的作品中发展和重复他的伦理视野，实现了持久的伦理眼光，教育严肃的读者。杰弗里·哈特曼（Geoffrey Hartman）写道："通过对公众和私人生活提出问题，通过对公正、善良、友谊、孝道、爱情的关注，莎士比亚的戏剧渗透着道德关注。他激发了我们对这些良好品格的同情心，甚至在他展示这些品格被击败的时候，仍然让我们一遍又一遍地思考，'在这样一个世界上人应该如何行动？'"[50] 如果一位读者被作者征服，就像哈特曼被莎士比亚、努斯鲍姆被詹姆斯征服那样，这是因为在作者和读者的道德眼光中有一个共通的强大渠道。"这就是我看待世界的方式，"读者惊讶地说。当然，在这个过程中她也感到被作者认识。通过这样共同的认识，阅读构成了读者自己的道德视野，就好像给她喂食了蛋白质、碳水化合物（糖类）、维生素，再通过新陈代谢进入读者的伦理自我。

　　叙事伦理揭示了这种基本道德任务——选择词语来再现在之前没有的形式，因此，也是看不见、听不见的内容。这正是一种使用语言来表达讲者的思想、认知和感觉，让另一个人"进入其中"的行为（这另外的人，即听者或读者，如果确实进行了真实的接触，那么现在就都被主体间性所约束），这就构成了道德行为。讲述不仅在日光之下，并且在他人之前，暴露了故事的道德功能（当然，还有审美功能、心理功能、愉悦功能）。詹姆斯在《金碗》的序言中写道："表述事情就是非常精确地、负责任地、无限地来做这些事。"他为我们揭示了这样的事实——写作是一种行为，它承担着不可挽回的道德责任，履行自己讲述的行动[51]。如果在"表述"的过程中出现了认知的行为和艺术，那么，因为已知或认知某事，其伦理要求就是"用语言讲述"发生的事情。

读者同样被文本要求去行动。米勒断言："存在有一种对文本的反应，这既是必需的也是自由的，必需的是因为它是对一种不可抵抗的要求的反应，自由的是因为我必须对自己的反应和阅读行为的……结果承担责任。"阅读或倾听的契约是接受者会尽力去履行接受的义务。读者或听者面对另外一个人的倾情讲述时会说："我可以接受这个。"在讨论康拉德的《黑暗的心》（ *Heart of Darkness* ）和威廉·华兹华斯（ William Wordsworth ）的"颓舍"（ *The Ruined Cottage* ）时，杰弗里·哈特曼强调了讲述者的责任和读者对于述说的反应。他提出这两部作品的叙事"都能让读者明白……因为结构化的叙事伦理（把小说中的事件）嵌于一个他人可以做出回应的人类环境中。两位作家都知道接受和传递创伤性的知识就像是玩火。"[52] 就像聆听犹太大屠杀幸存者的证词，或美国"9·11事件"亲历者的描述那样，临床述说与文学讲述一样，都像是玩火，对参与叙述行为的双方来说都是这样。精神病学家劳德瑞（ Dori Laub ）发现倾听犹太大屠杀幸存者证词的访谈者会因此留下创伤，那么护士和医生也可能会因为认真倾听患者的叙述而留下创伤（详见第9章"承担见证"）[53]。这些不同的讲述（如浪漫主义诗歌、现代主义小说、创伤证词以及临床问诊）将了解的需要和由此引发的责任相结合。创伤研究学家凯茜·卡鲁斯（ Cathy Caruth ）说："创伤性场景带来的震撼显示，人类主体性的核心不是认识论关系，而是我们所说的伦理关系。"[54]

在临床环境中，当有一位血肉之躯的患者等在候诊室，确实急需内科医生履行伦理职责时，除非从患者到文本的转换能够带来回报，否则，没有必要在文本性上走弯路。这种回报就是，辅以充分技能的阅读行为能够增加内科医生履行伦理职责的手段，而手段就是去经历。路易斯·罗森布拉特（Louise Rosenblatt）写道："文学提供了一种经历，不仅仅是了解。"也就是说，读者在阅读行为中不会保持未被触动，而是因为阅读了内容接受根本改变[55]。读者采用努斯鲍姆或米勒描述的那种阅读方式，获得的经历能够加深她的感知、区分、"面对神秘的能力"以及自由。

　　这样的暴露会有被利用的危险，读者可能会被所读的东西迷住。人们对千禧文学曾有焦虑，担心作者可能会把他们自己强加于毫不存疑的受害者，并通过艺术的掌控和影响来破坏读者的纯真[56]。有些故事的伦理视角或许是危险的，会将读者塑造成施虐或毁灭的工具（我想到的是一些好战的原教旨主义组织读的黑暗的哥特小说），主体可能会被那些描写他们的人利用，尤其是那些由于年龄关系或体弱而脆弱的主体，以及暴露在职业和个人的亲密关系之中的主体[57]。另一方面，因为专注地了解过，读者也可能会有巨大的力量来反对作者。如果阅读或写作不具有本真性和良好的信仰，那么读者或作者的力量就变成了暴力的源头。列维纳斯说过："如果人们能够拥有、懂得、理解他人，那就不会有他者。拥有、理解、懂得是力量的同义词。"[58]心理分析中掌控的焦虑说明了同样的问题[59]。必须提请人们注意叙事的能量，不是要人们将其作为不去理解故事的借口，而是要提醒他们叙事这种强大力量既会带来好处，也存在风险。

　　分析叙事风险／益处的关键是利他主义。利他主义的听者通过倾听来推动讲者真正意图的展示。这样，过了一会儿，讲者会说："谢谢，现在我明白我要说什么了。"没有思想的表露，讲者和作者不会有这样清晰的认识。思想的表露不是针对任何听者或读者都可能发生的。读者，或听者，并不是被动的容器；相反，他正在形成、探索、询问、提出假设，试验假设，探究可能的解释，到处寻找线索，聆听真实的声音。这就是好的听者所要做的——要听真实的声音。要做到这点，就不要有正确答案或结果的预设。听者作为讲者的工具来倾听，作者作为读者的工具来创作。

一位肿瘤科社会工作者在肿瘤叙事中描写了遇到患者女儿后二人之间展开的心灵对话：

我到了这一层，跑去找互助小组。患者的女儿正站在休息室外面等我。"她怎么样了？"我问到。"她说她害怕，"患者的女儿回答道。我看了看她，看到她眼中冰冷的恐惧。她母亲即将逝去。患者知道，她女儿知道，我也知道。

我能做些什么呢？患者女儿要得到什么帮助吗？

有时，即将辞世的患者只是需要、想要身边有个人在，有个伴儿，与人接触。我转身，对她女儿说："你能进去坐在她身边，拉着她的手吗？""这好办，"她答道，转身回到了病房。

我在思考那位患者，她是犹太大屠杀的幸存者、肺癌幸存者，现在却要被另一种原发癌夺去性命。一位曾经经历过人类最残暴事件的人为何仍会感到害怕呢？

我想到了我自己，就像被车前灯照射的鹿一样。处在危急中的患者或家属向我寻求帮助，在那一刻，恐惧攫住了我。我会帮他们吗？我能帮吗？过多久他们就会看穿我那层由知识、经验、学校书本知识形成的薄薄表面呢？我深吸一口气，要践行自己的原则，一步一个脚印，摸索着前行（希望是已掌握了充足的信息）。我走进病房。

这位医务工作者将自己对遭受病痛患者的认识付诸了实践，充分意识到在感知患者恐惧和孤独之时自己也在经历磨难，并且还认识到这样做是她的责任。

结　语

一位建筑师约见我讨论她做的医疗决定。我做过她的内科医生一些年，知道她接受过脑血管瘤治疗，除了栓塞外，脑瘤又长了。患者需要在两种外科治疗之间进行抉择：一种会损害视力，另一种会威胁到她的认知。在诊室里，她跟我详细讲述了神经内科医生和神经外科医生的观点。她描述了磁共振血管造影（magnetic resonance angiography，MRA）的结果及其他结果，但是我不想看报告或读结果，也没觉得有做体检的必要，甚至觉得都没有必要检查血压。我们只是一起坐在那儿，彼此离得很近，她向我详细讲述她正在经历的情况。我听着，没有做笔记，没有填病历，而是尽我所能地理解她的讲述。我想完整地听她描述她在这场磨难中的经历，我想让她**听到**她自己说结论是什么，这意味着什么，这些可怕的事情中她最害怕哪个。我自己在想，这种本以为已经战胜的疾病又回来了，她会有多么愤怒。

我们坐在诊室里，我知道她既想要我内科医生的大脑又想要我叙事学家的头脑。我理解我们之间订立的契约。在我倾听她完整地讲述时，她自己也在听。完成这种"倾听"，需要医学所有五个方面的叙事特征。我们理解癌症的再次发生就像定时炸弹一样，明白她自己工作情形的独特细节，知道这些可能的手术并发症会对她的工作造成的干扰，尝试去直面任何行动可能带来的不确定性，包括不采取行动。由于我们过去医患之间的主体间性，我们意识到以前讲述的实情和相互肯定，现在当她需要的时候有了回报。因为她能畅所欲言，充分表达自己的内心，我也可以感受到她的恐惧、勇气、适应力、不抱怨以及对严重后果的认识。

与此同时，对她的情形有了新的了解之后，我也履行了自己的伦理职责——提出联系另外一个机构一位著名的血液病专家。这位专家的研究或许有助于患者做出决定。离开诊室时，我们彼此点了点头，表明我们一起做了一件重要的、严肃的、令人感动的事情，所有这些都是叙事的、医学的，都是我们在共同构建我们自己。

这五个方面的叙事特征并不是彼此孤立的。相反，在读者和作者尝试通过词语找寻意义的过程中，它们出现在一起，交织在一起，彼此强化。我相信，你已经注意到了，独特性是如何融入主体间性，因果性是如何要求时间性，伦理性是如何源于写作和阅读的主体间行为。就像有机整体一样，叙事是由概念上分离的"器官系统"组成的，但是在这个活生生的整体中，叙事组合了这些因素，生命的气息被吸收到静止的词语和形式中。故事有了生命，读者和作者也通过它、通过彼此而生活。当讲者和听者是患者和他们的照护人时，故事赋予他们沟通分歧的桥梁，不然这个分歧就会将他们分隔。

不管是讲故事还是听故事，我们这些参与者同时都是在严肃地、愉快地给予和接受。可以说，讲者和听者既慷慨给予又谦逊遵从。就像一场坚信礼，这些叙事行为宣布了自我，颂扬了他者，标志着一场共同建构身份的会面。

注释

1. Richard Horton, *Health Wars*, 58。
2. Shlomith Rimmon-Kenan, *Narrative Fiction: Contemporary Poetics*; Seymour Chatman, *Story and Discourse: Narrative Structure in Fiction and Film*; Gérard Genette, Narrative Discourse: *An Essay in Method*。这几本书都是经典的叙事学文本。近期出版的叙事学文本还请见 H. Porter Abbot 的 *The Cambridge Introduction to Narrative*, Brian Richardson 的 *Narrative Dynamics*, 以及 Gerald Prince 的 *A Dictionary of Narratology*。

3. 叙事学发展到今天离不开俄国形式主义、法国结构主义以及符号学和语言学方面的研究，其演进概述请见 David Herman 的 *Narratologies* 第一章。Jonathan Culler 的 *Structuralist Poetics* 也对这些观点做了精彩阐述。

4. 想了解更多关于新批评的背景，请见 Cleanth Brooks 的 *The Well-Wrought Urn* 以及 William Empson 的 *Seven Types of Ambiguity*。

5. David Herman 的 *Narratologies* 导言部分第 20 页。近期当代叙事理论还请见 Michael Kearns 的 *Rhetorical Narratology*，Mieke Bal 的 *Narratology* 以及 James Phelan 的 *Narrative as Rhetoric*。

6. 请见 Monika Fludernik 的 "The Diachronization of Narratology" 以及 Bruno Latour 的 "Why Has Critique Run out of Steam? From Matters of Fact to Matters of Concern"。

7. David Herman, "Story Logic in Conversational and Literary Narratives" ,130 ；还请见 David Herman 的 *Story Logic: Problems and Possibilities of Narrative*。

8. W. J. T. Mitchell, "The Commitment to Form; or, Still Crazy after All These Years." 324。

9. 请见 Martin Kreiswirth 的 "Trusting the Tale: The Narrativist Turn in the Human Sciences"。近期在纽约大学举办的一个为期一年的专题讨论会专门讨论了故事叙述，与会人数众多，包括法学院的教师、心理分析家、美国历史学家、行为艺术家以及中古史学家，研讨会显示并进一步提升了他们对故事的兴趣。

10. Henry James, *The Middle Years*, 摘自 *Autobiography*, 547。

11. Rita Charon 的 "Medicine, the Novel, and the Passage of Time" 描述了医学如何依赖对时间性意识的细微区别。

12. Paul Ricoeur, Time and Narrative, 1:52。

13. 以下著作介绍了各个时期叙事理论对人类发展的阐释，如 Jerome Bruner 的 *Actual Minds, Possible Worlds* 以及 *Making Stories: Law, Literature, Life*; Theodore Sarbin 和 Karl Scheibe 编著的 *Studies in Social Identity*; Paul John Eakin 的 *How our Lives Become Stories*。

14. Georg Lukács, *The Theory of the Novel*, 122。

15. Henri Bergson, *Time and Free Will*; Fredric Jameson, "The End of Temporality" ; Marcel Proust, *A la recherché du temps perdu*。

16. Henry James, The Art of the Novel, 336。

17. Wayne Booth, *The Company We Keep: The Ethics of Fiction*。

18. John Lantos, "Reconsidering Action: Day-to-Day Ethics in the Work of Medicine"。

19. T.S. Eliot, "Burnt Norton" in *Four Quartets*, 15。

20. 当代医学为"疗愈"这一医学重要成分腾出时间有多困难，请见 Kenneth Ludmerer 的 *Time to Heal: American Medical Education from the Turn of the Century to the Era of Managed Care*。为了与临床实践叙事性的特征这一章节相呼应，我推荐描写医生的小说和文学回忆录，它们十分丰富和精确地再现了实践中时间性的本质和存在的问题。首先请见 Thomas Mann 的 *Magic Mountain*，John Berger 和 Jean Mohr 的现实主义传记 *A Fortunate Man*，Martin Winckler 的虚构性回忆录 *The Case of Dr. Sachs*，以及 Franz Kafka 的超现实短篇故事 "A Country Doctor"。

21. 平行病历是哥伦比亚大学研发出来的一种方法，鼓励医务工作者和医学生用非技术性的语言书写所见证的患者体验，以及他们在照护患者时自己的所感所想。要求他们记录医院病历中不要求写、但是又不得不在其他地方写下来的东西。这种方法的具体介绍请见第八章。

22. 这些术语源自 Gérard Genette 的表述 "historire, recit, et narration"（译自法语，意为故事、叙事和叙述），后来的叙事学家都以此为准。请见 Gérard Genette 的 *Narrative Discourse*；Shlomith Rimmon-Kenan 的 *Narrative Fiction: Contemporary Poetics*；以及 Mieke Bal 的 *Narratology: Introduction to the Theory of Narrative*。

23. Gérard Genette, *Narrative Discourse*, 22。

24. Tvetzan Todorov, *Littérature et Signification*, 20, 引自 Shlomith Rimmon-Kenan, *Narrative Fiction: Contemporary Poetics*, 8。

25. Arthur Danto, *Narration and Knowledge*, xi。

26. Roland Barthes, S/Z, 3-6。

27. Roland Barthes, S/Z, 4, 5。

28. John Updike, "At War with My Skin" in *Self-consciousness: Memoirs*, 66。请见 Mary Ann O'Farrell 在 "Self-Consciousness and the Psoriatic Personality" 中对牛皮癣作为身份的象征和诅咒的讨论。

29. G. Thomas Couser, *Recovering Bodies: Illness, Disability, and Life Writing*, 11。

30. E. M. Forster, *Aspects of the Novel*, 86。

31. Seymour Chatman, *Story and Discourse*, 45-47。

32. Peter Brooks, *Reading for the Plot*, 4-5。

33. Tod Chambers & Kathryn Montgomery, "Plot: Framing Contingency and Choice in Bioethics," 81。

34. Richard Zaner, *Conversations on the Edge*, 101。

35. Frank Kermode, *The Sense of an Ending*, 179。

36. Slavoj Žižek, "The Ongoing 'Soft Revolution,'" 18。

37. Paul Smith, *Discerning the Subject*, ⅩⅩⅦ。

38. Charles Taylor, *Sources of the Self*, 36。

39. Edward Husserl, *Cartesian Meditations: An Introduction to Phenomenology*, 91。

40. Barbara Herrnstein Smith, "Narrative Versions, Narrative Theories," 228。

41. 早期俄国形式主义和法国结构主义文论家是今天叙事学的先驱，他们开创性的工作为不同叙事者、叙事对象和叙事情形做了分类。第一人称叙事者和第三人称叙事者之间的差异对文本的意义和后果有很大影响。参与行动的所谓同故事叙述者在可靠性和影响方面与异故事叙述者不同。异故事叙述者在行文和场景之外与读者讲话。当某人告诉另一个人发生了什么事情时，叙事学家通过构建叙事层面（即这人的讲述是第一手、第二手，还是第三手等）能够具体勾画出实际讲述和聆听发生地点所带来的结果。

42. Georges Poulet, "Phenomenology of Reading";Wolfgang Iser, *The Implied Reader*; Norman Holland, *5 Readers Reading*; Richard Gerrig, *Experiencing Narrative Worlds*。

43. 关于文本行为激发出来的喜悦，Roland Barthes 在 *Pleasures of the Text* 中有卓尔不群的论述。

44. 请见我早期的一篇文章 "Medical Interpretation: Implications of Literary Theory of Narrative for Clinical Work"，在这篇文章中我阐述了患者作为作者、医生作为读者的观点。

45. 关于阅读伦理对读者、作者和文本的不同结果，Wayne Booth 的 *The Company We Keep*、J. Hillis Miller 的 *The Ethics of Reading* 和 Tobin Siebers 的 *The Ethics of Criticism* 持三种截然不同的态度。

46. Adam Zachary Newton, *Narrative Ethics*, 48, 24。

47. J. Hillis Miller, *The Ethics of Reading*, 2, 3。

48. Martha Nussbaum, *Love's Knowledge*, 143。

49. Marshall Gregory, "Ethical Engagements over Time," 284-285。

50. Geoffrey Hartman, "Shakespeare and the Ethical Question," in *A Critic's Journey*, 89。

51. Henry James, *Art of the Novel*, 347. Hillis Miller 在 *Ethics of Reading* 的第六章 "Re-Reading Re-vision: James and Benjamin" 中对 Henry James 的序言有精彩的讨论。

52. Geoffrey Hartman, *Scars of the Spirit*, 12。

53. Dori Laub, "Bearing Witness, or the Vicissitudes of Listening"。

54. Cathy Caruth, *Unclaimed Experience: Trauma, Narrative, and History*, 92。

55. Louise Rosenblatt, *Literature as Exploration*, 38。

56. 人们曾一度担心，对读者来说，阅读可能是危险的行为；请见 Pamela Gilbert 的 *Disease, Desire, and the Body in Victorian Women's Popular Novels*。从更广泛的意义上来说，像 Jane Tompkins 和 Wolfgang Iser 这样的读者反应批评家（reader-response critics），他们曾努力研究阅读行为的内在力量和利用潜能。Harold Bloom 的著作 *Anxiety of Influence* 则提醒说，作者对其读者来说具有魔鬼般的掌控力。

57. G. Thomas Couser 的著作 *Vulnerable Subjects* 广泛探讨了在个人和专业写作中再现他人故事的伦理原则。

58. Emmanuel Lévinas, *Time and the Other*, 90。

59. Gillers Deleuze 的作品 Negotiations 视心理分析为："这样一个事业，它将愿望引向死胡同，阻止人们表达想要言说之事。这是一个与生命相悖的事业，是一首死亡、法律和阉割之歌，是对超越的渴望，是一个牧师般的职位。"见 Negotiations,144。

第二部分

疾病叙事

4

讲述个人的生命故事

有这样一位患者：她在我这里治疗多年，是一位非洲裔美国人，现年89岁，患有高血压、乳腺癌、腰椎管狭窄症、失眠以及无法控制的焦虑症等多种疾病。她的丈夫死于充血性心力衰竭，儿子死于肺癌，孙女则死于发生在琼斯海滩的一起交通肇事逃逸事故。因神经方面出现问题，她多年服用氯氮䓬（利眠宁），但她并不愿意接受心理治疗，也不能坦然说出焦虑的原因。很多年前她还是个小姑娘的时候，曾在南卡罗来纳州的一个农场从马背上摔了下来，从那以后她便认为自己是带病之人。我意识到她的曾祖父一定是一出生便是奴隶。

许多年来，我对她的病症百思不解。最近，她才向我吐露了产生焦虑的真正原因。原来她12岁时并没有从马上跌落，而是被邻近农场的一个白人男孩强暴了。虽然年幼，但她知道绝不能把这件事告诉任何人。假如告诉了，她的母亲就根本不能保守秘密而不告诉她父亲；而如果她父亲知道了这件事，肯定会愤怒之极并做出在当时的南方会被处死的举动。于是在将近80年的时间里，她一直保守着这个秘密，愤怒和恐惧不断折磨着她的内心。整整过了20多年我才得到她足够的信任，并听她道出这件事的原委。而一旦她流着泪，既痛苦又愤怒地把这个秘密说出来之后，她的身体健康状况也有了好转，背痛好多了，睡眠也得到改善，不再服用利眠宁了，她的心灵终于在摆脱了那个不为人知的枷锁之后得以舒展。

倾听故事

当患者讲述症状甚至只是对疾病的恐惧之时，疗愈的过程业已开始。患者倾诉的对象首先是自己，然后是亲人，最终是医务工作者。患者需要找人倾诉疾病和痛苦，这一点已经越来越明确。这不仅适用于创伤幸存者的治疗，而且适用于普通的全科医学实践。最近有些患者发表了一些极具影响力的关于疾病叙事的文章，这些故事揭示了疾病侵扰患者的身体、患者的亲人和患者自我的过程。这类叙事——有时被称为疾病志（pathography），展示了讲述疾病和痛苦的重要性，使得患者能够说出所遭受的痛苦并明确自身的疾病，进而摆脱其控制[1]。假如没有倾诉和聆听的叙事行为，患者将无法向他人或自我传达所经历的苦衷。没有了这些叙事行为，患者甚至无法准确地认识到自己患病意味着什么，这样说可能比较极端，但却是真实的。

患者可能并不了解需要倾诉的内容。疾病的症状和诱因往往令人难以捉摸，患者能够明确的只是自己感觉不舒服这一点，他 / 她把身体不适的感觉告诉医生、护士或者治疗师，这就使其能够将异常的感觉用语言表达出来，并且和医生、护士一起聆听、分析自己叙述的话语。心理分析师们很熟悉这个过程：这种未经修饰、自发形成的对各种感觉和感受的讲述不断发生在医生诊室里，然而通常只持续不到一分钟就被打断了（1984 年的一项研究发现，从问诊开始到医生第一次打断患者的平均时间为 18 秒[2]。）令人遗憾的是，医务工作者并不具备诊断性、理解性地倾听患者自我倾诉的能力，患者的叙述往往很快就被医生的一句"钝痛还是锐痛？"或"持续了多久？"所打断。

这种倾诉甚至不一定必须使用语言。有一次，一位年轻的女士因严重持续性腹痛来找我看病。她坐立不安，说话断断续续，显然十分痛苦。她已经看过消化科医生、妇科医生、结肠炎专家，他们都找不到导致这种疼痛的病因所在。因为这是我第一次给她看病，所以按惯例问了她家人的健康情况，从中我了解到她的父亲是因肝衰竭而去世的。在她谈到父亲腹水、肌肉萎缩、心情阴郁的惨状时，她的双手和指尖紧锁，好像要保护自己的腹部一样放在上腹部。我告诉她，她描述自己的病痛时的动作和现在这个姿势一模一样。她听到后，在问诊中第一次安静下来，低头看着自己此刻放在大腿上的双手。我们谁也没说话。最后她说："我没想到原因竟然是我父亲。"

小说家兼短篇故事作家尤多拉·韦尔蒂（Eudora Welty）形容自己一直是一个善于聆听别人故事的人。"很久以前，我还没有开始写作的时候，我就开始仔细倾听故事。用心倾听别人的故事比随意听听别人讲话能够让我变得更敏锐。我觉得这是一种超前的、能参与故事发展走向的方式[3]。"认真倾听患者的故事，这正是我们在医疗卫生工作中需要学习去做的事情。想要倾听故事，我们首先要了解什么时候故事会出现，必须要分辨出故事的隐喻、意象、对其他故事的影射、叙事的风格和语气——这些正是文学评论家在小说或者诗歌中所关注的。当医生或护士用这种被心理学家称作"用第三只耳朵聆听"的方法去倾听患者的倾诉时，他们会问自己一些类似读者会问的问题："为什么她现在要告诉我这件事情？为什么我在听她倾诉时会感到急躁、悲伤或者干脆走神？为什么她要从故事的末尾开始倒叙？为什么她直到最后才提起胸痛的问题？为什么她会在讲述自己腹痛的故事中提到她妹妹的事故？"我用这些例子想要说明的是这样一种倾听方式，这种方式不仅能够记录事实与信息，还能够抓住字里行间隐含的内容，进而发现讲述者自我的问题。

传统的医疗照护并不把这种倾听划入自己的责任范围，除了一些心理医生和心理分析师之外，其他医务工作者大都没有接受过专门训练，也不能拿出时间去认真倾听故事。因为不了解对疾病来说什么信息重要、什么不重要，很多医生和护士担心这样的倾听会让他们把时间浪费在与疾病无关的信息上。他们认为这样的聆听会令其分心，无法专注于手头的工作，比如治疗失眠或者腹痛。不巧的是，疾病本身并非泾渭分明，我们要想照护、帮助患者的话，就必须做好迂回的准备。虽然许多医务工作者担心他们没有倾听故事的时间，然而我们当中许多人将倾听技巧运用于医疗实践后发现，在聆听上付出的时间很快便得到了回报。与患者的最初几次见面较之传统治疗确实会多花费一些时间，但从一开始便建立起的稳固的医患关系会为后续的治疗节省更多时间。如果无法做到叙事性的、错综复杂的倾听，就会造成严重的后果——患者的症状将被忽略，非医疗方面的需求被忽视，本可以治疗的疾病被耽搁。更重要的是，只有这种叙事性的倾听才能够发现患者身体、心灵及自我之间的关系。我们开始相信，在这三者的关系未被充分重视之前，疾病的认知和治疗都将无法进行。

医务工作者现已开始研究并撰写文章，探讨他们可以更有效地聆听患者的方法[4]。以患者和医患关系为中心的医疗照护需要医患之间保持相互尊重、以诚相待的关系，而这种关系需要通过认真、创造性的倾听来获得。医学院校和护理学校都有如何与患者沟通的课程。有时候，他们会传授一些机械性的沟通技巧，比如：在开始问诊的一分钟内要进行眼神交流，要重复患者每句话的最后一个词，以此来显示自己确实在认真聆听。这样，那些不太专心的学生们往往也只是看起来在听患者讲述，不管他们是否知道怎样去聆听。我们需要付出更多切实的努力指导医务工作者去倾听患者，其中包括自我意识和专注力方面的复杂训练[5]。

对人类如何讲述自己了解得越多，就越能更好地尊重患者叙事的诊断学意义，也就越能够真正地、更有效地去倾听。患者并不是自己故事的唯一讲者，他们所处的文化与他们共同讲述，因而展现出生病与生存之间的连续性。研究自传和生命书写的学者们深谙一个人向另一个人讲述自己生命故事时会发生什么，如果掌握了这种生命书写与讲述生命故事的基本技巧，医学将能够发挥举足轻重的作用。

除了在医疗情境中讲述我们自己的故事外，我们其实还有许多种自我表达的方式——自传、回忆录、给朋友的信件、电视谈话节目、互联网聊天室、私人谈话以及日记等。"我是谁？我如何成为现在的我？我如何坦诚对己？我可否选择成为另一个自我？"这些问题越来越频繁、越来越有压力地出现在忏悔室和心理诊所，也越来越多地出现在日常生活中。当代小说变成了回忆录，小说的作者和读者似乎心照不宣地一致认为，虚构作品和所谓的现实之间的界限已不复存在。类似奥普拉·温弗瑞秀（*Oprah Winfrey Show*）以及电视真人秀的火爆现象，已充分反映了普通人在大庭广众之下讲述自己的生命故事并"偷听"他人讲述个人故事的渴求，不管这些故事是多么令人尴尬、多么私密。

关于我们的身份问题，我们回答的方式有很多。宗教仪式极力倡导审视自身的善良与罪恶。公民们在遇到申报纳税或者是否闯红灯的问题时就会在内心产生这样的斗争，最终展现出每个人不同的守法意识、慷慨程度以及公民责任感。美国人对 2001 年 9 月 11 日恐怖袭击的整体反应是恐惧、损失和悲愤——这暴露出了美国人在灾难面前的一种潜在的文化认同感以及无法摆脱的新的脆弱性。身份认同有各种表现——党派政治、种族 / 文化自觉、性取向、集体诉讼、帮派成员、母语等，这些个人标识在全球化、商品的趋同化（比如随处可见的麦当劳、家得宝、沃尔玛）进程中变得格外有凝聚力。

每个人都会对自我产生疑问。我的邻居在犹豫和权衡到底是为了省钱而在自己的园林绿化企业中雇佣没有登记在册的非公民还是做守法公民这个过程中就对自己产生了疑问；我的理发师在失丢了一位原本中意她的服务但后来去了更便宜的理发店的老顾客之后也会产生这样的疑问；我所住公寓大楼的门卫在下班后帮助了一位老人回家之后同样产生了类似的疑问。这些人所思考的大都是身份认同、自我价值以及真实行为等问题。同时，他们也会问到有关伦理和自我的问题："我应该怎么做？""我们互相欠对方什么？"将这两个问题合二为一，就引出了"我现在是谁？"这个问题。

　　学者们也在问这些问题，虽然是在不同的领域。哲学家、心理学家、社会学家、文学学者甚至连生物学家都十分关注这些莫衷一是、不断深入的有关主体性和身份认同感的来源及表现问题[6]。当然，对自我的信念一直是哲学家、现象学家、心理学家、文学学者、语言学家和符号学家的当务之急[7]。几个世纪以来，从柏拉图、荷马，到弗洛伊德和马克思，他们都试图回答有关"存在的本质"问题——不管存在本身是恒定的，还是出生时已预先形成的；是上帝所赐予的，还是先于语言而形成的；是统一的还是相异的，可证实的还是超验的，抑或是因行为不断发展而成的。哲学、宗教、科学以及人文这些学科的传统有助于这些日益复杂、不断变化发展的、关于接受自我和创造自我的观念登峰造极。

　　哲学家查尔斯·泰勒恰如其分地勾勒出了一个关于思考塑造自我之要素问题的庞大框架：

　　洞悉这一问题的最佳途径或许就是将关注重心放在今天大家通常所说的自我身份问题这一点上。我们之所以用这样的措辞来谈论它，是因为人们在产生了这样的疑问后往往会不自觉地问：我是谁？可惜对于这个问题仅仅回答出姓名和家谱是不够的。对我们而言，为了更好地回答这个问题，还应该弄明白什么对我们才是至关重要的。想了解"我是谁"，就要了解"我"所处的位置是什么。自我身份即是对价值和意义的承诺和确认，这两者能够对"我"的价值判断提供框架与视野，帮"我"就事论事地明辨是非、判断价值，进而决定自己该做什么、拥护什么和反对什么。换言之，这是让"我"能够拥有自己独到见解的思想地平线[8]。

不管是天文学家、海洋学家，还是艺术家、音乐家、医生、小说家、遗传学家，我们都在搜寻着各自的地平线，不断探寻认识自我和他人的方式，向往着把自身嵌入时空（乃至永恒）之中，使我们内心执着的信念可以显现，坚信我们的生命有意义，我们自身也举足轻重。

提出关于自我身份问题的学者们会运用本学科的专业语言及思维模式来回答相关问题，这种做法其实就是在其擅长的领域中重新审视、理解自我。哲学家从自主性和道德角度出发对自我提出疑问，心理学家主要着眼于人际行为，社会学家关注个体的社会角色，文学学者则通过文本或阅读文本的过程来探寻自我身份，而生物学家则着重研究身体和大脑这两种支持并显示自我的载体[9]。

如果从不划分学科细节的元位置高度来看，所有这些学者所做的其实都是在探索他们是谁，他们为什么会成为今天的他们，以及他们会有多少个自我。这种探索同时显示，他们关于自我身份的话语行为正是他们的自我身份！没有人生来就是哲学家、心理学家、社会学家、文学学者或者神经生物学家，他们看待宇宙万物及处于其中的自我的方式就是他们的自我身份，而他们选择的看待宇宙及自我的方式很可能与其生命经历和遗传有关，也就是说与自传文学有关。社会学家把社会角色作为自我身份的来源，这一概念化的过程不仅对其领域是正确的，对社会学家本人的自我也是正确的。

生命书写理论

　　因而，我们看到，在流行文化与学术界两个领域中，不同个体都在竭尽所能地探求自我并宣布他们的发现。从自传、回忆录发表量的爆炸式增长趋势来看，书写个人的生命故事是当今很多人急切想做的事[10]。心理学家杰罗姆·布鲁纳（Jerome Bruner）写道："正是通过叙事，我们才得以创造和重塑自我……如果我们缺少讲自己故事的能力，那么自我将不复存在。"[11] 讲述自己的故事并不仅仅记录了我们是谁，它能够帮助我们成就自我。

　　文学学者和心理学家对自传的书写进行了广泛的研究。他们认为自传是把握自我讲述过程的有效途径[12]。不管个人的自我叙事是否发表，同样的渴求驱使着同样的讲述，并产生同样的效果。无论是在心理分析中、私人日记中、寄给朋友的邮件中，还是在正规的自传中，我们讲述自我时，都在寻找那些只有落实到文字上才能清晰表述的关于自我的感觉。这种敢于吐露自我的姿态是对自我认同的一种恳求，它会对自我产生一种真实的、有时甚至不留情面的、但又是富于创造性的认知。

　　书写自传对于作者来讲常常是人生的一个重大事件。每当一个人描写他/她自己的故事时，就会创造这样一个空间，将作为作者的他/她和现实生活中的他/她区分开来，尽管这二者其实毫无差别。这种"自传性分隔"是作者——叙事者和故事主人公——行为者之间的空间，制造了强有力的反思距离。没有这种距离，人就不能审视自身的行为、思想或生命。处于这种反思空间，一个人才能够站在更高的角度观察、思考自我，进而得到揭示二者共存的新知识。

　　书写个人的生命故事能够打破时间限制，使过去与现在不只在作者的脑海中同时存在，还可以变成文本。过去和现在相互转换，引出未来，这个未来如果没有自传书写的行为将不可能存在[13]。文学学者罗伊·帕斯卡尔（Roy Pascal）于1960年写道，书写自传意味着活在当下。"自传就是过去与现在相互影响、共同存在；其意义更多地存在于启示现在，而不是揭示过去。"[14]最近自传研究学者们不断地深入，表明这种姿态总是指向未来。"回忆、反思和重建这三者都是自传不可或缺的要素。然而，它们所关注的都是尚未发生的未来生活，而不是已经拥有的过去经历，这点与之前的概念不一样。"[15]

如果撇开基本的关于自我的信念，自传很难完成。这种信念继而又受语言、思想、意识、时间、记忆和相互关系的影响。一个人若要书写或讲述自传，他必须对自己提出一些隐私性的问题，比如记忆是否准确，自我尊重和自我谴责的真实性，个人品味的基础，以及一生中的连续性与非连续性。假如存在一个可恢复的自我，那么它存在于什么地方？——记忆？外部现实？别人身上？还是语言中？是否存在一个真实的、客观上可以挽回的过去？抑或过去就是回忆和渴望的建构？记忆是如何与经验联系在一起的？这两者又是如何与想象彼此联系的？最终，书写自我与成为自我之间有什么联系？或者说，自我身份除了体现于自我笔下的文本中，是否还有其他的表现形式？

审视历史上的自传与自传理论能够帮助我们了解自我是如何被一步步建构并理解的。公元4世纪时圣奥古斯丁（St. Augustine，公元354—430，古罗马基督教思想家，欧洲中世纪基督教神学的重要代表人物——译者注）所著的《忏悔录》（Confessions）通常被认为是历史上第一部正式出版的自传，它也是关于时间性和个人反思等当代思潮的试金石，不仅在自传书写，而且在生命经历方面都是如此。奥古斯丁意识到，过去与未来只能存在于现在。过去是记忆，未来是预期。这一认识为当今反思性的生命书写奠定了基础[16]。自奥古斯丁之后出现了许多生命书写作家，其中最具影响力的有：让 - 雅克·卢梭（Jean-Jacques Rousseau）、安妮·布雷兹特里特（Anne Bradstreet）、威廉·华兹华斯、本杰明·富兰克林（Benjamin Franklin）、亨利·詹姆斯、马塞尔·普鲁斯特（Marcel Proust）、格特鲁德·斯坦因（Gertrude Stein）、弗吉尼亚·伍尔夫、马尔科姆·艾克斯（Malcolm X），以及罗兰·巴特。他们采用诗歌、小说、史书、传记、宣言以及作家的笔记本记录等文类形式，以展现他们自己的生活或宣示他们眼中的自己。随着时间的流逝，我们阅读生命书写的方式会帮助我们在叩问何以塑造自我，进而何以真正地构建生命时，在我们不断发展提升的、往往又是充满矛盾的认知过程中，见证生命感悟的轨迹[17]。

在 20 世纪 50 年代中期以前，学者们最多把自传看作是一种可有可无的为史学家、文学批评家、传记作者提供信息的工具。当让 - 雅克·卢梭、本杰明·富兰克林或者亨利·亚当斯书写他们各自的生命故事时，事实上他们缔造了明显的大师级叙事，使关于他们生命故事的这个版本成为权威的、不容置疑的版本。这些生命书写作家代表着一种完整而自主的自我，他们对世人施加影响，其生命的完整性在其一生中都自始至终保持不变。读者们意识到，这些被描述的自我就是为了展示那些高于生命的、信心百倍的自我的完整性和持续性。如果自我的存在确实实值得书写，那么这样的做法便不再是一种壮举。早期研究自传的学者受到人类学家乔治·古斯多夫（Georges Gusdorf）的启发，视阅读自传为对一个内在自我的直观而权威性的剖析[18]。

从 20 世纪 60 年代开始，一般的智识生活被所谓的法国批判理论所撼动。该理论断言，就像其他事物一样，主体或曰自我并不包含于人自身，而是被社会构建的，是由语言或文化虚构的，在其产生的语言之外，自我的霸权地位被剥离。一旦罗兰·巴特、米歇尔·福柯（Michel Foucault）以及让·保罗·萨特（Jean Paul Sartre）将"作者"重新定义为人物性、功能性、腹语性、维护性甚至是死掉的，作者关于自我的叙述就遭到了讽刺性的批评[19]。在心理分析的概念中，"无意识"一直是关于"自主的自我"这一信念的重要组成部分，因为它提供了一个独立的，但又是多层次的个体的自我模式。当法国精神分析学家雅克·拉康（Jacques Lacan，1901—1981，法国心理学家、哲学家、医生和精神分析学家，结构主义的主要代表——译者注）重新诠释弗洛伊德的观点并提出文本的无意识性以及自我产生于与他者相联系的过程中时，那种可叙述但不可分割的个体自我的理念便被进一步削弱了。

到了 20 世纪 60 年代后期，包括雅克·德里达（Jacques Derrida，1930—2004，西方解构主义的代表人物，著名法国哲学家——译者注）和保罗·德曼（Paul de Man，1919—1983，比利时解构主义文学批评家及文学理论家——译者注）以及福柯和巴特在内的法国批判性思维开始挑战之前被广泛接受的信念——独立的自我在一定程度内可以主导自己的人生，然后向别人讲述自己的生命故事[20]。这些人的观点是，我们并没有一个完整而永恒的自我，我们继承的自我被认为是碎片式的、模糊的、不断变化的，被文化建构的。也就是说，你是谁不是由出身、生物学特点、社会地位、所处历史时期、个人经历、自由意志所能推导出的既定结论，相反，是被主观感觉及无法制约的权利关系不断创建的，是靠想象并通过语言临时感知世界而产生瞬息即逝的变化中孕育而生的。根据这种想法，我们丢掉了传统理念中自我意识所带来的束缚，承受了的的确确无法预知自我身份的这种偶然性，但同时却又在享受着每天重塑自我的自由。

同时，学者们在不断寻找创新性的方法来审视生命书写，这也许是因为他们试图找回实实在在的原来的"自我"。文学批评家菲利普·勒热纳（Philippe Lejeune）试图将自传看作是一种特殊的文类形式，有自身的传统和未来。他把自传称为一种"回顾性的散文叙事写作，其作者身为一个真实的人，十分关注自身的存在，重视自己的个体生命，尤其注重自己的个性魅力。"他同时强调，这种作品的作者必须是一个"真实存在的人"。[21] 包括语言学家伊丽莎白·布鲁斯（Elizabeth Bruss）在内的其他读者认为，自传之所以是一种文类，是因为一个人在书写和阅读自传时要"做"与平时创作和阅读小说或说明文所不同的事情[22]。但另一些人则采取了截然相反的策略，指出自传并不仅仅是一种特殊的自我报告，从概念上讲，它其实能够囊括所有的艺术性写作[23]。最后这一种表态可谓一种辉煌的成就，它在批评理论的反对之下毅然坚持，无论怎样，有最终决定权的自我是存在的。他们认为不管写什么，一个人都在情不自禁地书写自我，因此，这也佐证了自我是存在的。

　　到了 20 世纪 70 年代末，文学批评家们承认，自传所提供的与其说是事实和时间的一致性，倒不如说是诗性或表达性[24]。人们在书写自传时并不是为了报告自我，而是为了窥视自我，再把它写出来，以便了解它将会成为什么样的自我[25]。保罗·德曼彻底解构了自传书写："这样说来，自传不是一种文类或体裁模式，而是一种阅读或理解几乎所有文本的工具。"[26] 其他的学者赞同德曼的观点，他们挑战了传统观念——自传是自我报告，并提出自己的观点，认为自传是一个能够观察到自我、身份和话语三者冲突的最佳场所[27]。

　　然而，即使自传并不再被认为是对一个可歌可泣的个体生命的参考记录，它仍然是文化、政治、经济、艺术和智识这些漩涡影响下个人生活环境的点滴证明，因此，女性研究、少数民族研究、非裔美国人研究的学者们抓住生命书写作为原始文本进行研究。因为相比于记录个人生活而言，这些文本更多地是记述了影响所有人生命历程的外部环境。生命书写成为了追踪性别、种族、文化和阶级的力量如何影响个人生活动向的一种手段，这使得学者和活动家们能够借此来批判这些社会力量所造成的结果[28]。此外，从事身份研究的学者们根据不同人群，如妇女、奴隶、历史上受压迫的群体书写自我生命故事的习惯来定义不同的群体。例如，女性主义学者认为，女性书写的自传反映了人际关系及其背景，而男性的自传则是对自我成就的线性报告[29]。书写自传的过程正如其包含的内容那样，叙述着作者的生命故事，展现着作者所生活的那个特定时代。

　　在阅读不同时期的生命书写时我们可以看到，在个体意味着什么，以及个体如何、为何愿意讲述自己这两方面的观念上，不断发生着戏剧性的变化。这些变化对我们所有人都有着现实的意义——"后现代的"、碎片式的自我认为自身反映了文化中所有的不连续性和模糊性，而自主的、"经典的"或"本质主义的"自我则期望自己有更多的掌控，并较少地受到外界的干扰。当然，生病之人和那些照护他们的人会表现得非常不同，这取决于他们对于界限的信念和对自我的掌控[30]。有人把疾病理解为上帝对于个人罪恶的惩罚，也有人把疾病归咎于腐朽的文化的结果，而其中的自我无可指责，这两种解释产生的疾病体验是截然不同的。通过阅读和理解生命书写，我们能够更好地接受这些变化，更好地理解我们的生活方式，更懂得患者应对健康挑战的方法。

后现代自传：叙事性、关系和身体

洞悉当代自我认知的三大特点对于了解疾病和医学事件具有重要的现实意义。用叙事性的语言识别乃至成为自我，要求我们关注他人并关注身体。

叙事性是后现代自传理论的标志，也就是说，自我身份是通过叙事来创建并展示的。正如埃金（Eakin）所写："谈到自传，叙事和身份之间的关系就变得如此紧密，两者的重心恰如其分地、不断地进入对方的概念域，因此，叙事不只是一种文学形式，它还是一种现象学和认知学的自我体验模式，而自我——自传话语中的自我——并不一定优于叙事中的自我建构。"[31] 社会科学家和心理学家也同文学学者一样把叙事看作身份的来源。作为叙事心理学领域的奠基人，西奥多·沙宾（Theodore Sarbin）写道："人们通过在比喻和字面上将自我当作讲故事的人，将第一级自我（self）——也就是主格的我（the I）概念化。"[32] 与以往的贬低含义不同，被称作讲故事的人并不意味着那个人在说谎，相反，他正在创建自我。

哲学家保罗·利科指出，大部分的人类知识以预叙事（pre-narrative）或准叙事（quasi-narrative）的形式存在。一个人若想捕捉自己所知晓的东西，如了解自己关于自我，或更广义地说，关于任何人、任何事的看法，这些知识必须先变成叙事性的语言[33]。利科关于"没有讲述的故事"的描述强有力地阐明，我们的经验在用词语构架后，有一种既可见又"可读"的"元叙事"（protonarrative）或"预示性"特质："我们能不能看到在既定的生命过程中出现的那些生命片段和'到目前为止'尚不为人知的生命故事？这些故事不仅需要被讲述出来，也为我们的叙事提供了重要根本。"利科把叙事看作是现实事件的"影子",因而能够解释存在与认知的联系,这是由于最终讲述的故事"与故事中被动地纠结在一起的诸多主题之间具有'连续性',尽管这些故事逐渐消失于朦胧的地平线。"泰勒和利科都运用地平线的意象,强调在认识自己的过程中要努力摆正自己的位置,找到自己在宇宙中、自然中和相对于其他主体的位置。他们承认,只有通过叙事行为才能做到这一点。安东尼·保罗·克尔比(Anthony Paul Kerby)在其叙事研究中总结道:"经验很自然地就变成了叙事。"这种观点帮助我们把握了存在与叙述之间那种飘忽不定的联系[34]。

心理学家和神经科学家研究了童年的记忆和关于自我感知的发展[35]。这些里程碑式的研究揭示,自我认识是高度动态、不断变化的,这种认识并没有永久地储存在大脑内,而是常常由能够改变记忆的新知识所修缮和重建。心理学家和神经科学家的研究结果支持了这种后现代主义的抽象结论:关于儿童自我感知的严谨的实证性研究发现,儿童的现实经验与记录这些经验的叙述框架之间的联系是动态的、辩证的。在一个人身上发生的事情、他/她的记忆以及如何叙述这些事情彼此之间的相互作用,最终造就了一个人的自我感知。

非常年幼的孩子常常把自己的经验叙述给自己听,就好像在试图重现、重温和反思当时发生的事情。我的孙子朱利安常常在临睡前练习他刚学会的单词,也会叙述白天发生的事情。晚上朱利安和爷爷玩了字母游戏,之后去看了森林中的一群鹿,睡觉的时候他就会自言自语:"冰、星星、O、M、N、鹿、爷爷。"自传作者在叙述自我的过程中其实也在做着和朱利安同样的事情。自我讲述是一个递进的过程,它开始于婴儿时期的咿呀学语,发展于青少年时期的记事日记,有时会进而形成书面的、正式出版的生命书写故事。所有这些行为的驱动因素是相同的,那就是要讲述并同时倾听那些反思和构建自我的故事。这些叙事行为是由对于自我和他者的集体责任感而产生的伦理行为，正如利科所说："我们之所以讲故事，是因为归根到底是出于人的生命需要，并且值得被讲述。"

　　在当代生命书写理论中，自我与他者相关联这一点变得比以前更为突出，它取代了西方以往一味奉行的"自我是由个体构建"的观念，进而认识到了自我的构建主要基于与他者之间的互动关系。布鲁纳写道："自我包含两部分，一是对于他者的承诺，二是做'真实的自我'。……自我构建和自我讲述的过程是私人行为在公众活动中的体现。"[36] 自传仍然被公认为作者或者叙事者对其生命事件的反思、重温、重新诠释并将其再现给读者的一种尝试，它按照各自呈现的特定顺序和结构将这些细节点滴聚在一起，以不同的方式赋予生命不同的意义。现在人们理解到，自传作者并不只是在言之凿凿地重述生命存在的根本，不仅仅在自己的记忆深处，也在亲朋挚友之中苦苦探求生命的真正意义[37]。

　　也许正像女性主义学者在描述女性自传同男性自传的区别所强调的那样，自传理论中最迫切需要改变的一点是必须承认自传作者是在同他人交往并产生密切联系的过程中讲述自我的故事的。人类并不能只靠我行我素、与世隔绝的意志行为来成就或者创建自我，相反，自我是通过和他人的互动来逐渐获得的。后现代主义的碎片化在这里让位于一种彼此拼接起来的统一体，尽管它只是由彼此各异但又彼此交织的碎片组成的虚拟整体。

　　许多自传作者的生涯首先从为他人立传开始。亨利·詹姆斯的《童年及其他》(*A Small Boy and Others*) 是体现其高超手法的第一部自传，是为纪念他的兄长威廉而作。西蒙娜·德·波伏娃 (Simone de Beauvoir) 所著《人不免一死》(*A Very Easy Death*) 直指作者疾病缠身而亡的母亲，并且进而寓意我们所有人都会经历的死亡。玛丽·戈登 (Mary Gordon) 在

《影子人》(*Shadow Man*)中描述了她的父亲，但也是以一个小女孩和成年女性这两种角度来讲述自我。安妮·尔默克斯(Annie Ermaux)著有《我留在黑暗中》(*I Remain in Darkness*)，其中描述了她母亲日益加重的痴呆症，通过讲述老母亲的故事来吐露她内心深处最深沉的情感。许多有关疾病的回忆录都是儿女讲述父母或者父母讲述儿女的故事，这其实不仅是描述疾病的过程，也是讲述家庭的过程。

当医务工作者通过反思性的写作回顾其工作实践时，他们了解到患者的故事和他们自我的故事是怎样交织在一起的。亚伯拉罕·福吉斯(Abraham Verghese)在艾滋病刚开始流行时就书写了他的一些田纳西州乡下的年轻同性恋艾滋病患者。他描述了南方基督教文化对这一人群的疏离和苛刻评判。韦尔吉斯的这些描述之所以十分有力，是因为他自己的他者性(otherness)——他是一位有色人种医生，印度裔，却从非洲来到美国。处在文化边缘的他能够很好地利用自身的经历和经验来帮助那些同样被边缘化的患者[38]。家庭医生彼得·塞尔温(Peter Selwyn)描述了在当时尚无法有效医治艾滋病且死亡率很高的情况下，他照护那些纽约南布朗克斯区艾滋病患者的过程。正是这些患者的过世使他回想起父亲早年因自杀而亡的变故，只有在面对患者的悲伤或患者的死亡时，他才能充分悼念他的亡父并真正地走出丧父的阴霾，也正是这个过程让他能够在以后更好地应对患者的病情[39]。儿科医生兼肿瘤心理学家雷切尔·雷曼(Rachel Remen)在描述她那些癌症晚期患者时十分动情，她在讲述自己罹患克罗恩病(Crohn's disease)的同时也在体味着患者的痛苦，并为患者的生命力感到欢欣鼓舞[40]。

这些作者在为他们的患者书写传记的同时，也明白了对于医务工作者来讲，反思和讲述自己的生命故事是何等重要。正如塞尔温所写的："认识我的过去这一过程最终不但对我自己的人生起到了好的作用，还给我的工作带来了帮助。……我了解到自己能够带给患者的最好礼物就是，首先意识到自己的痛苦和损失，再与患者团结一致，共同战胜病魔、面对死亡。"[41]

如果说自我身份是源于个体与他者的互动，这便模糊了传记和自传之间的界线，其实自我身份本身即体现了个体与他者的区别。雅克·德里达提出了著名的哲学概念"延异"（différance）。其含义由"差异"（difference）与"延迟"（deferral）这两个法语词汇合并而成。无论是一件事、一个描述对象，还是一个词汇或一段文本，都是从"非自我"角度在时空中体现出的不同"自我"。用德里达的话来说，就是"它若想成为自我，则必定与非自我之间保持某种间隔或间隙。"[42] 这一重要的概念有助于我们将自我身份意识与他者意识贯穿起来，并且表明个体是在与他者相互关联的过程中构建而成的。这种关联既可能是彼此相似的，也可能是互相排斥的。

在认识自我的过程中，身体起到了至关重要的作用。自我包含身体，自我即是身体。由于肉体存在已经成为近期诸多自传中的重要试金石，这本关于医学的书也将自传放到了突出位置。尽管围绕自传的真实性存在诸多分歧，但所有的当代自传理论都与身体有关。在 1994 年召开的一个关于自传的学术研讨会上，几乎所有提交的论文探讨的主题都与身体有关——如创伤幸存者、性虐待、自杀、性行为、跨性别身份识别和艾滋病等[43]。哲学家和文学学者都态度鲜明地驳斥了笛卡儿提出的"我思故我在"，即肉体和心灵相分离、肉体不重要的思想，转而投向更为复杂地认识身体与自我之间的关系[44]。身体不仅是自我的外在表现——自我核心的外壳，也是自我的内核。身体里黑暗而嘈杂的心脏搏动、肠胃鸣响以及肺部湿啰音等体征，均被外科医生利用临床干预、内科医生通过胸部听诊等专业手段探查到了。女性主义文学学者朱迪斯·巴特勒（Judith

Butler）既简单地谈论了性别，也谈论了身体："因而'性别'不只是简单地是一个人的生物学特征，或者对一个人身份的一种静态描述，它其实是自我赖以生存的重要行为准则之一。"[45]

身体已经成为我们最易辨认的签名，这个签名更清楚地展示了一个人的自我——面容、声音、指纹和 DNA 序列。这些身体特征展现了自我的个性、真实性和独特性。我即是我，而且我的身体证明：只有我自己才是我。身体在哲学和文学中正在逐渐恢复尊严，因为我们已经超越了以往那种抹杀、蔑视身体重要性的身心（或者物质与精神）二元对立的哲学传统[46]。同时，个人也可以超越身体对他们的定义——这些定义归根结底是种族歧视、性别歧视及对身体（或心智）不健全者产生歧视的基础。他们还能够将自身的生命体验融会到他们的自我观念和认识世界、体悟生命的社会活动之中。

关注身体的自传理论既不同于人道主义/卢梭式的关于自我的宏大叙事传统，也不同于奥古斯丁式的对道德弱点的忏悔以及对道德力量的鼓吹。有了对身体的认识，自传就不能再声称是永恒的，而必须屈从于时间性；它拒绝关于独特性的寓言，因为只有一个身体是我的。自传之所以强调主体间的关系，是因为每个人的身体都有其外在，需要同他者接触——比如哺乳、梳理发肤及传宗接代，而并不是一个"脱离肉体的"（disembodied）、能独立漂浮的、彼此毫不相干的个体。身体还必须关注其自身结构、自身有机构成的方式及其工作方式，同时还须注意到，身体有其无法知晓和无法控制的部分。路易斯·托马斯（Lewis Thomas）曾经写道："如果你来接管自己肝的工作，那么你一天之内就会累死。"这种推崇身体意识的自传理论开拓了经典生命书写理论未曾触及的伦理责任的新领域，这种责任就是我们需要尽职尽责地管理好陪伴我们终生的身体。

倾听患者讲述的故事

上述关于自传理论的简短回顾使我们在倾听患者讲述自我的故事时能够借鉴一些专业术语和概念。把生命书写看作倾向于诗歌统一性的叙事性自我创造，即作者基于本人的经历发现自我、提出自己的文化主张的自我创建过程，这就改变了读者可能接受此类文本的方式。这些理论揭示了理想状态下读者可能会感觉到自己正在同讲述者进行面对面交流的场景。生命故事的作者需要特定的读者，这些读者会主动把自己融入到作者想要表达的故事之中。由于自传是一种有风险的自我暴露，想要成为合格的读者就必须与故事情节步调一致，成为故事的见证者。就像聆听创伤受害者或大屠杀幸存者陈述的那些人一样，自传的读者应自觉遵循阅读的约定，至少需要在一开始就从故事讲述者的角度来阅读。当然，任何人都能成为自传作者的批评者，但是想要真正拿起这本书并成为它的读者，这所需要的读者忠诚度可能就和阅读小说或其他非小说作品时所需要的不尽相同了。

读者在翻开自传的同时，就相当在说："我是你的倾听者，我同意加入到你揭示自我、发现自我的故事之中。"而相反的举动，如"我阅读这本书是为了收集、利用关于你的信息来攻击你"，这样的做法从叙事的角度看是缺乏诚信的。（有些自传的写作目的是为了自我扩张或者自恋式的自我放纵，甚至是故意欺骗读者，则这些自传无法让人诚心诚意地去阅读。这些自传暂时不在讨论范围内。）帕特罗西尼奥·施威卡特（Patrocinio Schweickart）认为，一个女性主义读者作为"文本主体的见证者和亲密无间的知己"，她"阅读自传的过程就是进行对话的过程"，我想所有心怀诚意地阅读自传的读者都是这样[47]。

虽然在诊室聆听患者的倾诉和阅读奥古斯丁的《忏悔录》有很大不同（我认为前者更难），在思考倾听患者讲述故事的具体做法时，对生命书写的理论和知识的深入了解会帮我们打开新的思路。叙事性、关系和身体这三者的关系对于临床医生来说似乎尤为重要。他们可能会很好地回应患者身体的问题，或许也会关注到患者生命中的诸多关系，但可能在倾听患者的讲述、感悟自己生命的叙事性方面尚有所欠缺。

虽然有些医务工作者感觉他们所听到的只是患者的小部分自述（肩袖撕裂与整体的人之间究竟有何关联？），而不管多么轻微的疾病都会使人联想到必死的命运、生命的脆弱以及人生的终极目的。当患者对医生护士讲述自己的情况时，他们其实就是在展露自身外表下的自我。如果愿意，他们可以从职业、习惯甚至历史和文化等可任选的层面中剥离出来，显露出最核心的自我，因此，在临床情境中，这样的倾听其实就可以被当作是对自传的一种间接感受。医务工作者可能是少有的训练有素的、在日常生活中触手可及的知音，他们的誓言要求他们保守患者的秘密，他们取代了以往倾听忏悔的牧师和心理导师，成为人们宣泄恐惧和悲伤的渠道。医护人员听到的是患者在疾病不稳定时期的自我讲述，而人在这时往往会对自我及其价值产生疑问。尽管医生、护士或社会工作者主要关注的是与人体健康有关的问题，但由于他们倾听了患者的自我讲述，因此，对维护患者全身心的健康负有义不容辞的责任，为这样的讲述承担见证是他们的责任[48]。

医学对生命书写领域，尤其对关于自我的研究做出了重要的贡献。所有想要了解自我的人可能都会对医学中那种独特的、真实的讲述生命的压力感兴趣。在医学情境中，讲述故事的自我首先从与身体的关系入手，此时的自我——如果有的话，也已经被身体上的问题所掩盖了。在一般临床叙述的过程中至少会涉及一些重要的生命关系，但医学领域的听者常常对患者的故事充耳不闻，于是患者讲述的叙事性往往就被忽略了。但是，如果能自由地讲述，专业地倾听，医学情境中的自我讲述就能够反射出身、心和生命之间丰富多彩而朴实无华的统一，并且能充分揭示自我的身体，相互的关系以及通过叙事构建的身份。与艺术、学术或者大众文化中那些更具理性、审美或更加随意的自我陈述有所不同，讲述者对一位既值得信赖又谙熟倾听技巧的专业医生吐露心声，就能够释放涵盖躯体、心灵和灵魂的所有细节之处。医务工作者有幸听到患者的这些关于自我的独到见解，因而有义务利用所学到的有关后现代自我的知识，准确地解读患者滔滔不绝的话语。医生不仅要把关于疾病与治疗方面的知识传授给患者，还要帮助他们认识现在的自我并忠实于自我。

1995 年的《内科学年鉴》(*Annuals of Internal Medicine*) 刊登了一篇名为《圣餐》(*Communion*) 的短文。作者是消化科医生理查德·温伯格(Richard Weinberg)，讲的是他对一位年轻患者的照护情况。这篇短文鼓励患者必须要大胆地讲述自己的故事，并揭示了细心的临床倾听带来的潜在好处。对我而言，这篇文章彰显了创建于临床环境中的后现代自传和传记之间的同一性。"我并不是一个威严的人，但是我发现有一天我的最后一位患者蜷缩在检查室的角落里，就像是在等待处决的犯人。她大概二十五六岁，手里紧握着一摞病历并放在胸前，仿佛一面盾牌。她自己预约了我们的诊所，表单上写的是'慢性腹痛'。"

医生做了自我介绍，询问了她的胃肠道病史，但没有什么结果，然后他仔细看了看患者的病历记录，发现她已经做过所有的常规诊断检查，均未发现明显异常。患者也已经服用了通常能缓解其症状的所有药物，但未见好转。她看上去很焦虑，显得极其绝望，但同时医生也感觉到她的勇敢和反叛。

我问自己，是什么让她换了一个又一个医生，辗转曲折，却一直找不到良方？我能为她做些什么？

在谈论自己的时候她十分不自在，于是我换了话题，开始询问她的家庭情况。她的父母是来自意大利的移民，在她很小的时候母亲就去世了。虽然她并不是家里最大的孩子，却担当起了母亲的角色，照顾其他五个兄弟姐妹。她是个虔诚的天主教徒，像母亲一样，她每天早晨都要做弥撒。"但并不领圣餐，"她补充道。她的父亲是面包师，通过多年的努力拥有了自己的面包店，现在由她打理。

这位消化科专家自己厨艺不错，但他不怎么擅长烘焙。他与这位患者兴高采烈地聊起了法式和意式拿破仑蛋糕的优劣之处，但只要他把话题转回到医疗问题时，她就变得十分抗拒，只用一个字来回答他的问题。虽然消化科专家无法再为这位患者做点什么，但她从那以后每周都过来找他看病。他们基本上都在谈论如何烘烤蛋糕，毕竟只有这个话题才能够让那位患者消除抵触。

最终，她向医生吐露了因反复做噩梦而失眠的问题，而这些可怕的噩梦则确凿无疑地指向受虐的经历。

"你曾经遭受到过性侵犯？"我缓缓地问道。

"嗯。"

"什么时候？"

"我 14 岁的时候"……

"发生了什么事？"她费了很大劲，最终告诉我实情。她被大姐的男朋友强暴了……"他什么下流的事情都做了，"她啜泣着，一口气把心里的苦水全都倒了出来。

　　这位患者告诉医生，她感到自己肮脏、无能。正是出于羞耻和恐惧，她无法把这件事告诉任何人。"你是唯一知道这件事的人。"

　　我感到十分困惑。我尽我所能地安慰了她，在她慢慢停止哭泣之后，我轻轻地建议她可以去看一看心理医生或者接受强奸后遗症心理辅导。我告诉她，我只是个消化科医生，这不是我的专业领域。我向她解释，我既没有专业知识也没有经验，实在帮不了她。但她坚决拒绝转诊，表示不去找其他任何人，她信不过他们。我明白了——我挖出了她内心深处不为人知的秘密，也就意味着要为她的照护负责。

　　于是这位消化科医生阅读了关于性侵创伤治疗的书籍，并且咨询了一位心理医生同事。这位同事使他确信，他现在为这位患者所做的就是最好的治疗方案。她每周都来，而医生也只是静静地听她讲述自己如何通过暴食症——这种她认为罪有应得的自我惩罚方式——来试图洗清自己身上曾被玷污的污点。后来，她逐步恢复了，重新回到了大学继续完成学业，来诊所的次数也越来越少了。最后一次来诊所时，她带来亲手烘烤的六块精致的拿破仑蛋糕，作为礼物送给了这位医生。

　　"谢谢你对我的信任，"她说。
　　"这也是我要说的，"我回答道……
　　我有幸收到一份信任的礼物，这是我所收到的礼物中最弥足珍贵的。那天下午，我下班离开诊所时感到无比兴奋，对我的职业也充满了热爱。那天晚上，我打开了礼物，品尝了面包师的女儿精心制作的圣餐。

　　本章虽然以性侵的故事作为开头和结束，但绝非有意而为，我并不是说所有的疾病都是因此而起。这两个同样关于性虐待的故事——一个从健康的角度来看，那位年迈的妇人吐露实情为时太晚，而领圣餐的年轻女孩吐露心声则挽救了她的生命，这揭示了倾听身体或自我的叙事对于治疗的紧迫性以及通晓相关知识技能的必要性。温伯格医生凭借其好奇心、耐心，甘愿为这种既花时间又很难挣到钱的治疗付出，能够容忍自身知识和经验的不足以及恭顺地接受患者指派给他的角色，成为患者生命故事的有力见证者。他采用的方法不是被动地听取，而是主动地参与其中，这使得患者能够亲口说出那些尘封已久、快要烂掉的故事。在他关注患者讲述情感和性方面相关故事的同时，他也在刻意地从临床诊断的角度查找那些可能引起患者胃肠道不适症状的证据，由此产生的文本将患者身体和生命的传记与做诊断的医生和生命故事见证者的自传整合到了一起，向读者展示了两种叙述者的内心世界。在这里我们所看到的其实是"某人告诉某人发生了某事"这样一个故事，而这两个"某人"都为故事赋予了意义。

　　他们的临床工作践行了后现代自我观的诸多方面，对自我的伤害通常会体现于身体的某一特定部位。在这个病例中，患者所叙述的并不是孤立地受到伤害，而是在熟悉的环境中受到伤害——患者为父亲的面包店忙前忙后，被姐姐的男友强暴，还要努力担负起母亲的责任。治疗是通过主体间行为进行的，这位医生被选定为必须要倾听她吐露心声的那个人——就是他，也只有他。因为是他挖开了患者内心的秘密，他就注定成为了那个不可推托的倾听者。这也折射出一个人在开始向另一个人吐露深埋心底的故事这一过程中所产生的神秘力量。这个故事最有力地佐证了叙事本身应用于治愈疾病时所凸显的救赎力量，它不仅能抚平患者心灵上的羞愧和耻辱，而且作为附加的好处，还可以治愈进食障碍和腹痛等疾病。

并不是所有在医疗场景中的对话都会产生这样惊天动地的自我披露。实际上，在《圣餐》故事中提到的这种自我披露是伴随在一些平常而琐碎的闲聊中出现的，这也使得医务工作者越发难以理解他们所听到的谈话的重要性。虽然并不是所有的患者回想起看病经历时都会把有关高血压或骨关节炎的谈话看得很重要，但在临床上，倾听者必须要时刻注意自述中的这些闪光点，这样才能够抓住讲述个人生命故事的患者不经意间或不得已而抛出的那些细微的线索。

不管医务工作者主观上是否愿意，在陌生的患者讲述自己的故事时，他们都是倾听者。由于当代的"自我"是这样构成的——不断地发展变化，通过叙事而成，通过建立关系而生，而且深受身体的影响。此外，社会实践选择了医疗卫生作为个人意义表达之处，倾听他人生命故事的职责于是便落到了医生、护士和社会工作者的肩上。不管我们是否乐意，记录患者讲述的自我故事、尊重患者所讲故事的价值、相信患者的话语有其意义，这些都是我们的工作和责任。随着与患者不断的接触，慢慢地接纳患者自愿讲述给我们听的那些故事——关于他们的健康、他们的过去、他们的生活以及他们的希望，这成为我们面前的巨大挑战和殊荣。果敢地倾听讲述者的大胆叙述，探究其中有关信息的一致性、彼此相关或隐含的意义，并将这些真实的想法反馈给讲述者，这是我们的职责所在。

注释

1. Anne Hunsaker Hawkins 在 *Reconstructing Illness* 中，Arthur Frank 在 *The Wounded Storyteller* 中均对疾病志 (pathography) 或疾病叙事进行了精彩的总

结和分析，证明了疾病讲述具有强大的文化影响力。

2. Howard Beckman 和 Richard Frankel, "The Effect of Physician Behavior on the Collection of Data"。

3. Eudora Welty. *One Writer's Beginnings*, 14。

4. 以美国医生与患者学会 (American Academy on Physician and Patient) 为中心的医患交流方面的教育科研势头强劲，但其来源是普通内科学会。见 Mack Lipkin Jr.、Samuel Putnam、Aaron Lazare 编著的 *The Medical Interview*; Moira Stewart 和 Debra Roter 编著的 *Communicating with Medical Patients*; Robert Smith, *The Patient's Story*; John Coulehan and Marian Block, *The Medical Interview*。

5. 见 Dennis Novack 等人关于培养医生自我意识的评论文章 "Calibrating the Physician: Personal Awareness and Effective Patient Care"，以及 Julie Connelly 关于临床实践中的专注力方面的文章 "Being in the Present Moment: Developing the Capacity for Mindfulness in Medicine"。

6. Theodore Sarbin 在由 Sarbin 和 Scheibe 主编的 *Studies in Social Identity* 一书中对最近产生于心理学和社会科学的身份形成理论进行了有力的概述。Paul John Eakin 在 *How Our Lives Become Stories* 一书中总结了关于自传的文学理论，James Olney 在 *Memory and Narrative* 中阐述了具体的关于讲述记忆的理论。Sidonie Smith 和 Julia Watson 在 *Reading Autobiography* 中对自传的理论与实践作了全面、常识性的总结。Charles Taylor 的 *Sources of the Self* 阐述了哲学如何理解现代身份认同的形成。

7. Anthony Paul Kerby, *Narrative and Self*。

8. Charles Taylor, *Sources of the Self*, 27。

9. 在 *How Our Lives Become Stories* 中，Eakin 总结了当代关于主体和身份认同来源的作品及其讨论内容。也请参见 Roy Schafer 在 *Retelling a Life* 一书中的章节 "Narratives of the Self", 21-35, 该节总结了分析性思维中的自我概念。

10. Sidonie Smith and Julia Watson, *Reading Autobiography*。

11. Jerome Bruner, *Making Stories: Law, Literature, Life*, 85-86。

12. 在此特别向 James Olney 和 Paul John Eakin 两位学者致谢——他们在 20 世纪 60 及 70 年代致力于自传的理论与实践的研究，负责组织学术会议，收集主编论文集，成为这一新兴的理论领域的知识守护者和滋养者。见 James Olney 的 *Metaphors of Self: The Meaning of Autobiography*; *Autobiography: Essays Theoretical and Critical* 及 *Studies in Autobiography*。也请见 Paul John Eakin 的 *Fictions in Autobiography: Studies in the Art of Self-Invention*; *Touching the*

World: Reference in Autobiography。

13. Elizabeth Bruss 的 *Autobiographical Acts: The Changing Situation of a Literary Genre* 和 John Paul Eakin 的 *Fictions in Autobiography: Studies in the Art of Self-Invention* 均提倡要把自传行为作为自传作者生命中的核心事件，将关注从自传内容的真实性转向写作当时的表现内容。

14. Roy Pascal, *Design and Truth in Autobiography*, 11。

15. Larry Sisson, "The Art and Illusion of Spiritual Autobiography", 99。

16. Paul Ricoeur 在 *Time and Narrative* 的第一卷 "The Aporias of the Experience of Time: Book Ⅱ of Augustine's *Confessions*"中详尽地探讨了奥古斯丁的时间性。另请见 James Olney 的 *Memory and Narrative*。

17. 有关自传理论研究方面的总结，见 James Olney 的 *Autobiography: Essays Theoretical and Critical*（3-27）中的相关内容 "Autobiography and the Cultural Moment: A Thematic, Historical, and Bibliographical Introduction"；William Spengemann 的 *The Forms of Autobiography: Episodes in the History of a Literary Genre* 中的相关内容 "The Study of Autobiography: A Bibliographical Essay"；及 Suzanne Nalbantian 的 *Aesthetic Autobiography: From Life to Art in Marcel Proust, James Joyce, Virginia Woolf, and Anaïs Nin*,（26-42）中的相关内容 "Theories of Autobiography"。

18. Georges Gusdorf, "Conditions and Limits of Autobiography"。

19. Roland Barthes "The Death of the Author", in *Image-Music-Text*, 142-148; Michel Foucault, "What Is an Author?"; Jean Paul Sartre, "What is Literature?" in *What Is Literature? And Other Essays*, 21-245。

20. Jacques Derrida, *On Grammatology* and *Writing and Difference*; Paul de Man, *Allegories of Reading*。

21. Philippe Lejeune, *Le pacte autobiographique*。英文文集出现于 Philippe Lejeune 的 *On Autobiography*, 4。

22. 为了使言语行为理论对自传的一般性理论研究产生影响，Elizabeth Bruss 重新批判性地审视了自传行为本身，讲述自我的行为就是其真实性的来源。见 *Autobiographical Acts*。

23. William Spengemann, The Forms of Autobiography。

24. 见 John Sturrock, "The New Model Autobiographer", 及 Christine Downing, "Re-Visioning Autobiography: The Bequest of Freud and Jung"。

25. Avrom Fleischman, *Figures of Autobiography: The Language of Self-Writing in Victorian and Modern England*; 以及 Paul Jay, *Being in the Text: Self-*

Representation from Wordsworth to Roland Barthes。

26. 见 Paul de Man, "Autobiography as De-Facement"，该文对文本的指示性以及将自我从书写自我的任务中抽离出来的可能性等相关概念提出了开创性的挑战，其负面影响是宣称自传是一种比喻模式而非一种文类。

27. 受解构主义启发而对经典自传理论提出的挑战，参见 Jeffrey Mehlman, *A Structural Study of Autobiography: Proust, Leiris, Sartre, Lévi-Strauss*; Louis Renza, "The Veto of the Imagination: A Theory of Autobiography";以及 Michael Sprinker, "Fictions of the Self: The End of Autobiography"。

28. Patricia Meyer Spacks, "Women's Stories, Women's Selves" and "Reflecting Women"; Sidonie Smith, *Subjectivity, Identity, and the Body; Women's Autobiographical Practices in the Twentieth Century*; Stephen Butterfield, *Black Autobiography in America*; Joseph Brooches, "Black Autobiography in Africa and America"。

29. 尽管没有基于这些线索对女性的疾病志和男性的疾病志的比较研究，但人们仍不禁要问，当某个自我生病了，在讲述自我的故事时，这些性别差异如何维系。

30. 关于健康和疾病情境下后现代的自我，请见 David Morris, *Illness and Culture in the Postmodern Age*, 以及 Arthur Frank, *The Wounded Storyteller*。

31. Eakin, *How Our Lives Become Stories*, 100。

32. James C. Mancuso and Theodore Sarbin, "The Self-Narrative in the Enactment of Roles," 236。

33. 关于预叙事知识和自我认知所必需的叙事及时间要求等相关概念的介绍，请见 Paul Ricoeur, *Time and Narrative* vol. 1 和 Anthony Paul Kerby, *Narrative and the Self* 一书的第二章。

34. Anthony Paul Kerby, *Narrative and the Self*, 43。

35. 关于摇篮叙事，见 Katherine Nelson, *Narratives from the Crib*; 也请见 Jerome Bruner, *Making Stories: Law, Literature, Lives*。

36. Jerome Bruner, *Making Stories: Law, Literature, Life*, 69-70。

37. G. Thomas Couser and Joseph Fichtelberg主编的 *True Relations: Essays on Autobiography and the Postmodern*，该书是 1994 年关于自传的学术会议的论文集。该文集涵盖了摄影生命书写、多作者的自传、同性恋、土著美国人、非洲部落人群的生命书写等各类论文。

38. Abraham Verghese, *My Own Couniry*。

39. Peter Selwyn, *Surviving the Fall: The Personal Journey of an AIDS Doctor*。

40. Rachel Remen, *Kitchen Table Wisdom*。

41. Peter Selwyn, *Surviving the Fall*, 125-126。

42. Jacques Derrida, "La différence," 51-52,转引自 Barbara Johnson 的 *The Critical Difference*, XI，译文来自 Johnson。

43. G. Thomas Couser 和 Joseph Fichtelberg 主编的 *True Relations*。

44. 近来学界对笛卡儿二元论的质疑，可参见 Eduardo Cadava、Peter Connor 和 Jean-Luc Nancy 主编的 *Who Comes after the Subject?*; Anthony Paul Kerby 的 *Narrative and the Self*; Judith Butler 的 *Bodies That Matter*; 以及 Elizabeth Grosz 的 *Volatile Bodies: Toward a Corporeal Feminism*。

45. Judith Butler, *Bodies That Matter*, 2。

46. Shirley Neuman, " 'An appearance walking in a forest the sexes burn,' " 293。

47. Patrocinio Schweickart, "Reading Ourselves: Toward a Feminist Theory of Reading," 17-44。Marie Lovrod 在一篇关于性侵受害者书写的受伤害叙事的文章中采用了 Schweickart 提出的女性主义读者的概念，见 Marie Lovrod, " 'Art/i/fact' Rereading Culture and Subjectivity through Sexual Abuse Survivor Narratives," 23-32。

48. 本书第九章详细阐述了为痛苦承担见证的相关内容。

5 回

患者、身体和自我

一位 51 岁的男性患者因腹泻和腹痛来找我看病。他是一位成功的非小说类作家，除了几年前经受过运动损伤（而且已经痊愈）之外，他的身体一直很健康。大约 20 年前，他患了严重的抑郁症，之后接受了密集的、长期的心理治疗，依临床标准判断，现已不属于抑郁。当他发现自己腹部左上区持续疼痛、排便习惯发生很大改变后，他迅速得出了不容置疑的结论——他得了胰腺癌。他的体重骤减了八磅，这进一步证实了他对于自己罹患癌症的怀疑。

但他对自己诊断结果的确信并不是他主诉的中心内容。

当我知晓了他的症状以及他对这些症状的判断后，最令我印象深刻的是，他已经准备好去面对死亡，甚至渴望死亡。这个发现令他震惊和悲伤。他的叔叔因胰腺癌去世（这一自传性的事实促成了他的自我诊断），因而他也深谙这一病症相关的临床上的虚无主义。他不仅认定自己罹患了胰腺癌，而且选择尽快因此而死去。身患不治之症，感觉就好像得到一种释放，可使他挣脱生活的重压。他仅有的遗憾是妻子年纪轻轻就要守寡，年过七旬的母亲则要承受丧子之痛。对自己即将英年早逝，他只为她们感到难过，但并不为自己难过。

胃肠道检查结果仅仅显示了造成他腹痛、腹泻的一些轻微、良性并且可治愈的致病因素。然而，他却因这场疾病而改变，现在只想抓住接受死亡所带来的相对轻松感，这让他欣然渴求结束自己的生命。他察觉到了自己心存被动自杀的意念，因而必须要直面此前一直压抑的感觉——他已经活够了。

当他跟我讲述这些感受时，我能深切地体味到他在疾病发作过程中的心路历程。他并不是一个粗疏敷衍之人，在我看来，他热爱生活、有工作热情，全心全意地投入到自己的婚姻中。在我的鼓励下，他重新接受了分析治疗。在我撰写本书时，他的身体恢复得很好，而且不再心存自杀念头了。

我们的身体，我们的自我

这则简短的临床故事凸显了我们的身体和自我之间的亲密关系。从神经科学到现象学，诸多科学和人文研究都致力于探讨这些关系，即大脑和思维、感觉和理解、言语和语言、意识和想象之间的联系。17 世纪的笛卡尔（Descartes）和斯宾诺莎（Spinoza）的分歧在于心灵与肉体是统一的还是分离的？今天的文化研究、人类学和文学研究仍在讨论这个问题，因为人们试图想象或理解自身神秘的存在——它既是物质的，也是隐喻的。宗教的教义直面肉体存在的灵性后果，而各种心理学和精神病学学派之间则就身体之于情感的透明度以及情感的人体神经机制的来源争论不休。关于死亡以及死后的信仰推动了信念、文化、哲学乃至法律的发展，而这些信仰的中心则是人们关于是否可以超越物质性和肉体极限的态度。关于大脑对疼痛、情感及意识产生影响的新知识呈爆炸性出现，问题越来越多，相互矛盾的答案也越来越多[1]。

正是在这些关于身体和自我的话语笼罩下，医学在健康与疾病的环境中深入探究身体和自我的关系。医务工作者拥有触摸他人的身体、干预它、伤害它，或许会治愈它的权力和特权，正因如此，他们也有义不容辞的责任，承认患者的身体是其自我所在，并且是不可侵犯的。医生和护士或许会打破身体的统一性，但要竭尽全力保持患者的"完整性"。即便有时候我们似乎忘记，但仍要记得——身体代表着自我，贬低、蔑视患者的身体就意味着贬低、蔑视患者的自我。生命伦理学和卫生法涉及的许多问题就是与身体的所有者、监护者、管理者和保护者相关的问题。

患者和医务工作者的个人书写能够促成这类话语的持续。我希望展现来自不同环境、不同渠道的患者和医生的自传式书写，如已经发表的疾病志、医学生书写的平行病例、医务工作者的反思性写作以及医疗问诊记录等，这样可以透过患者及其照护者的具体视角来诠释这些问题。我确信，通过认真剖析疾病叙事这一生命书写的次文类，其中的某些问题可以得到解答，因为正是这样的书写讲述了身体的语言，这些书写也让我们观察到身体建构自我的过程。

身体既不是灵魂的监狱，也不是灵魂的圣殿，而是自我的重要避难所。除了一些黑暗的科幻小说中关于全身移植的虚幻场景外，身体是无法被别人剥夺的。在人类克隆技术成熟之前，不管整容技术多么完美，都无法剽窃他人的身体[2]。除了怀孕，身体的所有者一般都是单一的个体。"拥有"一个身体的个人可以拥有它、享受它的乐趣并因为它的损坏而感受到痛苦，或者在身体彻底垮掉的时候，如己所愿处置它，期盼能有奇迹发生。身体是一个人的护照、证明以及个人身份的标志[3]。一个人可以张开手，用力拍着自己胸脯说："这，就是我。"

寻找身份的朝圣之旅有一个共同的目的地，那就是血肉之躯的圣所。青少年和朋克在身体上刺青、装饰或刻画；迈克尔·杰克逊或奥普拉·温弗瑞（Oprah Winfrey，美国著名脱口秀主持人——译者注）通过整容手术、改变肤色或改变体重来重塑自我，达到了登峰造极的境地。他们的做法不仅被超级模特和厌食症患者效仿，还被普通的口红使用者和节食者所模仿。而那些所谓的强化治疗方法——如用生长激素来增加身高，用雌激素来增大乳房，用雄激素来增强肌肉，甚至选择用五羟色胺再摄取抑制剂来稳定心情等——都是试图通过改造身体和大脑来实现自我的"修复"[4]。变性手术或许为我们提供了肉体作为身份之根源以及用生物学手段拯救一个失败者的最非同寻常的佐证。通过这些不同寻常的方法以及大众为了保持健康所做出的努力，如健康饮食、加强锻炼、戒烟、禁毒等，社会成员越来越高调而明确地宣称他们的身份是如此清晰、直接、义无反顾地与他们的身体密切相连。

　　疾病加剧了这种认识自我的常规过程。只有当一个人生病时，他才会去思索生命的价值，才会去抉择哪些人际关系是重要的，才会意识到生命的终结将带来怎样的恐惧或安慰。当人们生病或者残疾之时，他们会以全新的视角来质疑自身的存在。他们会以自己的方式提出那些关于自我的普遍问题。他们不会问"我怎样才能坦然面对自己？"相反，他们会问："我做了什么坏事才得了这个病？我会变成什么样？既然我看不见了，或者失去双腿、听不到、不能讲话了，那我还是原来的'我'么？"宗教学者约翰·赫尔（John Hull）中年时因视网膜问题而双目失明，他感到自己丧失了那种简单而自然的与自我之间的联系，他再也无法"俯视并看到那种令人心安的、存在于自己躯体内的自我意识的连续性，再也不能目睹远处的一只脚在移动，仿佛在向我挥手，对我说'是的，我听到你了，我在这里。'"[5]他丧失了身体的完整性，因此才意识到，肉体完整性才是一个人自我之所在。

　　正如前面那位自认为患有胰腺癌患者的故事所显示的，身体与自我共同书写了存在于身体躯壳中那个生命的故事。疾病需要同时讲述两个关于自我的故事，一个是由自我中的那个"人"讲述，另一个是由自我存在的身体所讲述。身体传达故事的方式十分神秘，有时候它会发出非常清晰的信号，例如"我在跑完 13 英里后左膝感到疼痛"，或者"来月经之前会有腹部痉挛"。但有时它发出的信号又令人难以捉摸，例如弗洛伊德描述的那些歇斯底里症患者身体出现的麻痹。尽管身体是物质的，其信息的传达却是通过各种表现来进行的，而这些表现是通过感觉以及赋予感觉的各种意义来表达的。有的时候，身体就好像在说一门外语，需要懂双语的他人进行翻译、解释或者以某种方式来明辨其含义。

自我依赖于身体来确保其存在和居所。没有了身体，自我也就无法表述；没有了身体，自我就无法同他人建立联系；没有了身体，自我只是一种抽象概念。约翰·赫尔提到，没有了视觉，"我常常感觉自己只是个灵魂，一个鬼魂，一段记忆……这是一种十分沉重的迷失感。"[6] 然而，身体在这个转变过程中可以变为无形。一般而言，我们只有在身体出现问题时才会意识到它的存在。人类学家罗伯特·莫菲（Robert Murphy）短暂地感受过肌肉痉挛和双脚麻痹的神经系统症状，后来才发现在他颈部到胸部中间的脊椎周围长了一个肿瘤，进而压迫了脊髓，最后导致了四肢瘫痪。莫菲用尽全力，并以人类学家的视角写出了一个"参与者 - 观察者"的自我报告，并将其命名为《无声的身体》（The Body Silent）。他明白身体具有双重性："身体健康的人认为他们的命运和身体是理所当然的，他们能够观察、聆听、尽享男女之欢和自主呼吸，这是因为他们拥有健康的器官来完成这些事。这些器官以及身体本身是我们构建自我意识的基础之一，我们因此可以感知我们是谁，我们是干什么的。它们也是我们同现实进行互动并创造现实的工具。"[7]

享受"健康的沉默"的那些健康人并没有什么理由去揣摩他们的身体

或者身体与外界的关系[8]。不过如果他们愿意的话，他们会发现身体能够通过视觉、听觉、嗅觉、味觉和触觉帮助他们积累经验。约翰·赫尔哀叹失明使他难以保存记忆，这是因为没有了视觉形象，他便无法记住相处过的人或者去过的地方。虽然有些极端，但是我们必须要倾听约翰·赫尔这个记忆依赖于身体机制得以集存的说法，因为它来自于身体 / 自我关系的"边疆"，而这个边疆只有通过约翰·赫尔的失明才能到达。

罗伯特·莫菲和约翰·赫尔的观察促使我们思考身体究竟为我们做了什么。身体是我们获得感觉和信息的媒介。通过身体，我们才觉觉到饥饿、口渴、寒冷、酷热、疼痛、激情和愉悦；通过身体，我们才能到达想要去的地方，感知自己所处的空间位置；我们无法将梦想、幻想、思想和情感这些心理成分与身体分割开来，我们也无法小觑身体对于宗教狂热、创造力、智力传输或者极度审美喜悦所产生的影响。

一个人的身份并不是由其身体的状态决定的。如若不然，我们就会赞同对性别、种族、年龄和残疾的歧视了。然而，一个人体验世界、积累和消化这些经验的方式直接取决于他 / 她的身体及其感知力。身体对于自我来说并非微不足道或毫无意义，但同时也不该让身体成为规定自我或过分限制自我的羁绊。那我们应该如何超越本质主义对自我的身体性定义，同时又承认身体在塑造经验中的作用呢？

身体从内部定义自我，但并不面向外部来定义自我。每个人都有两个身体：一个是自我感知的身体，另一个是用于感知世界的身体；一个身体吸收这个世界，另一个身体则释放自我。身体处于世界与自我之间，它同时承受着世界，并向世界散发着自我。换句话说，身体既是自我用来接收外界知觉信息的接收器，也是一个向外界展示自我的发射器。身体是世界和自我联系的纽带。

下面这个人的身体只能吸收外部世界，却无法释放自我，他的记述阐释了这两个身体的区别。让·多米尼克·鲍比（Jean-Dominique Bauby）曾是法国时尚杂志《她》（*Elle*）的编辑。一次严重的脑卒中导致他的脑干受损，使他陷入"闭锁"症状——这种说法清晰但残忍：他能够感知周围环境，但是不能动或者说话。他只能控制自己的左眼睑，于是他按照一定的方式眨眼，让一个能够将眨眼翻译成字母、进而组成单词的誊写员来做记录。他以这种方法"口述"了一本书，名为《潜水钟与蝴蝶》（*The Diving Bell and the Butterfly*）。这个从另一个极端的身体"边疆"迸发出的卓越的报告详细刻画了鲍比内心只能吸收不能表达的痛苦，他隔绝于他所爱的人，除了存在于他们面前之外他无法做任何事情。

父亲节那天，他的儿子和女儿来到他所在的疗养院看望他。他的儿子泰奥菲勒那时候大概八岁，邀请他一起做游戏：

> "想玩猜字绞刑游戏么？"泰奥菲勒问到。我真想告诉他只是"玩"四肢瘫痪已经让我焦头烂额了……我猜了一个字母，然后是另一个，到第三个卡住了。我没有心情玩游戏，心中悲痛万分。他的脸离我不到两英尺，我的儿子泰奥菲勒，他坐在那里耐心地等着——而我，他的父亲，却丧失了那简单地揉揉他刚硬的头发，搂搂他毛茸茸的脖子，拥抱他那小小的、柔软的、温暖的身体的能力。没有语言能表达这种感觉。我的状况是可恶的、不公的、令人反感的、可怕的。突然间我无法再忍受了，眼泪流了出来，喉咙中发出了沙哑的嘎嘎声，吓到了泰奥菲勒。别害怕，小人儿，我爱你。他仍然全神贯注在游戏上，在做最后的进攻，又填了两个字母，他赢了，我输了。在那张纸的一角，他画上了绞刑架、绳套、还有囚犯[9]。

鲍比使用巧妙的对比法，描绘了他现在无法去做但却极度渴望的事情。他被剥夺了体会同小儿子在一起的感官细节的权利。更悲惨的是，他除了发出沙哑的声响外，根本无法表达自己的爱，而这种声响的意义他人是无法理解的。

问题也并非如此简单。鲍比不仅是四肢瘫痪，他也无法体会自我、身体、世界三者之间那种自动的、无意识的联系。没有了身体作为中介，鲍比既无法感受世界，也无法参与到世界中来。而在这种情况下写出这本书无疑是一个无与伦比的成就，把他从身体的"废墟"中拯救出来。

西蒙娜·德·波伏瓦写道："身体不是一个物体，而是一种情景……它是我们了解世界的工具，对我们所作所为的限制。"[10]鲍比、赫尔和莫菲给出的证据挑战了波伏瓦的说法：身体确实是一个物体，是一个占据空间的物体，一个复杂的有机体。这个物体是我的身体，在一定程度上受我的意识、行为和反射的控制（其中很多反射反应我并不了解或者并不愿意做出）。这个物体同时还受遗传、环境、随机事件、时间流逝所控制。我不仅用这个物体在空间中移动、接受其中其他物体发出的信息，我还使用这个物体向其他这样的物体表达自己的想法、感受和欲求。通过语言、手势、表情、外貌、行动、艺术创造、书写文字等方法，我把身体内的信息传达到身体外的环境中。

身体的讲述

身体既是自我也不是自我，难怪医生诊室里患者的讲述那么复杂。大体上来说，这种讲述服从自传性讲述或写作的规则：讲故事的人分裂为叙述者和主人公，因而产生了自传性分隔（autobiographical gap）。叙述者讲述主人公过去的所作所为，即便这种所谓的过去其实刚刚过去[11]。

然而当一个人讲述自己的身体时，这种自传性努力就翻倍了："第一次感觉到胸痛是我从达戈斯蒂诺超市买东西回家以后，在厨房坐下来时疼痛消失了，可抱起孩子的时候疼痛又发作了，所以我担心有可能是心脏出了问题。"这里的自传性分隔和另外一种分隔同时出现，我们可以称之为肉体的分隔。自我的讲述者也在讲述自我的身体，这种讲述行为将讲述者与身体的感受者短暂地分开，于是讲述者成为了身体的代言人，或者说成为了一种能让身体将信息传达到倾听者的媒介。

用肉体的分隔来讲述身体同时表现了承认和否认。诗人露西·格里利（Lucy Grealy）在其《一张脸的自传》（*Autobiography of a Face*）中描述了她从 9 岁开始在右下腭发现了尤因肉瘤的经历。治疗这个肉瘤需要多年的化疗、放疗，以及 15 次以上的手术。她说，从小学到成年，她的生活就是围绕着她的脸而转的。在一次耗时很长的皮肤移植手术之后，她写道："我醒过来的时候很痛。不过这疼痛是在臀部，也就是植皮的来源位置，这个位置离我的脸很远，离我的'自我'也很远，所以也容易忍受一些。"[12] 这里，身体的一部分是自我，而其他的部分则不是。格里利还描述了在准备进入手术室之前自我分离的体验："我觉得自己好像是在看着另外一个人害羞地在粗糙的床单下扭动，试图把短手术服拉下来挡住大腿。"而且，"我记得当时有一种不真实的感觉，好像自己是那个屋子里的旁观者"。这种肉体的分隔增加了自我和自我的身体之间的距离，特别是在一个人经历羞耻、疼痛时。

这种碎片化或者离解式的体验虽然不只与疾病有关，但是会在疾病叙事中反复出现，虽然可怕，但却是一种自我保护的方式。克里斯蒂娜·米德尔布鲁克（Christina Middlebrook）率直地描述了她在四期乳腺癌的痛苦生活中相似的分离体验。以下是她在接受骨髓移植时的情形：

当我身上每个快速生长的细胞都在凋零之时，我并没有在自己身体内经受这种痛苦。我的身体已经破败不堪：黏膜全部脱落，口腔和胃肠道全是溃疡，眼睑炎让我的眼睛好像是用胶粘在了一起，每天早晨我必须用手指撑开双眼……为了拯救自我，我——我中的那个我，躲到了房间上方远远的一个角落。在那里，我的灵魂转而思考苍穹，凝视天空、星辰和月亮。我发现了一个巨大的心灵披风，把自己岌岌可危的自我藏在其中。我的那个自我无法忍受那个房间里的煎熬[13]。

这些勇敢的作者为我们提供了疾病的真实写照，记录了身体暂时抛弃了其寄居者并成了它的敌人，从而使人无法完成简单的事情，比如不用手指帮忙来睁眼——这是健康人根本不会在意的事情。

疾病使身体与居于其中的人分隔开了，它也能使两者产生冲突和争斗。例如，身体可以把秘密隐藏起来，不让居于其中的人和照护身体的人知晓，不仅在羞于启齿的方面如此（如排便习惯或者性生活等），在日常生活方面也是如此。保守秘密的最终结果就是讲述秘密——在前面我提到的那个临床案例中，那个作家的身体暴露了他被动的自杀心理。

现代小说中的两个场景向我们展示了身体的私密性及其被打破时的场景。在约瑟夫·海勒（Joseph Heller）的《第二十二条军规》（*Catch 22*）中，作为叙述者的投弹手尤萨林躺在野战医院的病床上，感到十分寒冷。他想起战友斯诺登在轰炸机中被弹片击中的情景。当时斯诺登也感到十分寒冷："尤萨林看到那可怕的场景时胃里面翻江倒海……尤萨林看到的伤口是在斯诺登大腿外侧，大概和橄榄球差不多大，已经区别不出浸血的衣物和他那破烂的身体了。"尤萨林忍住了恶心，缓和了一下自己的紧张，很专业地为斯诺登包扎了腿上的大伤口，为自己医护兵般的成就感到骄傲。

　　可是斯诺登还是说自己很冷，突然尤萨林看到了那致命的伤口："（尤萨林）看到颜色奇怪的液体从斯诺登飞行服的袖口流出。他感到心脏好像骤停了一样，然后又急速跳动，难以呼吸。斯诺登的伤口在飞行服里面……尤萨林扯开了他的飞行服，顿时就听到了自己的尖叫，斯诺登的内脏湿乎乎地流了一地……天啊，这么多！他盯着那一地内脏心里默念——肝、肺、肾、肋骨、胃和斯诺登午饭吃的炖西红柿碎块。"

　　本来也许可以治好的伤现在完全没希望了。"尤萨林也异常寒冷……他沮丧地盯着斯诺登流出来的这一地可怕的秘密。他的腑脏所带的信息很容易就可读懂。人只是物质，这就是斯诺登的秘密。把他丢出窗户他会落下，点火他就会燃烧，把他埋起来他就会像任何垃圾一样腐烂。灵魂不在了，人就变成了垃圾。这就是斯诺登的秘密。成熟，死亡即为所有。"[14]

　　受伤的身体想要讨价还价，希望能够保留自己那致命的秘密。借用李尔王那总结性的认识"成熟，死亡即为所有"，尤萨林，包括他背后的作者海勒都认识到，我们叫作"家"的东西受限于时间，用身体表现，是物质的，并终有一死。海勒用残忍的反讽（在一堆器官中的炖西红柿）调侃了死亡的悲惨宿命。

　　反面的案例则在诗人、医生威廉·卡洛斯·威廉姆斯的短篇小说《老医生里弗斯》(*Old Doc Rivers*) 中有所体现。在故事中，受伤的身体把自己交予别人的手中。里弗斯医生到新泽西州东黑泽尔顿的民宅出诊，因为年迈的马具匠弗兰克尔先生腹部很痛。麻醉师-叙述者描述到，厨房的餐桌被临时改成了手术台。

　　我一进门，里弗斯就向客厅里喊："让那个老伙计快点出来，我们已经准备好了。"他一直在房子前部的床上躺着。我永远也无法忘记自己见到他时震惊到已丧失礼节意识，那个我认识的弗兰克尔穿着一件刚到膝盖的老式睡衣，沿着狭窄、昏暗的走廊光着脚走了过来，两手托着疼痛的腹部，而他那吓坏了的妻子则在旁边关切地陪伴着他。

　　这老伙计病入膏肓，不能承受手术了……里弗斯切了下去。他看了看，耸了耸肩。阑尾穿孔导致晚期弥漫性腹膜炎。他做了导管引流，算是正确的做法。但是患者第二天就去世了[15]。

　　看出来这些例子是如何将身体推到舞台中央的吗？是的，尤萨林，人只是物质；成熟，死亡即为所有。正是身体的物质性激发了我们的兴趣，不管是阵亡的年轻战士，还是年事已高、饱受感染困扰的弗兰克尔先生，正是身体受限于时间的成熟才使我们领受到身体的力量。在这两个虚构的情节中，带病的身体使平常的视野和事件变得陌生了。投弹手因为目睹了战友的伤口而产生了身体的不适症状——事实上，正是他在另一时空中感到冷的经历才让他想起了这件事。里弗斯医生的麻醉师则是因为看到了马具匠捂着剧痛的腹部蹒跚而行的样子而震惊到忘记了礼节。以上两个看到受损伤的身体的场景都包含了观看者复杂的行为——责备、愧疚、尝试去回应他人身体所遭受的暴力，这些都反映了他们深层次的关于自我的意识。

　　彼此保守秘密只是身体与居于其中的那个人产生相互矛盾的方式之一。有的时候，特别是在临床环境中，身体和居于其中的那个人所表达的完全不同，而聆听者要么困惑不已，要么被迫选择其一。下面的内容是一位内科医生和患者之间的问诊记录，是从一个问诊录音资料库中随机抽取的。这位医生和患者是第一次在一个教学医院的诊室见面。（我已得到匿名发表这个问诊记录以用于教学的许可[16]。）问诊一开始，这位患者——一位65岁的退休卡车司机，主诉胸痛、背痛和气短的症状。

医生：说说你气短的情况。看来，你在 1982 年就医时就有这种情况。

患者：一直这样。

医生：然后呢？

患者：现在严重了。

医生：什么时候呢？

患者：嗯……大概是我，是我辞职不干之前的一小段时间吧。

医生：嗯……

患者：开始的时候，我开始工作……我的工作一直是搬运重物，呃……突然就来了，我就必须停下来了。

医生：你什么时候真正停止工作的？

患者：1987 年不干的，应该没错。

医生：1987 年。也就是说，从 1982 到 1987 年间，你一直做重体力活，卡车和水果生意？

患者：一辈子就干这个了。

医生：哦？

患者：足足 50 年了。

医生：够长的。

患者：是的。

医生：是啊。呃，也就是说，1987 年的时候你感觉越来越气短了？

患者：嗯，自从我不工作了之后，再也没有那些体力锻炼喽。

医生：嗯，你不工作了是因为气短越来越厉害了，还是在不工作之后气短才厉害的？

患者：唉，我得告诉你，都是我腿的问题啊。

医生：哦？（笑）

患者：我是说，因为这条腿的原因，我跳不上卡车了。

医生：也就是说其实是因为你的腿你才不工作了。

患者：是我的腿疼害得我辞了工作。

医生：明白了。

患者：这条腿给我找了麻烦，我想我可能轻微中风过一次。我也不太确定，不过我觉得确实有过一次。

医生：那你去看医生了么？问他你有没有……

患者：我才懒得去。（两人笑）但是要知道这个腿疼太厉害了，我都没法，没法走路了，我觉得是我后背的问题，我也不清楚，不过我爬不上卡车了。对那些人我还有什么用，你明白我的意思么？

医生：嗯。

患者：我最近，我现在65岁了，那年62岁，所以他们让我退休了。

医生：好，再谈谈你气短的问题，一会儿再说腿疼的事儿……

　　患者和医生都在努力找到情节，或者说都在考虑是什么导致了患者从卡车司机的工作上退了下来。气短是重体力工作的结果？还是因为停止了重体力劳动才导致了气短？患者的退休是因为腿疼而与气短完全无关吗？伴随着患者对自己壮年身体能力的自豪，我们也听到关于阶级的言外之意——"对那些人我还有什么用？"医生和患者同时也在努力为这个情节建立一个时间结构。注意这一小段对话在时间上的复杂性，医生先是说"现在"，然后在1982和1987年反复，而患者则干脆想从50年前刚开始工作时讲起。

　　在后面的问诊中，医生对患者的心脏问题有了更多的了解：

医生：你在半夜会因为气短醒来吗？

患者：没错。

医生：嗯，这有多久了？

患者：我觉得大概一年吧，睡觉的时候。

医生：嗯……

患者：然后不知道　为什么，我就突然醒了，然后就喘不上气，然后就坐起来。

医生：去年这种情况发生的次数多么？比如，一个月一次？一周？还是每晚？

患者：不是每晚，不是每晚。我估计大概一周一次，有的时候两周一次，这，嗯，每次都不一样的。

医生：嗯，每次气短之后怎么样了？

患者：我就好了，我身体很好。

医生：嗯……

患者：我就没事了。

医生：你呼吸恢复正常一般需要多久？

患者：也许五分钟吧。

医生：五分钟。那个时候还有别的感觉吗？出汗吗？或者别的？

患者：偶尔会出汗，大概是特别热的时候，但是不怎么经常。

医生：这种情况发生时，大部分的时候，胸痛吗？伴有胸痛么？

患者：没有，没有。

医生：没有。

患者：没有。

医生：好。嗯，那，你睡觉时是用一个枕头还是多个枕头？

患者：睡觉的时候用三个枕头。

医生：三个枕头。这么睡多久了？

　　患者：过去两三年吧。

　　医生：过去两三年。

　　患者：自从我不工作起。

　　医生：是因为两三个枕头更容易呼吸么？

　　患者：也可以这么说。

　　医生：有帮助。

　　患者：嗯。

　　这位患者想讲述的故事是自己直到退休以前一直都是一个强壮的农产品卡车司机，只是因为腿出了问题才退休，但是仍然"身体很好"。医生则打断了这个故事，相反，他总想引出患者不经意透露的、隐藏的充血性心力衰竭这个故事。虽然患者不知道晚上气短以及需要三个枕头才能睡好这些细节的重要性，但医生很清楚。就好像患者的身体以他听不到的声音，把心脏的病情偷偷告诉了医生，而患者关于自己健康的陈述"我很好"被身体的陈述所淹没，就好像身体在与医生共谋，一起否定了患者的话。

　　然而，这位医生似乎是牺牲了对患者的聆听而去倾听身体。除了偶尔的"嗯"之外，他对患者所谓"自己身体很好"的故事并不相信，因为患者自身的症状在不经意间就把心力衰竭的问题显露了出来。身体有其物质性根据，如果患者所陈述的信息与其相左，他的话就会被认为是不正确的，从而被忽略。大家都认为，如果这位患者对自己的心脏问题有正确的认识，他的身体情况会好一些。然而，为了使患者能够了解自身的心脏疾病，并鼓励他接受治疗，这个医生就需要倾听、辨别、确认，并与患者讨论他对认为自己身强体壮、因腿疾而非因心脏病停止工作的看法。

但无论身体和居于其间的自我多么不同，它们不一定要相互对抗。虽然二者常常会有冲突，但两者之间的联系十分紧密，身体呼应自我的喜好，并保证其完整性。一位三年级的医学生在她的平行病例中记录了自己照顾的一位患有艾滋病的女士，这位女士血小板计数很低，有严重出血的危险。这个学生在谈到患者的血小板时的方式说明，她自己也在自我想象的层面上与那位病情危急的女士合而为一了：

在你开始出血那一天我拿着你的一管血跑到化验室去检测你还剩下多少血小板。因为你还在流血，我跟实验室那位女士重复地说赶紧、赶紧、赶紧，因为你在出血。于是她也赶紧、赶紧、赶紧地走到自动血液计数器旁，把血液样本放到了八个待测样本之后。我说，不！——我的血——我是说你的血——要第一个检测——后来我费尽周折地把我们的试管放到了传送带上其他六个样本之前。随着一排紫色瓶盖的小瓶向前移动，我盯着前面那些被科幻小说样的机械臂拿起、振动的试管，然后试管就消失在机器中。机器屏幕上显示这个叫米莉·布兰德的人有11万个单位的血小板。我从来没想过会有"对血小板的嫉妒"——但当看到你的计数只有两千时，我内心对这个米莉·布兰德十分嫉妒[17]。

这个学生通过外周血液中这一成分为媒介，表达了自己对患者的关心。细心对待她的血小板而同时带有嫉妒，这体现出她对患者利益的关心和投入。这种亲近感在这一章我所举的疾病志当中有很多体现。即便是在身体反抗其居住者时，即便是在两者激进的解离之后，身体仍然会体现其居住者的关切，疾病仍然会提炼自我身份的精华。

在阅读约翰·赫尔、罗伯特·莫菲、露西·格里利以及克里斯蒂娜·米德尔布鲁克等人的故事时，我发觉自己感到他们经受的考验是超定的

（overdetermined，由多因素决定的），尽管作者似乎认为这些考验是欠定的（underdetermined，由单一因素决定的）。我的意思是，露西·格里利受到脸部骨癌的困扰，忍受着极大的痛苦、损失、毁容。然而，即使没有疾病也会出现许多痛苦——她的家庭破损、父亲不负责任、母亲对孩子们疏离、哥哥患有心理疾病，这些对她都有影响，即便没有病痛也会剥夺她童年和青少年时期的快乐，她并不需要疾病来经受考验。约翰·赫尔也许并不需要以失明来体验自己作为父亲和丈夫的极限、作为学者的审慎以及在社会活动中的拘谨。当然，失明把自我当中的这些方面都聚集起来，但失明并不是这些方面产生的原因。

在这些患者审视自己疾病的同时，他们也在探求自我能力的极限，面对疾病的过程其实也揭示出了他们的自我。"失明对我来说，是一种宗教危机，"约翰·赫尔写道。对于他这样拥有细致、坚实信念的人都是如此，更不要说其他丧失健康和幸福的人了[18]。罗伯特·莫菲作为人类学家所接受的专业训练使他能够把自己的厄运展现出来并仔细检视。他的叙述与其说是以家庭成员或亲朋好友来支撑，不如说是以他喜爱的学者——梅洛·庞蒂（Merleau-Ponty）、维克多·特纳（Victor Turner）、列维·斯特劳斯以及他们的思想所支持的。他以对待生活的态度对待疾病。"瘫痪就是一个生活的寓言，"他说，"受伤的生命与孤立、依赖、诋毁、混乱等不懈的斗争……是人类对生命愤怒和人类最终目标的最高表现形式，而瘫痪以及残疾的人其实都是激情戏的演员，低语着、寻找着重生的可能。"[19]克里斯蒂娜·米德尔布鲁克作为荣格学派心理分析师，运用其概念、信念、宏观统一理论照亮了她自己穿越痛苦和早亡的幽径，找到了生命的意义。正是她的自我照亮了疾病的阴暗。在疾病历程中，标志她的身份的是她的自我，而非她的疾病。

奥德莉·劳德（Audre Lorde）的《癌症日记》（Cancer Journals）把这

一点阐释得无可辩驳。这位女性主义同性恋非洲裔美国诗人写道："每个患乳腺癌的女性应对这个危机时，都觉得疾病归纳了生活的模式，这种模式确定了她的自我以及她的生活方式。"[20]虽然疾病可能使人同生活割裂，其实也可以提炼出生活的真谛，凸显生活准则，显露出内在的统一。这并不是说疾病是一种恩赐（虽然有一些疾病自述的作者确实谈到过收获——失明之人提高了的听力、瘫痪之人对思想价值有所顿悟），但疾病在夺走一些东西与能力的同时也给予了人们对生活的真知灼见。

叙事真相、肉体真相

那么应该怎样聆听疾病的故事呢？如果说疾病能够揭示秘密、冲突、矛盾，展现患者的勇敢、真诚，提炼患者的自我身份，那么致力于照护患病之人的职业人士该怎样聆听患者呢？那些坐在患者床边、在诊室里坐在患者对面、面对患者的要求和请求的人需要做什么呢？他们需要的是全方位的聆听，要能够同时听到身体和其中自我的声音，他们还需要有分辨疾病发出的多重声音的能力，这些声音可能会相互矛盾，揭露秘密，揭示患者的自我。

在克里斯蒂娜·米德尔布鲁克接受骨髓移植并产生激烈解离的时候，她的生命完全是靠那些见证者维系的。"没有那些经常来看我的人……那些了解我是谁的人，我都无法了解自我……我很幸运，有这些同情我的见证者……他们经常来到我的床边，不知不觉中在我无法保持自我身份的时候帮助了我。"[21]

这种清晰的表述告诉医务工作者，他们需要在病床边或诊室里做什么。"医务人员努力使我参与其中，这个'我'好像是在每个过程中在场的我……他们也是见证者。"我们对于疼痛和濒死感觉知之甚少，然而，有过这些经历的人为我们提供了这些珍贵的纪录，教导我们这些健康人可以为他们做什么。如果我们仔细聆听克里斯蒂娜·米德尔布鲁克、约翰·赫尔、罗伯特·莫菲、患有心脏疾病的卡车司机，还有我那个讲述她濒死患者的学生，我们将更能够真实地发现疾病的含义，以及它召唤我们去做什么。克里斯蒂娜·米德尔布鲁克接着写道："就像那些战争中幸运的士兵、身体受虐的孩童、集中营的幸存者一样，我的自我还活着。我们这些经受了这一切但还没有发疯的幸运者还拥有那些见证者。他们在我们无法见证真相时为我们见证了真相。我想，这是灵魂能够存在的唯一方式吧。"

这些关于疾病的故事以及从中汲取的教训对于日常医疗照护来说有着十分直接而且实际的意义。在我们了解了身体和居于其间的自我如何表达自己之后，我们必须去设法探求准确而专业地聆听两者的方法。

身体有多种传达信息的方式。可见的病变如斯诺登的伤口以及弗兰克尔疼痛的腹部，都展示了隐藏疾病的存在。体检的结果——肝大、便血、视网膜血管变窄，这些都预示着病理问题。血液成分如血糖、胆固醇、莱姆病抗体、血小板的测量结果能够提示疾病的存在，而活检标本或加强影像检查结果则能够让人看到疾病存在的证据。

身体通过这些方式来表达可能出现的问题，身体的主人则会感觉到有问题出现。有时候这两个信息是一致的，如患者主诉腿痛，而 X 线检查显示胫骨骨折。在其他情况中，则信息有可能是冲突的，如患者主诉腹痛，但是腹部 CT 和肝功能检查却没有异常。

遗憾的是，我们知道有时跟医生说清问题所在很难，医疗训练强化了一种特定的聆听患者疾病叙事的方法。大多数北美医学院都训练医生以标准化流程报告患者的病史：主诉、现病史、既往史、社会史、家族史、器官系统回顾（关于全身器官系统的检查）、查体、实验室检查结果、可能的诊断、评估、治疗方案等。医生——特别是没有经验的医生，也会以这一流程获取信息。一位患者告诉医生说他/她的父母一方刚刚去世，而医生则很有可能说"一会儿谈到家庭病史时我们再说这个"。这是因为很多医务工作者对于情感的表露感到不适，在问诊不是直接或干脆利落地只针对身体问题的时候感到不安，于是他们就会改变对话的结构，打断患者，并重新按照标准问诊流程导引患者只谈论与医疗相关的信息。

文学学者知道，故事的信息同时由内容和形式所披露。我能够理解约瑟夫·海勒想传达的"战争是疯狂的"这一信息，这不仅是因为发生在尤萨林和斯诺登身上的那些事情。除了情节本身，我还能从小说的黑色幽默体裁、强烈的讽刺、贯穿全文的亵渎和利用、所发生一切的超现实主义意味以及他运用的典故（比如莎士比亚）等方面领会到在读小说的过程中我应该思考什么。在阅读小说的同时，我也会关注自身的反应，这也使我慢慢了解了小说的内涵——我作为读者，在阅读的过程中经历了什么？所有这些文本的组织形式都传达了关于叙事世界的重要信息，这些信息并不仅是由内容提供的。

当患者跟医生谈论自己的病情时，他们其实是在试图再现某种私密的、令人恐惧的、意味深远并且与死亡相关的东西，这远比小说的情节复杂得多。医生颠覆了患者的讲述形式，将其限制到只有医学内容，这是多大的浪费啊！患者在讲述时会做出无数次叙事决定，医生本应安静倾听，但他们却强制患者用医学规定的流程和形式讲述，从而破坏了患者的叙述。医生们认为先询问现病史、再询问家族史这种方式精简了讲述症状的过程。除了某些技术性或者十分简单的问题之外，这种精简的行为都牺牲了最重要的信息。假如医疗倾听者们能够遵从叙事的复杂性去仔细倾听患者故事的话，他们得到的信息将会比花同样时间的老方法所获得的信息要多得多。如果专业的聆听者能够同时听到患者和其身体所陈述的信息，那么他会获得一个十分难得的机会——除了倾听身体之外，还能够把身体的信息传达给栖息其中的那个自我。

一个叙事与临床关联的典范

我们越来越认识到既要聆听身体，又要聆听自我是多么复杂。企盼患者能够向专业人员讲述问题所在是很愚蠢的想法，如果某个口头疾病叙事听起来富有时间逻辑、言辞组织得当、连贯，很有可能是因为患者事先写好提纲并且演练过。通常情况下，患者讲述的疾病故事会十分混乱，缺乏时间逻辑性，而且过去和现在的信息会交织在一起。

肉体的真相同叙事的真相一样，常常不是在讲述中就能出现的，而是需要在认真的倾听中发掘。不管患者选择如何讲述自己的疾病、身体和自我，都可以发掘出内在的真相。然而有的时候，这些信息会被不确定性或者患者的情感所掩盖，需要主动从患者慢慢显露出的措辞、隐喻、文类、语气和典故中加以提取。身体的本质决定了患者不仅用语言讲述出所要表达的内容；相反，患者常常用各种方式来传达信息。一个好的临床倾听者应该能够把这些信息凝聚起来，找到关于肉体的真相。一位健康但焦虑的女士主诉头痛，一个不愿上学的孩子主诉有恶心症状，这些都不应被视为说谎或编造病情；相反，这些描述应该被当作传递信息的有效工具，无论这信息是恐惧、叛逆，还是欲望没有被他人认识到。这些都需要高超的技巧来破解，其中充满了各种信息，甚至充满了真相。

下面两个临床案例能够说明我的观点。普通内科医师朱莉娅·康奈利（Julia Connelly）描述了她面诊一位新来的老年痴呆症患者安德鲁的过程[22]。她的第一想法是同患者的妹妹艾玛交流，因为艾玛一直陪伴着他，而且医生在临床记录中也知道艾玛。不过，康奈利医生刚刚听完一位患有轻度痴呆症的作家卡里·亨德森（Cary Henderson）的演讲，他恳求大众"像对待上帝创造的真实的人"那样与阿尔茨海默症患者交谈并尊重他们[23]。"我想做一个好医生，并不希望用一些安德鲁无法回答的简单问题让他感到尴尬或者伤害他……而且，我的时间也不够，我担心和他对话会花掉太多时间……这其中也有我自己的拒绝，这将我推离了他。我并不想体验他大脑失调的深度问题，或者感受这些改变给他带来的可怕冲击……"

然而，做"好"医生就需要她克服这些障碍，使她可以和这位不幸的患者进行深入的交流："我需要用行动让他知道，我把他看作一个人，并且不管正常与否都很尊重他。我知道我必须聆听他那断断续续而且十分难懂的话语，不管多么困难或者多么耗时。我必须要尽力了解他需要告诉我的内容。"

康奈利医生让患者说说自己的问题。在这个过程中，他表现出的语言上的障碍和迷失显示出他的痴呆程度。通过辗转而关联的对话以及患者展示的老照片，医生获知了患者的童年、参军经历，以及他现在的症状。虽然安德鲁存在记忆缺陷，但是医生能够体会他的许多感受，如他在看自己的童年照片时发出的笑声，提到最近风暴来临时表现出的恐惧，以及对于医生的感激。

我们安静地坐了一会儿。我该做什么或者说什么呢？我告诉他，他患了一种会慢慢丧失记忆的疾病。"这就是为什么你记不住名字了，"我告诉他病情会慢慢加重，他应该搬到白天能够得到帮助的地方去住。他听了之后点点头。最后他同意去看看老人院……我向他保证，如果他需要我的话，我就会去看他……

在我慢慢体会到安德鲁的心智十分有限的过程中，我发生了许多转变。我慢慢变成了他的医生，我发现自己想要保护他，甚至会考虑自己告诉他病情真相会对他造成的伤害……我慢慢地认识到，其实我才是有可能感到尴尬的人，而且我躲藏在自己的个人考虑之后。对安德鲁来说，疾病带来的损失十分可怕，而且会持续变坏，直到他与人类情感彻底失去联系。我没有能力对他感同身受。

康奈利医生展示了倾听故事的结果，虽然为了达到这样的目的，她必须要努力克服问诊习惯和时间压力，以及自己虽然不情愿、但不得不接受患者所经受的巨大损失。她的做法为我描述的叙事医学的几大特点提供了很好的例证。她还说到，以患者为中心的转向是在几次门诊后慢慢形成的。她认识到必须要在问诊中包容患者这个独特的人，而不仅仅是阿尔茨海默症的一般知识。她对这位身体受损且脆弱的患者履行了她的伦理义务，这实际上就是她完成治疗的主体间媒介。康奈利医生后面的叙述螺旋上升到叙事医学的更娴熟层次，她感谢卡里·亨德森为她带来的洞见和勇气，正是他的演讲促使她能够与患者同在。同时，她自己也以相同的临床善举精神分享了安德鲁的故事，揭示了叙事是贯穿于整个医疗服务的一种极其有效的方式："了解了一些卡里·亨德森的叙事，有助于我鼓起勇气来讲述安德鲁的故事。这种方式也帮助我直面他所遭受的损失。我让艾玛读了我所写的关于她哥哥的故事，并且征得了她的同意，得以在此发表这个故事。艾玛和她的女儿对能够阅读我所写的内容表示感激，并且允许我发表这篇短文。在我书写这篇文章的时候，安德鲁已经同意搬到老人院了。"

第二个临床实例是一位文学学者书写的丧女经历[24]。丽莎·施内尔

（Lisa Schnell）两个月大的女儿被诊断出先天无脑回，这是一种致命的先天性神经疾病，几乎会抑制所有的认知、运动和感觉功能。这位母亲在了解了这个可怕的诊断并意识到她的女儿最多只能活一两年之后，她自己身上也出现了一系列的神经症状，包括肌肉抽搐、吞咽困难和眼部痉挛。她认为自己患了多发性硬化或肌萎缩性侧索硬化症（也称作渐冻人症）。

她定期到医院去看内科医生，而医生坚持暂时不给她做侵入性的神经检查，而只是让她服用温和的情绪稳定剂，并且花大量时间跟她讨论她的经历：

我的医生是一位非常聪明、投入的医生。我认识他有四年了，他很同情我的身体情况，甚至表达了真正的理解。在第一次问诊的时候，他花了很长的时间，只是在倾听。后来他给我做了一些基本的神经检查……询问我睡眠如何、食欲怎样，然后非常肯定地说我基本上不可能患有退行性神经疾病……"困扰你的，"他接着说道，而且毫无屈尊或者责怪的意思，"是你的精神压力。"……他告诉我，在我这种情况下我的状况其实已经很不错了，我非常勇敢并且使他受到了鼓舞。他告诉我他是多么地佩服我。

几个月里的多次诊疗仍不能解决她的问题，这时医生看起来好像有些不耐烦了：

"丽莎，"他一针见血地说，"你是不是正经历着十分可怕的事情？"我看着他，十分不解。"是呀，所以我才到这儿来呀，"我说，"难道不是你应该告诉我我正在经历什么可怕的事情么！""丽莎，"他重复道，"你是不是正经历着十分可怕的事情？"……我开始结巴，"我不知道，我真的不知道。"他的语气缓和下来，就好像他已决定要放弃这次没有结果的谈话，甚至有点儿难过。他说："丽莎，你肯定正在经历十分可怕的事情……但我指的并不是你的病。"我愣住了，沉默地坐在那里。他取出纸笔，为我写了转诊到神经科的单子。他把转诊单递给我，让我在接下来的四周里预约随后的检查，然后轻轻关上门，走出了房间。

　　在这次奇怪的对话之后，这位母亲才真正意识到这些症状与她女儿的疾病有关。"身体有一种十分奇妙的自我'思考'的能力。为了把我和女儿联系起来，我的身体做了它当时唯一可以做的事——模仿她。"她意识到自己差点就败在了疾病的主导叙事脚下，认为自己的异常感觉预示着生理性疾病，而事实上，这些症状只是展现了情感上的损失。不再担心自己的身体健康之后，她明白无误地、沉痛地发现，她的身体试图应对女儿的疾病给她带来的巨大损失。"正是因为医生刻意不告诉我他对于我病痛的看法，我才能够重获健康……我在叙事性启示之后健康确实慢慢好转了……我并没有去看神经科医生，没有进行 CT 扫描和磁共振扫描，没有进行肌肉活检。健康就这样慢慢恢复了。这位睿智的临床医生用我自己的药治好了我的病，这十分具有讽刺性，但对此，我永存感激。"

　　事实上，当施内尔教授的身体在讲述非生理性的故事时，她的内科医师听到了。当他一针见血地问道"丽莎，你是不是正经历着十分可怕的事情？"他好像是在直接询问她的身体一样，因为医生发现她的身体和自我的叙述相左。医生的这种发现使得患者能够扩大范围，倾听自己的症状，然后提出一个造成她症状的情感原因。这位医生引导着她的自我，指导她离开身体。没有他的引导（这种引导需要很大勇气），这位患者大概无法找到这种最有益的解读自己身体信息的方法。

自传会揭示出作者并未注意到的真相，患者的自述也能够揭示出患者未注意到的真相。如果说患者的自述同一般意义上的生活叙述有所相似的话——怎么可能没有呢？——那么认真聆听这些叙述，其实就像阅读自传一样，是一种富有挑战性的、处在叙述者和倾听者主体之间的行为。自传学者西多妮·史密斯（Sidonie Smith）和朱莉娅·沃森（Julia Watson）说过：“自传性叙述……并不能只被当作事实性现实或简单事实来读。作为一种主体间模式，它游离于关于对错的逻辑或判定模式之外。”[25] 医生聆听患者的时候，不只是在验证知识、获取信息，他 / 她还在创造性地通过患者揭露的关于自我的信息实现双方都认可的解读。当现实生活中的弗兰克尔先生从门厅中走出，准备把自己生病的腹部托付到医生手上的时候，医生却认识不到他的痛苦，这是多么悲惨啊。医生既没有认识他的身体，也没有认识他的自我，更没有认识到存在于他身体之中的自我。并不是说现在的医生没有人情味的举动带来的危机比以前严重了多少，而是因为现在，没有认识到身体就等同于没有认识到自我。

回想每次治疗过程时，一些患者发现，当自己把身体症状告诉一位认真的聆听者时会产生安慰和满足感。在其他场合中有可能充满羞愧和耻辱感的内容在这里则是完全的内在展现。在这里，讲述个人的身体感受不仅被允许，而且还是愉悦的。这有点儿奇怪，但并不反常，因为聆听者不仅有能力为所讲的承担见证，还能基于关于身体的专业知识解释听到的讲述。医生可以穿透患者的症状，揭示患者自己无法找到的意义，因此，讲述不只是为了卸载信息，也是为了获得专业的解读，而这种解读只有通过医务工作者这一媒介才能实现。

患者讲述时，医生写下她说的话，以证明这些内容的重要性和意义。医生的语气是严肃的，注视患者的眼神直接而悲伤，于是患者感到，在这样的交流中，医生关心发生在她身上的事，认为她的叙述提供了重要的信息。她在讲述而医生在倾听，仿佛在此时此刻，对于医生来讲，除了患者之外其他的事情都不重要。这样的医患关系不是靠医生展示的行医执照或患者行使患者权利而决定的——医生的凝视、书写病历时手臂的摆动以及一连串的问题表示他听到了她的叙述，这些，决定了良好的医患关系。

叙事医学建议医务工作者应该具备全面、自然地吸收、认识、诠释和理解患者所讲述的信息及其价值的能力，并且把这种能力当作一种常规职业技能。通过阅读、书写、反思，以及解读诸多生命书写等专业知识方面的训练，医务工作者们能够成为患者疾病叙事恪尽职守的、能力超群的读者。他们可以做到的还不止这些，通过自我反思和临床想象力，医生有时能够比患者更加清楚地认识到患者所处的困境。这样，医生可以对患者产生深厚的共情，告诉患者他所观察到的苦难，作为一个能够认知、倾听和关爱患者的人来为他们提供真诚的帮助。

注释

1. 关于这一话题讨论的最新内容，见 Antonio Damasio 的 , *Descartes Error* 和 *Looking for Spinoza*; John Searles, *Strange but True*; Daniel Dennett, *Kinds of Minds*; 以及 Gerald Edelman, *Bright Air, Brilliant Fire*。
2. 我相信，这种技术上的实现解释了大众围绕基因检测、基因治疗以及克隆技术的特别担忧。这些医学上的进步增加了人们从根本上改变自己安居其中的身体的可能性。即便移植技术没有威胁到身体的统一性，这些进展也势必威胁到身体的统一性。如果像理 Richard McCann 那样，在接受完肝移植手术后质疑他的身体，或者像身体中装有钛合金髋关节或半机械假肢的一个人那样意识到的，他们已经无法界定自我和非我之间的界限了，这样借助于一种变更最基本的遗传"指令"的能力来改变人的身体,将会产生怎样的后果呢?
3. 见 Fernando Vidal, "Brains, Bodies, Selves, and Science: Anthropologies of Identity and the Resurrection of the Body"，可以进一步了解对身体消亡后生命

的思考。

4. 见 Carl Elliott, *Better than Well*; Jonathan Metzl, *Prozac on the Couch*; Sheila Rothman 和 David Rothman, *The Pursuit of Perfection*。

5. John Hull, *Touching the Rock*, 64。

6. John Hull, *Touching the Rock*, 25,145。

7. Robert Murphy, *The Body Silent*, 12。

8. "健康的沉默"（"the silence of health"）这个感人的短语是 Felix Guyot 所写的一本书的副标题——*Yoga: The Silence of Health*。在此感谢 Norman Holland 找到我们两人共同欣赏的这个短语的出处。Drew Leder 的书 *The Absent Body* 是一个详细、颇具启发性的调查，从现象学的角度理解身体化以及它常常脱离于意识的问题。

9. Jean-Dominique Bauby, *The Diving Bell and the Butterfly*, 71-72。

10. Simone de Beauvoir, *The Second Sex*, 34。

11. 参见一位知名叙事学家的叙事，她试图通过讲述一场大病的经历来讲述自己的生命故事。Shlomith Rimmon-Kenan, "The Story of 'I': Illness and Narrative Identity"。

12. Lucy Grealy, *Autobiography of a Face*, 170。

13. Christina Middlebrook, *Seeing the Crab: A Memoir of Dying*, 62。

14. Joseph Heller, *Catch-22*, 446-50。

15. William Carlos Williams, "Old Doc Rivers," 85-86。

16. 这个研究项目获得了安德鲁斯基金会（Andrus Foundation）和美国退休人员协会（American Association of Retired Persons）的支持，由哥伦比亚大学医学系完成。该项目经哥伦比亚大学伦理委员会审查批准，相关患者和医生均同意匿名发表他们的录音和转录的访谈内容。作者转录的访谈内容符合 Elliot Mishler 在 *Research Interviewing* 中概括的社会语言学惯例，对语音重叠的部分加以标注，用波形括号标记不可解释的言词，同时保留非词汇的话语。

17. 经作者许可发表其平行病历的摘录内容；Milly Brand 为化名。

18. John Hull, *Touching the Rock*, 51。

19. Robert Murphy, *The Body Silent*, 222, 230。

20. Audre Lorde, *The Cancer Journals*, 7。

21. Christina Middlebrook, *Seeing the Crab*, 62。

22. Julia Connelly, "In the Absence of Narrative"。

23. Cary Smith Henderson, Ruth D. Henderson, Jackie Henderson Main, and Nancy

Andrews, *Partial View: An Alzheimer's Journal*, 7。

24. Lisa J. Schnell, "Learning How to Tell"。

25. Sidonie Smith 和 Julia Watson, Reading *Autobiography*, 13。

第三部分

发展叙事能力

6 回

细 读

　　叙事医学证明阅读和写作的叙事训练有助于提高临床效果。我们已经讨论过，通过提高叙事能力，医务工作者更能够关注患者，更能够体会患者的经历，更会反思自己的实践，更能够精确地阐释患者讲述的疾病故事[1]。上一章给出了我们使用的一些特定术语和概念，让我们的论点更加清晰——医务人员必须学会聆听身体和自我讲述的病痛，不管它们是以何种形式、选词或者话语来讲述现实的。如果患者的报告不只局限于回答关于身体各系统检查的问题，那么我们就必须准备理解其中所包含的全部内容，包括患者的话语、沉默、隐喻、体裁和暗示。处在聆听和关注状态的临床工作者要熟悉身体的语言和自我的语言，意识到身体和自我会相互隐瞒、相互误读，如果没有一个熟练的、机敏的译者，它们彼此或许不能相互理解。

　　我们开始思考使用何种中介和机制有可能促进从叙事能力向临床效果转变这一过程[2]。学者们提出了几种设想：提高临床想象力，加深对患者的共情，认识临床情境叙事维度，培养注意力，这些都被认为是叙事训练所产生的临床益处[3]。在哥伦比亚大学、北卡罗来纳大学、马萨诸塞大学及其他一些地方正在进行叙事训练结果研究，针对的人群是医学生、护士、社会工作者和医生。这些研究正在收集信息并生成数据，会有助于我们理解叙事教学所带来变化的本质、方向和大小。[4]越清楚地了解叙事训练为什么及如何给临床工作者带来益处，我们就越能够更好地取得这样的效果。

　　文学与医学早期的工作集中在教授医务人员和学生阅读文学文本，这一领域中许多开创性的理论工作审视的是在临床背景下教授阅读[5]。首先，医学背景下的阅读具有阅读的普遍意义。自古以来，读者就已经知道阅读行为会对他们产生深远的影响。亚里士多德描述了阅读或观看戏剧之后产生的怜悯和恐惧所具有的转化性力量，而怜悯和恐惧既来自场景也来自情节本身。公元前50年，贺拉斯（Horace）提醒诗人，他们的任务是"教化和取悦"读者。文艺复兴时期的诗人菲利普·锡德尼（Philip Sydney）爵士进一步阐述了贺拉斯的观点，称颂了阅读和写作的最终结果。锡德尼之后200年，珀西·比希·雪莱（Percy Bysshe Shelley）提出想象力是走向美德的有力推动[6]。当代的学者不仅从技术层面上，也从美和善方面继续审视阅读的结果[7]。

　　我们中的许多人都曾为阅读行为和治疗行为之间的相似性而感到震惊。一个人讲述故事，不论是写下来，还是亲自讲述，而另一个人带着要理解这个故事的责任来接受故事。读者或听者对于作者或讲者的故事所做出的反应依赖于接受者的吸收能力、诠释精确性、性格趋势以及故事储备，所有这些都能帮助理解或吸收这个故事。被接受的故事命运如何同样有赖于接受者的立场——读者／听者被定位为批评者、帮助者还是寻求娱乐消遣的人？接收者到底想从故事里得出什么？是为了谁的利益？临床阅读理论与沟通原则或人际关系原则不同，它包括讲者和听者两个人之间的动态关系，而且还把叙事本身作为讲者和听者交流中的动态伙伴，它自身就能够改变它们二者之间发生的事情。读者反应理论家在20世纪后半期所论述的内容在临床医学学科中重新包装，有了新的开端[8]。无论是在跟书本的文本关系中还是在跟患者的临床关系中，读者／听者／接受者使用"自我"来共享话语的创造，既不去被动地包含，也不去僵化地支配他者的产生。乔治·普莱（George Poulet）在 1972 年称："就书本而言，你和它之间的障碍消失了，这很特别。你在它中；它在你中，不再是或内或外。"在当前审视文本带给读者伦理责任的时候，这样的说法被重复和更新。用詹姆斯·费伦（James Phelan）的话来说，"阅读的行为具有伦理维度。阅读涉及要做如下事情，如判断、欲求、情感表达，并采取与我们的价值观有关的行为。"[9]读者积极参与到书本中，同意以某种方式成为书本使用的主体——或者支持，或者批评，或者加入其中寻找意义。

提出临床阅读理论可以使我们探索一些观点，这些观点在涉及小说的时候可能没有意义，但是对临床工作者和患者来说却具有实际和可见的后果。文学学者桑德尔·吉尔曼（Sander Gilman）认为，在评估批评理论领域时，在医学人文领域，人们可以"找到一个模型作为教学的内在成分来阐释理论的重要性。'读'和'看'之中最抽象、最具批判性的行为成为年轻医生培训的方法之一。"[10]不仅对于临床培训，而且对于临床工作本身，都是如此。如果这样的话，那么我们就能展示在临床背景下，如何利用"阅读的自我"来获取文本的意义，这也是读者反应理论家的建议。他们的理论对临床工作者的日常工作有贡献，临床环境成为文学学者的实验室。

当我们放大叙事医学的理论和实践时，我们依靠的是传统的对于叙事行为的理解，并被最新的批评理论所滋养。我们看到，20 世纪 50 年代以来的新批评阅读实践和 20 世纪 60 年代的结构主义分析思想对新读者再次有用，当然，他们的作品被后来跟随他们的学者"纠正"或"更新"为新的知识。在将文学理论转换到临床工作的时候，在让后现代主义的新思考引导我们走向新方向的时候，我们发现自己在重新利用有时被忽视的理论。以下关于阅读的叙述广泛借用了不远的过去的批评理论，为一种新兴的实践服务，这一实践致力于发现意义，并希望在承担故事见证时起作用。

应该怎样读书

弗吉尼亚·沃尔夫在"应该怎样读书？"一文开始时以下述几点回答了自己提出的问题："尽可能广泛地打开你的头脑，然后，几乎难以觉察到的、精美的符号、暗示……会带你进入到无与伦比的'在场'"。[11] 在学派和阶段的演进中——从早期的形式主义，到新批评，到以语言学为导向的结构主义，到具有解构主义转向的后现代主义，再到现在的新形式主义——文学批评的一个持续的努力就是理解读者的行为。乔纳森·卡勒（Jonathan Culler）在《结构主义诗学》（*Structuralist Poetics*）中认为："阅读就是参与到文本的游戏中，去定位抵抗和透明的区域，去将形式隔离开，决定它们的内容，然后把那个内容作为一个有自己内容的形式，简而言之，就是遵从表面和'其包裹物'之间的互动。"[12]

把这句话译成普通英语，卡勒的意思就是文本的意义包含在动态的关系中，这个动态关系就是它是关于什么的，以及它是如何建立的。好的读者既可以理解文本的内容，也可以辨认导向意义的结构。如果我们是在临床工作的背景下读卡勒的句子，那么它的内容就加倍了，因为我们意识到，我们对疾病的"阅读"发生在身体的表面层面以及皮肤之下的病理生理结构；而我们对患者话语的阅读发生在词语的明显意义层面，其含义埋藏在话语再现的临床和个人事态中。我们想教会学生的就是这个，而不是要教医学生和医务工作者文学理论的复杂性或者是针对某部作品的批评。我们想让他们作为读者对自己透明，我们想教给他们一些技能，让他们能够挖掘患者的故事，理解和欣赏细微的差别。

弗吉尼亚·伍尔芙和她的同行逐渐发现了问题的答案——不是标准化的而是极为描述性的答案——要观察读者本身、叙述者以及他们两者之间的交互过程 [13]。进入文本的读者有许多任务需要完成，其中一个任务就是找寻每个文本最可能的"隐含读者"——在无数可能的读者中，挑选对这个故事、小说或诗歌最具有潜力的读者。韦恩·布斯在他的开创性的著作《虚构作品的修辞》(*The Rhetoric of Fiction*) 中解释道："作为读者的我，和那个付账单、修理漏水龙头，有时不慷慨、不智慧的我之间是有区别的。只有在阅读的时候，我才成为自我观点必须与作者一致的我。" [14] 读者可以对文本的使用有多种解释方法，就像临床工作者可以动用多种方法给患者治疗一样。熟练的读者和临床工作者会挑选"适合"某个具体的文本和患者的解释——例如，有些文本需要宽容的读者而不是怀疑的读者，有些患者需要"独裁"的医生而非平等的医生。发展阅读技能或临床技能包括知道要使用无数语域中的哪一个来解释某种情形。读者会对作品采取读者的立场，这部分是建立在叙事者的构成和行为上，也建立在读者自己的构成和行为上——而这会改变阅读。一个多愁善感的读者不会明白托马斯·品钦小说的野蛮 (Thomas Pynchon, 1937 —，美国作家，以写晦涩复杂的后现代主义小说著称——译者注)，一个强迫性人格的人可能不会陷入 W. G. 塞堡德充满暗喻的旅行 (W. G. Sebald, 1944—2001, 德国小说家、诗人、散文家——译者注)，因此，每个人的阅读都是独特的，这基于叙事者和读者的结合。

读者不是静止的或单个的实体。莱昂内尔·特里林 (Lionel Trilling) 提醒我们对故事的评估是如何随着我们的成熟而改变的："一本真正的书阅读我们。从年轻时起，我曾经被艾略特的诗读过，被《尤利西斯》

（*Ulysses*）读过，被《追忆逝水年华》（*Remembrance of Things Past*）读过，被《城堡》（*The Castle*）读过，到现在已经很多年了，有些书起初的时候排斥我，我让它们厌倦。但是随着我的成长，它们越来越了解我，开始同情我，明白我隐藏的意思。"[15] 特里林以这种轻松的方式，讲出了书籍的力量——阅读我们，改变我们，变成我们生命中真正的力量。没有经验的读者和参加我们讨论课的医学生和医务人员往往是第一次这样严肃地阅读。在积累了大量故事后，给他们的印象十分深刻。他们意识到故事之间的互相影响。在每一个读者心里，好像弗兰纳里·奥康纳（Flannery O'Connor，1925—1964，美国作家和散文家——译者注）的作品与理查德·赖特（Richard Wright，1908—1960，美国黑人作家——译者注）的作品在开展对话，托妮·莫里森（Toni Morrison，1931—，美国黑人女作家，1993 年获诺贝尔文学奖——译者注）的作品与福克纳（William Faulkner，1897—1962，1949 年获诺贝尔文学奖——译者注）的作品在进行交谈一样。文学学者所谓的"文本间性"实际上就是故事能够为其他故事增加力量的能力。学生们发现，如果认真、熟练地阅读故事，故事就会渗入他们的骨髓，在他们的思想、行为并最终在他们的自我中有了发言权。阿瑟·弗兰克（Arthur Frank）"用故事来思考"的模式在这个过程一开始的时候就执行了，我们这些临床教师就是这种转变人生的开心的助产士[16]。

读者的一个准备工作就是识别故事的讲述者。虽然讲述者或叙述者是由血肉之躯的作者虚拟创造的，但绝对不能把他/她与作者混淆，读者在阅读过程中与这个人形成了一种可感知的关系。读者只能通过讲故事的人——叙事者的立场，才能够接近文本的人物或情景；讽刺的、宽容的、怀疑的、天真接受的、恶意的，这些立场会影响到阅读的各个方面。

好的读者会在许多叙事者中区分出不同水平的可靠性和权威性。叙事学中的许多研究都着迷于研究叙事者。有些故事是由第一人称叙事者讲述的，有些是由第三人称叙事者讲述的，不常见的是第二人称叙事者。叙事者可能位于情节的行动之外，也可能是位于情节之内的一个人物，以积极的行动者或消极的观察者出现 [17]。由于年龄、认知能力或动机各有差异，叙事者可以是可靠的或不可靠的。威廉·福克纳的小说《喧哗与骚动》(*The Sound and the Fury*) 中的班吉因为智障，在讲述的某些方面是不可靠的。亨利·詹姆斯的《梅西知道什么》(*What Maisie Knew*) 中的梅西在小说中从一位 6 岁的女孩成长起来，随着她的成长，可靠性也增加。而詹姆斯的另一篇小说《旋转的螺丝》(*Turn of the Screw*) 中的家庭女教师则在故事的发展中变得不可靠，因为越来越多地显示她的判断不是基于逻辑和仔细的观察 [18]。

随着故事的展开，叙事者可能改变或增加。亨利·詹姆斯的《旋转的螺丝》和玛丽·雪莱（Mary Shelley）的《弗兰肯斯坦》(*Frankenstein*) 都是明显的例子。它们都是由一系列嵌套的叙事者讲述的，一个给另一个讲述，这个故事经过多人讲述，最终才展现在读者面前。这些故事的读者不得不同时接纳多重阅读任务，他们必须注意到每个嵌套的"讲述"，并容忍在阅读同一故事的不同版本时内含的混乱和矛盾。最终，他们能够在一套合理的意图和视角范围内阐释故事的不同层次。这种叙事行为的每个阶段都有视角的局限性和对抗的动机，当然，多重讲述潜在的收益是提供一幅接近"繁忙嘈杂的生活"的画面，忠实于普通现实的令人炫目的复杂性。临床上也总有这样的情况，混乱的、矛盾的、各不相同的讲述经常可以在医院听到——患者向医学生讲述目前疾病的病史，医学生告诉实习生，实习生再告诉主治医师，然后主治医师再来书写病历！

读者一旦进入文本，与叙事者熟识之后，就必须做好准备接受阅读行为的转换。一些心理学家和文学学者认为，阅读行为由三个阶段构成：

出发、表现和改变[19]。读者被转运到异时空，能够在想象中分享过去和未来的图景和事件，接触到生活中和虚构作品中人物的对话和内在冥想，以一种非常奇怪的真实方式，进入与创造人物的作者和被创造的人物之间的个人关系。在阅读期间，剔除了不相信后，虚构的故事就好像是可信的、实际发生的一样。好的读者会发展自己的认知和想象技能，以一种现实和看似真实的方式，为自己想象作者和叙事者在文本中再现的东西。在乔治·艾略特（George Eliot）的经典作品中，优秀的读者看到米德尔马契（Middlemarch）这座城镇，托马斯·曼《魔山》的读者感觉自己像是位于阿尔卑斯山肺结核疗养院的患者。好的读者进入文本后，他就按照它的规则行事和生活。加西亚·马尔克斯（Gabriel Garcia Marquez，1928—2014，哥伦比亚小说家，1982年诺贝尔文学奖获得者——译者注）的魔幻现实主义的世界订下的标准与奥诺雷·德·巴尔扎克（Honore de Balzac，1799—1850，法国著名作家——译者注）的临床现实主义不一样。读者可以被认为是文本之家的客人，热切地想看到所有的东西，理解它的方方面面，欢迎居住其间的人的到来并表示感谢，同意按照那个地方的节奏和要求生活，小心不去破坏它的日常程序。当然，如果读者发现叙事世界不友好或令人讨厌，他可以离开——合上书，或者通过评论文章或在教室里表达不快。

对临床实践来说，最显著的就是读者是文本创造的积极工具。在被个体读者占据、想象、设定、经历之前，文本的世界并不存在。用文学学者沃尔夫冈·伊瑟尔（Wolfgang Iser）的话来说："文学文本激活了我们自己的机能，让我们能够重新创造它所呈现的世界……这种通过持续修正获取经验的方式非常类似于我们在生活中获取经历的方式。"[20]伊瑟尔说，读者必须"上船来"，这一旅途才会产生有意义的结果。

航程开始之后，读者就不再是一个被动的旁观者，而变成了事件积

极的参与者，在阅读旅程返航后，读者意识到他/她已被旅程所改变，[21]
这并不是说读者抛弃了批评能力而向文本投降。这与临床工作者的情况
类似，医生需要努力从诊断的角度思考患者的情况，同时也与患者建立
起一种治疗联盟，读者在服从于文本世界的同时，也要分类、分析、估
算成功和失败以及对手头的作品进行批评性判断。想象力并不会让人批
评的双脚离开地面。

通过讲者和讲述内容的转运、转换和合并的认知和想象过程，就获
取了主体间性。读者的主体位置可以被暂时放弃，被人物或患者的主体
位置所代替或丰富。我们可以选择从另外一个人在世界中的位置来看世
界，就像是弗吉尼亚·伍尔芙在《应该怎样读书》（*How Should One Read
a Book?*）所写的那样："阅读小说是一门既有难度又深奥的艺术，你需要
有优秀的感知能力，还要有大胆的想象力。"这种大胆的想象力就是放弃
自己对世界的经验，有勇气去采用另一个人未经探索的、深不可测的、
潜在易变的观点。这就是我们医疗卫生工作者必须理解的过程，在临床
上提供帮助，你不需要亲历患者的痛苦体验，甚至都不必为他感到难过
就可以做到——你需要做的就是从患者的角度看世界，身临其境，从那
个立场去体验事件[22]。

安·哈德逊·琼斯（Anne Hudson Jones）把"文学与医学"教学法中
这样的主体位置的转换称为"审美"路径，我为她这样做而喝彩。因为
这个名字表明，在为患者从事一些目标明确的、积极的工作时，临床工
作要求我们去观察患者，重视他们，并在他们面前要保持谦逊[23]。认识
到教授临床工作者文学文本的目的之一就是培养他们的审美能力，这让
我们的任务变得更明确：我们不是在培养文学学者，也不是在训练医生、
护士或医学生为痛苦的患者提供心理照护。相反，我们是在强化他们需
要具备的认知和想象能力，去吸收和理解另一个人的再现，即另一个人

的现实；不论这种再现是视觉艺术、虚构文本，还是患者在诊室里口头讲述的，吸收和确认再现的那个人必须有能力目证描述的情形并赋予其意义，只有这样，接收者才能被触动，并为讲述者采取行动。

我认为好的读者会成为好的医生，我指的是某些特定类型的读者。"细读"是文学研究生课程中教授的阅读形式。在细读中，作为一种习惯，读者不仅注意到词语和情节，而且注意到文本的文学设置的各个方面。"细读"是新批评（New Crtics）20 世纪 40 年代开始使用的一个词汇，是对早期书目研究和传记研究所统治的文学研究一个仓促的回应[24]。新批评家（代表人物为 I.A. Richards、Williams Empson、T.S. Eliot、Cleanth Brooks、Kenneth Burke 等）赞成对文本本身以及所有的含混、反讽、悖论及词语本身包含的"语气"等的密切关注。自那以后的批评采取了许多转向，不再只对文本本身强烈关注，而是从历史、政治、符号学、经济学、性别或殖民性等角度来定义文本，不过后来的批评家还是将他们的批评扎根在对文本的仔细阅读中。我们最终认识到，不论文本"做"什么，它们都需要在词语本身和周围世界的共鸣中才可以做到，这些世界环绕、启发文本，又被它们反映和改变。

学生在细读方面接受一段时间的训练后，就具有了一些本能反应，会注意到文本许许多多的方面。训练文学文本的细读与训练临床工作者必须进行的"阅读"没有什么不同。把一张常规的胸部 X 线片放在看片灯上（或者像我们以前在长老会医院经常做的那样，对着面向哈德逊河的窗户看片，因为当时医院的会议室还没有这样新奇的玩意），任何医生都会这样说："这张片子穿透良好，没有旋转；吸气足够，骨骼结构没有异常；纵隔正常；心影正常；肺实质没有实变；没有渗出液。" X 线片的读者学会注意视觉文本的各种特征，按照顺序从训练具体的方面入手，然后捕捉到胸部 X 线片提供的所有信息。如果没有经过操练，热切的医学生可能直接去寻找肺炎的迹象，而不会注意到右边第六根肋骨的转移病灶。

我开发了一些文本阅读练习，读者可以以此审视叙事文本的五个方面——框架、形式、时间、情节和意愿，我想跟其他为医务人员教授文学文本阅读的教师分享这种练习方法。叙事文本的一些特征与我称之为医学叙事的特征相一致——时间性、独特性、因果关系/偶然性、主体间性和伦理性，这当然不是巧合。审视每个叙事文本时，阅读训练都需要考虑这些特征，让读者在经历每个具体文本的时候，逐渐明晰前几个章节讨论的抽象观点，就像医学生被训练看 X 线片的质量、骨骼、纵隔、心脏和肺一样，读者也需要被明确提醒去考虑这五个文本特征。当这种训练变成本能反应后，读者就不会忽视叙事的重要元素了。我了解到这种训练有助于即使是不熟练的读者开掘文本，这种训练对各种文本都有效，无论是短篇故事、小说、科学论文、病历中的病程记录，还是平行病历中医学生写的内容。下面我来定义这五个元素，并且展示怎么使用它们，虽然这样做会冒着使高度独特化、创造性、个人化的阅读常规化的危险。

框　架

首先，读者要建立文本的框架，通过思考诸多问题而将它置于世界之中——这个文本从哪里来？它是如何出现的？回答了什么问题？它如何改变其他文本的意义？[25] 历史学家将这种文本定位称为"历史化"。发表在《新英格兰医学杂志》（*New England Journal of Medicine*）上的文章与一篇刊登在"看后即抛"的临床期刊上的文章相比，其权威性肯定不同；一位经验丰富的作家的第十部小说集里的代表作读起来肯定不同于一位不知名的作者贴在网上的第一篇故事；一位医学实习生 7 月 3 日写的病程记录与他本人第二年 5 月写的肯定不一样。因为在第一年 7 月，实习生心里充满了不确定性和对于自己新近获得权威的兴奋感，他还缺乏治疗疾病的实际经验。在以上这些例子当中，每一个文本具体的框架都要求对它的目标有具体的假设，阅读这些不同的文本也会带来具体、不同的结果。

我们可以追随热拉尔·热奈特关于叙事话语的三重描述，分别是**故事**，即被再现的事件；**叙事**，即用于再现这些事件的文本；**讲述**，即讲述已发生事件的行为。这样，在确定框架时，我们就会关注已完成的讲述。这一阅读或聆听的叙事情景是什么？谁在听正在被讲述的故事？《新英格兰医学杂志》和《住院医师》（*Resident*）之间最基本的区别是读者是谁——他们的地位、职业圈子、要付出什么才接触到这个文本、会把这个文本放在卷宗里多长时间以备将来阅读，等等。有些叙事情景使其文本让人感到怪异或令人敬重。为了找寻患者的胸部 CT 检查结果，我们内科病房的医生走进放射科阅片室。这是一个灯光幽暗、洞穴似的房间，其 40 英尺 ×60 英尺的空间被齐肩高的隔板分割成不同的胸部、骨骼、腹部、头部等阅片隔间。一群穿着白大衣的人静悄悄地在这个迷宫中走来走去，好像这才是对黑暗的反应。我们找到了胸部隔间。在三个相连的屏幕前坐着一位年轻的放射科女医生，她的脸被柔和的蓝光点亮。她取了我们患者的胸部 CT 片，把它放在显示器上，开始对着片子说话，而不是对着我们。她盯着片子，就像是某个不在场的他人一样，吟诵着她从某个来源得到的信息，而我们则在努力偷听着她的独白。她从来也没有转过身跟我们说话，只是说出了她看到的那张片子的内容。我的实习生说如果所有的灯都突然点亮，大家就会沮丧地眨眼，诅咒被终止，放射科医生会在他们的洞穴里变得苍白。

　　读者为文本建立框架，就必须要注意到文本的来源和去向，即文本的作者和读者。一位生气的读者在读到我编辑的亨利·詹姆斯的《美国游记》（*The American Scene*）第一版中一段繁复而华美的散文时，在空白处写道："他在追寻什么？"在为文本建立框架的时候，读者必须询问作者的意图（不管这么做在文学研究多么不合时宜）；当然，通过探寻作者的意图，读者暴露了自己在阅读行为中经历的情感过程。的确，为文本建立框架总是会透露出一些将作者和读者聚拢在一起的力量。每种阅读都有自己的框架，这当然有赖于文本，但也有赖于读者和作者个人的、时间的和文化的情形。

　　对读者来说，"建立框架"这个词的空间含义也是突出的。究竟什么遗留在了文本内或在文本外？作者如何界定事件、人物、时间段、情感来决定作品的视野？有些作品的力量在于框架的狭窄。海明威的短篇小说《白象似的群山》（*Hills Like White Elephants*）没有任何直接诉说这对情侣正在思考堕胎这件事而具有力量；简·奥斯汀的《理智和情感》（*Sense and Sensibility*）以及《爱玛》（*Emma*）通过将读者全部的兴趣都局限在主人公的家庭生活内部，让读者来填补令人愤怒的性别和阶级不公的空白，从而对当代读者产生更加强烈的影响。医学中所做的不是观察的精确性，而是兴趣的局限性——医学的框架非常狭窄，只限于生物性。

　　女性主义批评家对文本间隙或结局之后的故事非常敏感。[26] 细读者可以通过推断、结果或沉默理解意义。就像夏洛克·福尔摩斯（Sherlock Holmes）意识到不叫的狗一样，读者如果仔细地审视文本的框架，就会对没有说出的内容感到好奇，并且（也许仅仅是在假设中）会补充遗漏的内容，即使只留下了影子或痕迹。解构主义批评家讲的"aporia"这个词，就是语言本身内部意义的间隙。的确，从来没有任何一位说某种语言的人能够完全把握另外一个人的意思是什么。我可以猜想我的蓝色与你的蓝色相近，我对"不幸"一词的使用跟你一样，但是我最好明白，并且应该为这种猜想的局限性留出空间。如果读者养成习惯思考文本遗漏了什么，他就能更好地解读它的意义；如果临床工作者具有这种技能，通过随之产生的好奇，他就会在患者的生活和健康中发现明显的医学现象。

形　式

除了对接受过训练和掌握了技巧的人，否则文本的形式可能是隐而不见的。正如珀西·卢伯克（Percy Lubbock）在《小说的技巧论》（*The Craft of Fiction*）中写道："小说的形式……或许是我们任何人都不曾真正思考过的。它是一点点、一页页展示的，消失的如展示的一样快。作为一个整体，它既完整又完美，只能存在于比我们大多数的人的记忆更持久的记忆中。"[27] 从结构主义那里，我们学会了敏锐地理解文本是如何建立的，文本的形式因素如何赋予它超越个别词语和特定情节赋予的意义。文本的形式因素包括它的体裁、部分、选词、隐喻、叙事者的特点等。在下面的段落中，我将先后讨论体裁、可见结构、叙事者、隐喻、典故和用词等这些文学形式的重要因素。在教授细读的时候，我们鼓励读者明确注意每一个形式因素，这样就能不仅更好地注意到文本的内容，而且也能注意到它是如何对读者施加影响的。我已经养成习惯，让学生在阅读任何文本时，都要与每一个因素"纠缠"，特别是当它们看起来不合适的时候。注意到实习医生病程记录中的暗喻，以及认识到患者死亡时写下的出院记录的体裁是讣告，这些都是打开文本的新方式，让作者或读者意识到文本完成了什么样的工作。

体裁：这个文本是短篇小说、讣告、书信体小说、哥特式故事、黑色幽默、还是抒情诗？[28] 每种文学文本类型或体裁都有自己的规则和习俗，要求作者具有某种特定的技能，读者要用某种特定的形式关注。如果读者运用阅读回忆录的规则来读科幻小说，或者阅读伊丽莎白时期戏剧的方式来阅读塞缪尔·贝克特的戏剧（Samuel Beckett，1906—1989，法国小说家、剧作家——译者注），那么他就完全被误导了。

文学体裁是一个积极的、鲜活的有机体，它会在与时间和文化的关系中进化，会在总结自我、向先前致敬的同时自我更新、开拓新的疆土。像疾病一样，体裁也不是静止的实体，新的体裁从旧的体裁中出现，旧的则重获活力，几种体裁组合出现，震撼了阅读世界[29]。迈克尔·翁达杰（Micheal Ondaatje）的《英国病人》（*The English Patient*）是什么？当然，它是一部小说，但是插在小说中间的，是关于沙漠和非洲季风的气候研究、拆弹以及希罗多德（Herodotus）讲述的古代史。W.G. 塞堡德（W.G. Sebald）的《奥斯特利茨》（*Austerlitz*）是一个由梦、民族记忆、心理分析式独白和艺术家的笔记组成的一个无缝的组合体。我们意识到，医院病历是一个有着自己严格的写作规则的体裁，这样我们就开始研究病历文本本身，以及它所要再现的行动[30]。

辨认体裁对没有经验的读者具有很大影响，我对此印象深刻。蒂莉·奥尔森（Tillie Olsen）的短篇小说《给我猜个谜》（*Tell Me a Ridle*）从名字上来讲就是一个谜，这有助于学生在阅读伊娃的过程中容忍自己的不确定性。去年一个学生告诉我，理查德·麦肯（Richard McCann）的思考性文章《重生者》（*The Resurrectionist*）就是一封写给肝脏捐赠者的感谢信，文本暗指了这点。弗兰纳里·奥康纳的《瘸腿的人该先进入》（*The*

Lame Shall Enter First）或许就更应该被创造性地阅读——如果你意识到它正如标题所示那样，是一个寓言。

　　直接讨论体裁的一个意义就是为了在教学中涵盖许多体裁。休·克劳福德（Hugh Crawford）多年以前就提醒我们，传统上，文学与医学教师局限于短篇小说这种体裁限制了我们教给学生的东西[31]。学生需要与叙述者一起经历一篇长篇小说，他们也需要经历短篇体裁，如诗歌、戏剧、生命写作、电影、自传，每一种体裁都能教会读者不同的知识。最理想的是，随着临床工作者作为读者能力的提高，我们也能把所有这些体裁形式教给他们。

　　可见结构：有些作品被分成册和章节，有些章节又被分成次章节，甚至短篇故事也能够被分成有标题或数字的段落，或至少留出双倍行距将上下分开。观察文本在结构上的细分经常会引出富有成效的问题。夏洛特·柏金斯·吉尔曼（Charlotte Perkins Gilman，1860—1935，美国女性主义小说家——译者注）的小说《黄色墙纸》（*The Yellow Wall Paper*）中的段落变得越来越短，为我们揭示了叙事者的心理状态；亨利·詹姆斯的《鸽翼》第一部比第二部短，导向詹姆斯所说的“按透视法缩短”的小说发展；劳伦斯（D.H. Lawrence，1885—1930，英国作家——译者注）的短篇小说《菊馨》（*The Odour of Chrysanthemums*）段落 1 和 2 之间的中断发生在沃尔特死亡的时候，意味着在这些生命中是什么带来了意义；牙买加·琴凯德（Jamaica Kincaid，1949 年出生在西印度群岛的美国小说家、散文家——译者注）的《女孩》（*The Girl*）不但是一个没有分段的故事，而且里面的句子也没有停顿，让人透不过来气。《伊凡·伊里奇之死》的叙事时间越来越短，如果在一张图上，以章节为 x 轴，以年份为 y 轴的话，显示出来的是朝向死亡的不规则曲线。

清晰地审视文本的可见结构可以让读者得以探寻间断的意义、速度的影响，以及作品节奏所传递的信息，甚至各部分的长度的对比也能够暗示它们的重要性。我总是要求学生列出章节或部分，注上页码，并写上几句话概述情节，让他们注意到这些文本形式因素的潜在意义。

叙述者：虽然临床读者不需要掌握热奈特和里蒙-凯南的所有理论，但他们还是需要培养一些能力，以便可以在细节中辨认关于叙事者的方方面面。我坚持要求学生评论叙事者如何参与故事、对事件有多接近、对人物有多了解、他的视点或聚焦点是什么。我鼓励学生描述自己与叙事者之间的关系，这种关系改变是在阅读过程中出现的，也是经过多次阅读后发生的。

除了要做出上述各种区分，以确定叙事者的可靠性、他在故事中的定位以及故事情节中的行动，学生还要查看叙事者的经验。叙事者可以很亲密，就像契诃夫《第六病室》（*Ward Number Six*）的叙事者一样，他邀请读者进入危险的故事环境中，把虚拟的手臂搭在你的肩膀上，做出宽慰地邀请你的样子；其他的叙事者则是遥远的、怀疑的、不宽恕的或者评判性的。弗兰纳里·奥康纳的《瘸腿的人该先进入》从故事一开始就刻薄地、无情地评判主人公，读者甚至都觉得有必要保护人物不受叙事者的攻击；托妮·莫里森在《宠儿》（*Beloved*）中让被谋杀的婴儿的鬼魂逐渐占据了故事的讲述。在一些特殊的情况中，故事有多个叙事者，这些叙事者或是嵌套的，例如《弗兰肯斯坦》（*Frankenstein*），或是轮流讲述，例如《喧哗与骚动》（*The Sound and the Fury*）。

叙事者对故事或人物的立场会在叙述的过程中发生改变。詹姆斯·乔伊斯在《亡者》中通过让叙事者缓慢地从一个对加百列遥远的、批判的立场转向站在加百列身边，持亲密的、原谅的立场，再现了人类和宇宙的

深邃交流。契诃夫的短篇小说《古瑟夫》（ *Gusev* ）叙事者的视角在故事的
过程中变宽，到故事结尾的时候包括了整个宇宙。打开《伊凡·伊里奇之
死》意义的钥匙是叙事者在故事过程中的改变，从早期的冷嘲热讽、疏
远以及批评伊凡生活的讲述者，慢慢转向伊凡，更贴近他、原谅他，直
到第四章进入了伊凡的内心，替他说话并谈论他；到了第九章，叙述者
就是伊凡的灵魂。这就是托尔斯泰的非凡成就，向我们展示如何跨越界
限进入另外一个人的主体间性。

　　识别虚构叙事作品中的叙事者和他的焦点积累起来的经验，对阅读
病程报告或入院单这样的临床文本也非常有益。譬如，"谁在说？"经常
是医生关注的问题，特别是在试图理解患者的临终决定时，另一个不那
么戏剧化的场景是是否要戒烟的决定。

　　暗喻： 暗喻可以是局部的或转瞬即逝的意象，将意义透明化，通过
新的并置或一个持久的统领意象贯穿或连接作品。夜莺是济慈的《夜莺
颂》（ *Ode to the Nightingale* ）中的统领意象，代表创造性的精神；覆盖在
爱尔兰的白雪是乔伊斯在《亡者》中的统领意象，代表宽慰人类状况的
普遍性；福楼拜的《一颗简单的心》（ *A Simple Heart* ）里的鹦鹉标本以其
可笑的情绪，再现了菲里希黛的特质、真挚和纯真信仰。没有鹦鹉，福
楼拜就不能向读者传递这个农妇矛盾的立场——既命中注定又超越人间。
直到一个英国医学生提醒我，"妈妈"（ Mum ）这个词在英国既指菊花又
指妈妈，我才恍然大悟了劳伦斯《菊馨》的全部意义。

　　辨认作品中的统领意象常常能够引导读者发现作品的形象喻意，这
是超出作品情节的意义。桑德拉·希斯内罗（ Sandra Cisnero ）《喊女溪》
（ *Woman Hollering Creek* ）中溪水的潺潺声说出整个写作过程，这既包
括主人公的笑声，也包括叙事者通过言语对故事的口头再现；《伊凡·

伊里奇之死》结尾光和麻袋的暗喻让读者接受了死亡；辛西娅·欧芝克（Cynthia Ozick）、乔治·莱可夫（George Lakoff）和马克·约翰逊（Mark Johnson）以及詹姆斯·博德·怀特（James Boyd White）等语言学家和人类学家的著作帮助我们理解了隐喻思维不仅是文学行为，而且贯穿于我们所有的思维和生活。他们认为，所有的思维都是隐喻性的，不论科学、数学，还是诗学，因为隐喻是人脑"旅行"的方式[32]。

典故：所有的文本都对其他的文本说话——它们无法不这样做，细读的读者对文本之间的对话非常敏锐。例如，《弗兰肯斯坦》中的怪物通过阅读一本拾到的《失乐园》学习英语，只有当读者注意到《弗兰肯斯坦》实际上是重新讲述了米尔顿这一戏剧化诗歌的故事，才能充分理解玛丽·雪莱这一经典作品的意义。亨利·詹姆斯的短篇小说《丛林野兽》（*The Beast in the Jungle*）里面有一个临终场景，其中濒死的女主人公梅·巴特莱姆原谅了迟钝的男主人公约翰·马切尔，对许多读者来说，这似乎是詹姆斯另一篇小说《鸽翼》中遗漏的场景。通过阅读《丛林野兽》，读者最终明白了《鸽翼》中女主人公米莉·席尔要对那个缺乏勇气的追求者莫顿·丹什说的话。刚开始阅读的时候，读者会为自己的故事储备不足而焦虑。这时，教师可以帮助他们度过这种状态，使他们可以随着时间的流逝，耐心地在叙事文本之间走向开阔。

选词：选词属于一部作品写作的语言学领域。有些文本是以对话形式或比较随意的方式写成的，如雷蒙德·卡佛（Raymond Carver）的《大教堂》（*Cathedral*）是这样开头的："这个双目失明的男人，我妻子的老朋友，正要晚上出去消遣。"有一些从《圣经》中选词，如《菊馨》："她很害怕，充满了无底的恐惧，所以就向他讲道"，以及"现在她看到了，变得沉默，因为看到。"通过将语言风格定性为随意的或正式的、风趣的或是官僚的、当代的或是无时间限制的，读者能够辨认出情绪、吸引程度、权威性、作品想要达到的与读者之间的亲密关系。有些作品在其中插入了其他选词或文本，如方言、意识流、做梦顺序、书信、引用的作品，这些都可能跟叙事者的选词形成有效的对比。

医院病历有着非常严格的选词，规定了书写使用的语法时态和语态，禁止使用情绪化的词语。青年学生也是通过自己使用的词汇学会医学。他们思忖：如果我要写的是"40 毫克的呋塞米被推注"，而不是"我推注了 40 毫克的呋塞米"，那么"我"字在医学这个世界里就有点耐人寻味了。

时　间

在临床环境中教授细读法，并要求学生尽可能详细地识别文本的时间建构材料很有益处。受过训练的读者能够注意到顺序、持续时间、故事时间、话语时间和速度，因此能够轻松进入叙事的世界。一旦文本的时间结构得以定位，即便是没有经验的读者也似乎能够理解让人困惑的情节错位和多重叙事的故事情节。简单地看一下故事的动词时态，读者就可以领悟故事是即时性的还是反思性的。契诃夫的短篇小说《古瑟夫》用现在时讲述，引领读者进入轮船的病室，读者一直处在悬念之中，不知道我们中的哪一个会是下一个死去的人。反复的或进行形式，如《简单的心》中的这句话"天气好的时候，他们就会早早地去位于哥法斯的农场"，这带有一种持续性和无止境感。时间成为循环，而不是朝向一种目标，既表明永恒性、神秘的普遍性，也表明读者只是被困在了文本中。

故事时间，也就是在叙事者的情节中跨域的时间，为文本赋予了范围领域，为阅读行为赋予了节奏。在托尔斯泰的《战争与和平》(*War and Peace*)中，几代人就这样过去了；在弗吉尼亚·沃尔夫的《戴洛维夫人》(*Mrs. Dalloway*)中，六月的一天就这样流逝了；熨一件衣服的时间在蒂莉·奥尔森的《我站在这里熨衣》(*I Stand Here Ironing*)中流走。在苏珊·梅茨(Susan Mates)的《洗衣店》(*Laundry*)中，电话在故事开头时响，结尾时仍在响，表明故事发生在几秒钟的时间内。即便是读者通过记忆和闪回了解到了不在这些时间内的事件，故事时间对读者来说仍然是经历过的事件，赋予阅读行为本身急迫性或长久性。

时间上的错位或同步当然是现代主义的特征。伍尔芙、乔伊斯和普鲁斯特及其他人让阅读行为发生了革命性的变化，震撼了读者，让他们重新经历时间。戴洛维夫人在经历了她举办聚会的那一天的同时，也在感官上经历和召唤了先前的时光——门铰链的响声让她回到了以前在布尔顿的日子；期待着见到彼得，唤起了她曾经爱过他的感觉；大笨钟的鸣响确认并对比了传统的时间性和每一个没有按时间顺序经历过的时刻——女主人公好像同时经历了她一生中所有的时刻！4岁的她和24岁的她的过去实际上是现在的她自我中的一部分，这让读者感到眩晕，因此，不由自主地打开了传统意义上"以前"的自我。作者会经常在文本中标识自己的时间，特别是会提示叙述某一个行动所用的时间，或者反思自己对所讲故事的关注时间。通过关注虚构世界中时间的转换以及文本外时间的元叙事，读者可以大概知道这个叙述者通过解开时间的假面所要揭示的真相。

威廉·麦克斯韦尔(William Maxwell)在小说《再见，明天见》(*So Long，See You Tomorrow*)中，用一栋在建房子的框架作为统领意象来传达生命的状况，他还用贾科梅蒂(Giacometti)的雕塑《周六凌晨四点》(*Saturday 4.A.M*)来强化这一意象。在麦克斯韦尔的手里，不知名的主人公男孩在正在建造的、未来属于他的房子里玩耍。这里没有地板，没有墙壁，没有屋顶，只有 2 英尺 ×4 英尺框架中的天空，通道很快就不可能在厨房和起居室或是相邻卧室之间的空间通行。这种开放的空间、空白和朝向天空的空间发出了语言无法表达的渴望，即同时处在生活中所有房间的渴望——过去、现在和未来彼此渗透，它们的顺序是随意的，因此，是不确定的，并且不受命运的左右[33]。

唉，对于小说的主人公和读者来说，时间之墙竖立起来了，过去流走了、完成了，不可挽回，未来还在等待，而现在在不可避免和不可忍受之间摇摆。麦克斯韦尔在他的作品中，体现了法国哲学家保罗·利科关于时间性和叙事性之间的联系。在小说中，男孩和男孩长成的老人一起讲述着故事，故事并非按年代顺序讲述，而是以一种能够表达意义的顺序来讲述。这篇小说或任何其他小说的这种结构就像是散文、句子一样，使一个单元按照顺序跟随另一个单元，一次一种声音、一个思想、一个步骤，使其整体不可吸收，而要随着时间来经历。

麦克斯韦尔的小说和其他许多故事和小说一样，是关于时间的，时间就是小说的情节。重复、重述以及展开不仅是讲述中采纳的时间结构，它们本身也是情节（主人公在事件发生很长一段时间后向治疗分析师讲述他的故事）。也可以说，这部小说和所有的后现代小说试图想要为作者和读者创造时间之内的空间，在其中遗憾得以平静，焦虑变得缄默，记忆变得透明，重复能够停止。谦虚地说，小说的这些做法使我们悲哀地意识到我们根植在自己的过去，会谦卑地接受命运的不可避免性。

坚持医学读者要对叙事时间敏感，是训练他们对疾病时间的敏感性。临床工作在一个高度调控的时间框架内展开——临床工作者急于确定时间顺序以及症状持续的时间。我想，医生打断患者的自我叙述，大多时候是要问这样的问题：多长时间？什么时候开始的？因为时间性是疾病的鲜明特征。医生不能居住在伍尔芙和乔伊斯的同时性中，不过，医生的严格控制的历时或许跟患者表述的共时有矛盾，对于时间的经历也许是患者和健康人之间分歧最明显的一个方面。医疗卫生工作中迫切需要来审视或者至少从想象中理解患者是如何经历时间的。

患者存在于时间的中断中，疼痛或煎熬的体验不可被划分为"那时"和"现在"。煎熬的状态抹去了所有时间上的差别，只剩下"在它开始之前"和"自从……"简·斯塔福德（Jean Stafford）的短篇小说《内部城堡》（Interior Castle）描绘了一位遭遇车祸的年轻妇女处在疼痛的状态："她过去所有的一切、所有的记忆以及离开医院后，过去对未来的意义对她来说现在都不值一提。"[34] 这些状态是不以意志为转移的，也不可控制，只能忍耐。

我们的身体在变老，但它还同时存在于所有的时间中。我们不会失去童年时拥有的器官，它们帮我们熬到今天或是打败我们。一位肾衰竭的女性移植了儿子为她捐献的肾，这就是几十年前在她的骨盆里为他长起来的肾。理查德·麦肯在《重生者》（The Resurrectionist）里思考他童年和青少年时起的身体，因为在成年时期，他的肝出现了衰竭："我仍然能够想起我 10 岁时拥有过的身体，那个身体中承载着我称之为的'自我'的东西，沿着的铁轨往前走……我能够回想起 17 岁首次做爱时我的身体：紧张、迟疑不决。但是就像我出生于其中的身体也早已不再一样，这些身体都已经不再，这些身体是我毫不犹豫称之为'我的'身体，它们是完好无缺的、与现在隔开的、完整的。"[35]

身体曾经经历过的事情仍然存在于身体上——疤痕、梗死、狭窄和粘连。凯瑟琳·蒙哥马利曾经说，问患者关于"告诉我你的伤疤是怎么来的"的问题，就可以写一大篇问诊记录。我们的身体就像是文本，记录着我们曾经经历过的事情，隐藏起过去受过伤害的证据，肉体只会记住让我们得以活下去的稳定情况。

　　教授医学读者关注小说或诗歌中的时间性，就是为他们装备了提升同理心的工具[36]。我们自己的时间性就像导弹发射井，可以有效地将我们从其他人存在的经验剥离出去。如果我们不知道对其他人来说蓝色或红色是什么，我们又怎么可以理解对其他人来说，一个小时或一天的感觉是什么。如果我们不采取措施想象他人的时间，并想象时间流逝的内在体验，时间这个最基本的人类维度会把我们与其他人分隔开来。如果医生、护士或社会工作者在注意他人的时间性方面受过训练，就可以理解患者没有说出但很重要的方面，就能够更好地想象她照护的那名患者如何度过他生命中的一天或一个小时。

情　节

　　从解析文本形式成分（框架、选词、隐喻和时间）这一苛求性智力任务转向文本中发生的故事，读者就松了一口气。当然，"阅读以求情节"的做法被博学的读者嘲笑或不屑。然而，就像彼得·布鲁克斯（在他颇具影响力的《为情节而读》（*Reading for the Plot*）一书中坚持认为的那样，最有成就的读者从来就是怀着饥渴去寻找"发生了什么"而读到故事的结尾。事实上，任何对于文本真正的渴望都需要建立在和作者一起朝着情节引导的方向旅行这一充满朝气、自然的意愿之上。"因此，情节……就是读者理解文本，再通过理解文本而理解生活的一种主要方式。"[37]了解并和故事中的人物一起生活，通过想象进入故事的情境当中并经历故事中的事件，对许多人来说，似乎是阅读故事要做的最基本的事情。

　　故事的情节就像蛋白质，即一连串的氨基酸。仅仅只有氨基酸序列并不足以让蛋白质发挥作用。蛋白质除了有顺序之外，还需要有形状才能做工作，它需要自我卷曲来为其他分子提供接触点或接触位置。例如，血红素分子是一长串氨基酸形成的环，以在其内部容纳一个铁原子。只有在形成环以使铁原子有一个"巢"时，蛋白质才能完成运载氧气的任务。与此类似，情节开始于一连串按照时间顺序相连的事件。通常，这样的事件可以用几句话来表述："约翰·马切尔和梅·巴特莱姆在那不勒斯相遇。在暴风雨中，他们同时被困在海湾的一条船上。许多年后，他们又一次在乡村中某个共同的朋友的家中遇见，产生了一段感情。他们俩没有结婚，部分原因是马切尔怀有宿命论思想，总认为厄运会降临在自己身上。梅向马切尔献上了自己的爱，但马切尔并没有听到。只是在梅将要死于血液疾病的时候，马切尔才意识到，没有接受并表示对梅的爱是一个严重的错误。"詹姆斯的《丛林野兽》建立在这个单薄的情节上，但却具有强烈的意义，这种效果的达成不是通过"发生了什么"，而是通过展示发生的事件是如何展开的，在反思性的闪回中躲避，并战战兢兢地努力去找寻未来。这一连串事件的"巢"是梅默默的爱、马切尔可憎的唯我主义、婚姻在日常生活中的位置、悲恸的源头以及一个人的价值如何依赖于另一个人对于其死亡的哀叹。

当然，不能把情节和形式分隔开来。詹姆斯在《小说的艺术》(*The Art of Fiction*)一文中描述情节和形式的关系时（詹姆斯称之为"思想"）写道："如果一部作品是成功的，思想就会弥漫或渗透其间，给作品带来信息和活力。这样，每个词和每个标点都直接对表述起作用。难道我们没有理解故事是或多或少出鞘的剑？故事和小说、思想和形式，就好像是针和线，我从来都没有听说过裁缝行会建议只用线不用针，或只用针不用线[38]。"同样，现在的生物学家从来就不去区分解剖学和生理学，读者也知道，不能把情节和形式隔离开来。

　　不过，故事中确实**发生**了一些事情，超越了使用的语言或采纳的形式。"发生的事情"不总是明显的，现代主义的作品中到处充满了含混，如伍尔芙的《到灯塔去》（To the Lighthouse）、乔伊斯的《芬尼根的守灵夜》（Finnegan's Wake），以及后现代主义作品如马丁·艾米斯（Martin Amis）的《时间之箭》（Time's Arrow）、保罗·奥斯特（Paul Auster）的《纽约三部曲》（New York Trilogy）。没有经验的读者担心看不到整体情节，而去参阅《克利夫笔记》（Cliffs Notes）或其他参考资料，以确保自己领会了"应该"获得的意义。在不断的阅读过程中，随着信心的增长，读者会认为自己对作品意义的探究与他人一样好。弗兰克·克默德写道："虚构作品就是要找出意义来，并随着意义产生需要的改变而改变。"他指出，虚构作品具有多潜能性，具有在不同读者的手中产生不同意义的弹性[39]。"这个世界是我们钟爱的文本。我们……在做事、生活和阅读时，喜欢把它想象成一个能够随意来回穿梭的地方，并预测其中的一致性、联合性和对立面，抽取其中的秘密，建立可以理解的关系，好像解决一个代数问题[40]。"他让我们相信，读者的任务可以像作者的任务一样产生结果，只是方式不同，因为读者把情节事件放置在一起产生了意义。

　　毫无疑问，临床背景中的讲者和听者共同发现和创造了他们关心的情节。临床工作者如果能够更好地聆听或阅读情节，就可以更精准地进行诊断，对其他的可能性也会更敏感。已经具有了找寻或想象情节方法的临床工作者会耐心地等待诊断的显现，相信浓雾会最终散去，意义的轮廓会变得清晰。我并不是说会有一条直线把《到灯塔去》中的拉姆奇夫人与风湿关节炎或阿尔茨海默病的诊断标准连接起来，但如果要在叙事中找到情节，在疾病中做出诊断，我们需要认知能力、情感能力、想象力、性格研究能力共同发挥作用。

意　愿

　　在教授没有经验的学生细读法的时候，意愿是最难理解、最难接近的范畴。阅读行为满足了什么欲望？在写作过程中讲述者有什么渴望得到了满足？这些问题与作品中人物的意愿或作品背后血肉之躯作者的意愿关系不大，与叙述者或读者的关系更大。意愿推动了作品的产生和消费，认识到阅读的满足感（罗兰·巴特称之为"文本的喜悦"）不仅增加了阅读的回报，而且提高了文本欣赏的精确性[41]。

　　阅读课上我提的最后的问题基本上是关于意愿的问题：阅读这个文本你得到了什么样的满足？创作这个文本实现了什么愿望？意愿与意图类似，但不尽相同，意图通常与作者而非叙述者有关，而文本中的意愿所指的几乎是需求被满足的经历，获得了动力，达到了快乐。奇怪的是，细读的经历就好像是体力的消耗，读者好像要为一个要求很高的活动动用身体的各个部分，最后感到筋疲力尽却很满足。也许这种筋疲力尽的状态就把仔细阅读和休闲阅读区分开来了——休闲读者阅读以求消遣娱乐，仅仅满足了娱乐和休息的需要；仔细阅读的读者运用全部的智力、能力、注意力、想象力、隐喻想象、道德对抗，完成了自我审视和认同这一意愿，并要面对挑战，获得新的、清晰的关于世界、自我和他者的认识。詹姆斯在《鸽翼》的前言中写道："对我的感官而言，一件艺术品带来的喜悦以及一种不可抗拒的幻觉构成了最高级别的'奢华'体验；而当作品寻找尽可能少的关注时，'奢华'的体验就不是最大的。当我们感觉到作品就像是厚厚的滑冰池的表面，上面承受着最强的压力但没有破裂时，这就是最伟大、最神圣的。"[42]

　　我在教学中发现，让读者明确表达出被文本唤醒的意愿是指导他们与文本互动最可靠的方法。读者在对文本的回应中经历的意愿就是在把故事融入自我当中时所经历的突破和改变。听到或读到的故事滋养了我们，我们消化了这些故事，将他们融入我们的身体组织中，从中汲取能量，并通过这些能量强化了自己。提醒读者关注这些欲望和意愿，就是认可了阅读是人类的基本行为，认识到读者所能做的不仅仅是为了我们自己的好处，而且是因为我们的生活要依靠它。

谈论欲望和意愿为阅读行为增加了身体的因素。我是有意为之，因为读者需要动用整个身体和思想来经历这些意愿。文学研究者对记忆、免疫力、基因学和生殖等现象非常感兴趣，不是把它们作为科学之谜，而是作为理解人类经验的方式而对之感兴趣。我相信对这些现象的根本兴趣在于它们表述了身体的现实。我们如何在自己的身体里过我们的生活？这个问题越来越被认为是我们努力从彼此的创造性生产中找到或制造意义的关键性因素，当然这也包括了我们的大脑、神经突触、记忆痕迹、性激情等。

许多当代的文本批评方法是高度关注身体的。朱丽娅·克里斯蒂娃（Julia Kristeva）、朱迪思·巴特勒、米歇尔·福柯、伊芙·科索夫斯基·塞吉维克（Eve Kosofsky Sedgwick）等有影响的批评家将他们的文本概念建立于身体之上。巴特勒在《身体之重》（*Bodies That Matter*）中问道："如果没有我们的身体，就没有'我'，没有'我们'——身体的建构是在这层意义上建构起来的吗？"[43] 也就是说，人对自我的经历部分来自于身体的地位，因此，叙事行为在定义上就是让读者和作者参与到发现和转换的过程中，包括记忆、感知、感觉、创造力和反应等身体过程。

缘起于文本的意愿通常会将身体的实际感觉、反应的某些方面与智力或情感的意愿相结合。或许《瘸腿的人该先进入》用道德反叛来更好地区别圣人和恶魔，满足了挑战自我的冲动；或许《伊凡·伊里奇之死》满足了直面死亡的意愿，同时认识并赦免了所有以琐碎、自私和恐惧混日子的人；或许《丛林野兽》满足了未经过审视的愿望，把自己从亲密和恋爱的危险中拯救出来。仔细阅读的读者在文本结束的时候已经经历了某些事情，已经被他的阅读行为所改变。如果读者能够更好地识别在阅读过程中获得的满足和渴望，他就能够更精确地认识到文本达到了什么样的目标。

我让学生进行的阅读操练前四个方面分别是框架、形式、时间和情节，最后一个方面就是"意愿"，它特别适合医疗背景中的文学研究。面对着文本思考自己的意愿，这一做法也许更适合医学科室，而非英语系。因为我们对身体的熟悉和掌握，叙事医学也许可以因此对文学研究有原创性的贡献。我们的阅读练习以审视意愿结束，经过了思考时间性和隐喻这些抽象概念之后，读者们可以重新回到地面上，回到物质世界中，回到身体和健康所代表的生活中。

结　语

在教授医务人员和医学生如何阅读时，我们意识到这些阅读时的反思习惯对临床工作者来说非常有价值，不论是在聆听患者、阅读医院病历，还是重读自己关于医疗实践经历的笔记时。这些简单的操练训练读者去识别框架、形式、时间、情节和意愿，能够促使他们思考医学和疾病的叙事特征——时间性、独特性、因果关系/偶然性、主体间性和伦理性。也就是说，阅读训练在局部和文本的水平上重构了叙事医学更抽象的特征，影响到每一个阅读行为。当然，希望临床工作者不仅在阅读每篇小说时能够运用这些技能，也希望这些技能在聆听患者讲述疾病故事时同样适用。

　　这些阅读技巧在临床上与个体患者相遇时会起作用，部分是因为它
们有助于弥合医患间的分歧，这些分歧因医生和患者对死亡、情境、因
果关系和情感煎熬有不同的认识，这些分歧将医生和患者分隔开来。我
们希望，装备了这些细读法技巧的临床工作者通过这些必要手段，可以
更好地跨越这些鸿沟，理解形式、情节、向叙事者致敬、读懂隐喻、追
踪时间以及面对意愿而生活。然后，这些临床工作者就会有能力去留心
倾听患者讲述的故事，用一种尊重患者叙事行为的形式再现所听到的故
事。在一个人讲述时、另一个人关注并再现他人所讲述的——这是临床
相遇中两个重要的时刻，带来强有力且互惠的能量，有利于在临床相遇
中承担见证、培养治疗联盟关系。下一章将解释医生、护士、社会工作
者在具有了形式和文本等细读技巧后，如何发展并维持这种巨大的力量，
去倾听、识别，并以患者为重。

注释

1. 最近几次叙事医学会议和研习班给人的感觉是：这一研究领域在地理上和概
   念上日益壮大，如 2003 年 10 月在意大利的贝拉吉奥洛克菲勒学习中心举办
   的 "叙事、疼痛、苦难"；2004 年 2 月在佛罗里达州盖恩斯维尔举办的 "心
   理分析和叙事医学"；2005 年 12 月在华盛顿由叙事文学研究协会主办的现代
   语言协会年度大会 "叙事医学" 讨论小组等。

2. 美国国家人文基金资助了一项为期两年的项目，具体研究医疗卫生中叙事
   训练的机制和中介。我在哥伦比亚大学召集了一个叙事医学强化学习小组，
   教师和研究生一起思考、讨论、测试叙事训练哪些潜在的概念和方式能够
   给医务人员和学员们带来益处，参加的教师有 Sayantani DasGupta（儿科）、
   Rebecca Garden（英语）、Craig Irvine（全科医学和哲学）、Eric Marcus（精神
   病学和心理分析研究所）、Tara McGann（英语）、David Plante（创意写作）、
   Maura Spiegel（英语）和 Patricia Stanley（莎拉·劳伦斯学院的健康促进者）。
   以下的章节源于我们在 2003—2005 年的思考。

3. 近来关于这一主题的论述，请见 Kathryn Montgomery Hunter, Rita Charon
   & John Coulehan, "The Study of Literature in Medical Education"; Anne

Hudson Jones, "Literary Value: The Lesson of Medical Ethics"; Jack Coulehan, "Empathy"; Rita Charon et al, "Literature and Medicine: Contributions to Clinical Practice". Anne Hunsaker Hawkins & Marilyn Chandler McEntyre 在 "Introduction: Teaching Literature and Medicine: A Retrospective and a Rationale" in *Teaching Literature and Medicine* 中总结了这些理论。Robert Coles 在 *Call of Stories: Teaching and the Moral Imagination* 和 "Medical Ethics and Living a Life" 中阐述了关于这些机制的远见卓识。

4. 系统审视医疗卫生保健中叙事培训实证研究的范例，请参阅 Sayantani DasGupta 和 Rita Charon 的 "Personal Illness Narratives: Using Reflective Writing to Teach Empathy" 以及 David Hatem 和 Emily Ferrara 的 "Becoming a Doctor"。

5. Anne Hunsaker Hawkins 和 Marilyn Chandler McEntyre 主编的 *Teaching Literature and Medicine*。

6. Aristotle, *Poetics*; Horace, *Ars Poetica*; Philip Sidney, "An Apology for Poetry"; Percy Bysshe Shelley, "A Defense of Poetry"。

7. 20 世纪中期以来关于读者经验概念的主要综述，请见 Walter Benn Michaels, *The Shape of the Signifier*。

8. 比较有用的文学批评流派导读，请参阅 Jane Tompkin 的 *Reader-Response Criticism* 和 Wallace Martin 的 *Recent Theories of Narrative*。

9. George Poulet, "Criticism and the Experience of Interiority." 42; James Phelan, "Dual Focalization, Retrospective Fictional Autobiography, and the Ethics of *Lolita*," 132。

10. 请参阅 Sander Gilman 发表在 *Critical Inquiry* 13 周年年庆专刊中的文章 "Collaboration, the Economy, and the Future of the Humanities"。

11. Virginia Woolf 发表在 *The Second Common Reader* 中的文章预见性地讨论了在 20 和 21 世纪的读者反应批评和接受理论。

12. Jonathan Culler, *Structuralist Poetics*, 259。

13. 我在概述叙事理论时提到的许多要素，包括隐含作者、不可靠叙述者、阅读伦理和阅读行为中固有的意愿，James Phelan 在 *Living to Tell about It* 中都有精彩的论述。

14. Wayne Booth, *The Rhetoric of Fiction*, 137-138。

15. Lionel Trilling, "On the Teaching of Modern Literature", 7。Marshall Gregory 在最近的一篇文章 "Ethical Engagements over Time: Reading and Rereading *David Copperfield* and *Wuthering Heights*" 中提到了类似的观点。

16. Arthur Frank, "Asking the Right Question about Pain: Narrative and Phronesis"。

17. 叙事学中的这部分充满着高度技术化、具有区分性的语言，用以区别外叙述者（情节之外）和内叙述者（情节之内），这些叙述者又进一步区分为同故事叙述者（情节活动的参与者）和异故事叙述者（情节活动的非参与者）。我决定不在本书中包括这个术语，但是在这里向读者指出，如想要进一步了解，请参阅 Rimmon-Kenan 或 Chatman 的著作。

18. 这些概念的有用概述，请参阅 Shlomith Rimmon-Kenan, "Narration: Levels and Voices" in Narrative Fiction, 87-106;Seymour Chatman 的 "Discourse: Covert versus Overt Narrators" in *Story and Discourse*, 196-262; Wayne Booth 的 "Types of Narration" in *The Rhetoric of Fiction* 49-165。

19. 请参阅 Martha Montello 在 "Narrative Competence" 这篇文章中的关于读者作为旅行者的精彩讨论，讨论是基于心理学家 Richard Gerrig 的著作。另请参阅 Charles Anderson 和 Martha Montello 的 "The Contributions of the Reader" in *Stories Matter*，由 Rita Charon 和 Martha Montello 主编。

20. Wolfgang Iser, *The Implied Reader*, 279-281。

21. 作为读者反映理论和心理分析方法的一个主题，读者所经历的个人转变不仅包括个人学习的知识或转瞬即逝的情感，还包括深层独特的自我重构。除了以前引用过的 Norman Holland 和 Richard Gerrig 的著作之外，要了解心理分析文学批评，还可参见 Shlomith Rimmon-Kenan 的 *Discourse in Psychoanalysis and Literature*, Norman Holland 的 *The Dynamics of Literary Response*, Peter Brooks 的 *Psychoanalysis and Storytelling* 和 Peter Rudnytsky 和他旗下的编委会出版的期刊《美国意象》(*American Imago*)。这些出版物将文学和心理分析理论化结合在一起。不过，这些都可追溯到弗洛伊德的 "创意艺术家和白日梦"。

22. 请参阅关于怜悯心的论文集，Lauren Berland 的 *Compassion: The Culture and Politics of an Emotion*。这个论文集与临床实践产生了共鸣。

23. Anne Hudson Jones, "Literature and Medicine: Traditions and Innovations"。

24. 自新批评以来的关于细读法影响力的综述，请参阅 Andrew Dubois 的 "Close Reading: An Introduction" in Frank Lentricchia 和 Andrew Dubois 主编的 *Close Reading: The Reader*。

25. 对伦理案例框架的讨论，请参阅 Tod Chambers 的 *The Fiction of Bioethics*, 17-19。

26. 留意未言说之事能够带来的好处，其有力例证请参阅 Sandra Gilbert 和 Susan Gubar, *Madwoman in the Attic*; Rachel Blau Duplessis, *Writing beyond the Ending*。最近女性主义批评理论方面的出版物请参阅 Toril Moi 主编的 *What Is a Woman? And Other Essays and Sexual/Textual Politics: Feminist*

Literary Theory (其中包括 Helene Cixous 和 Luce Irigaray 的文章); Rita Felski, *Literature after Feminism*。

27. Percy Lubbock, *The Craft of Fiction*, 3。

28. 诗学及文类方面的研究，请见 Jonathan Culler, *Structuralist Poetics*; Ross Chambers, *Story and Situation*。

29. 请参见 Marie-Laure Ryan, *Narrative as Virtual Reality: Immersion and Interactivity in Literature and Electronic Media*; Marleen Barr 和 Carl Freedman, 主编 "Science Fiction and Literary Studies: The Next Millennium"。这是最近一期的 *PMLA* 上开设的介绍新兴文类的特别主题专栏。

30. 请参阅 Suzanne Poirier 和 Daniel Brauner, "The Voices of the Medical Record"; Rita Charon, "The Life-long Error, or John Marcher the Proleptic"。

31. T. Hugh Crawford, "The Politics of Narrative Form"。

32. Cynthia Ozick, *Metaphor and Memory*; George Lakoff & Mark Johnson, *Metaphor We Live By*; James Boyd White, *When Words Lose Their Meaning*。

33. 对小说时间架构的审视，请见 James F. Mayfield, "Memory and Imagination in William Maxwell's *So Long, See You Tomorrow*"。

34. Jean Stafford, "The Interior Castle," 199-200。

35. Richard McCann, "The Resurrectionist", 101。

36. Rita Charon, "Time and Ethics," in *Stories Matter*, eds. Rita Charon 和 Martha Montello, 59-68。

37. Peter Brooks, *Reading for the Plot: Design and Intention in Narrative*, 19。

38. Henry James, "The Art of Fiction", 63。

39. Frank Kermode, *The Sense of an Ending: Studies in the Theory of Fiction*, 39。

40. Frank Kermode 的 *The Genesis of Secrecy*, 145。

41. 对这些 "喜悦" 最清晰有力的阐述，请见 Roland Barthes, *The Pleasures of the Text*。

42. Henry James, *The New York Edition*, 19:xx-xxi。

43. Judith Butler, *Bodies That Matter*, XI。

7 回

关注、再现和归属

　　我们许多从事叙事医学的人都已认识到：用非术语书写患者有助于我们了解他们、解释他们的行为以及对他们所处的困境做出情感反应，有助于将获取的所有关于他们的信息整合在一起。作为培养临床工作同理心和反思能力的路径[1]，叙事写作吸引了许多医务工作者和教学人员，越来越多的临床情形为受训人员和医务工作者提供了反思性写作的机会——护理专业学生在接受临床培训的过程中写反思日志[2]；一年级的医学生应要求书写他们解剖人体时的感受[3]；临床前学生在上医患关系课时书写患者的生活[4]；医学生通过创作小说或诗歌来培养体恤力、提升人文关怀[5]；学生和住院医师通过书写"危机事件"来理解自己的经历[6]；实习医生和住院医师用自然主义风格描述出诊时对患者的所见所闻[7]；内科医生记录下工作中有意义的经历，通过这种方式来理解临床工作[8]；医生、护士、社会工作者上肿瘤叙事课时，共同书写在任职医院中照护住院患者的经历[9]。

　　这些实践活动都有一个共同的理论倾向，即重视叙事作为通向意识、参与、责任和伦理的路径。书写不仅是为了告诉人们我们从临床工作中学到了什么，而是在这个目标实现之前，履行我们对患者的临床责任，这一点是我多年前从露丝那里学到的。只有通过书写，我们才能最深刻地了解与患者相处是怎么回事，我们与患者的关系是什么样的。如果能够清楚地体会到连接这三个环节的通道，即面对受煎熬的人、再现这种体验以及事后思考其意义，我们就能建构通向叙事医学最终目标的道路：与患者感同身受，为患者提供有效的医疗服务，与同事建立协作关系[10]。

在构建这种形式的医疗实践时，我发现自己在拷问内心。在同患者坐在诊室时，我实际上在做两件既相互矛盾又同时发生的事情：以一种肌肉的、有序的方式，运用大脑来诊断、阐释、提出有意义的、促使事情发生的假设，这就是医生的"心脏收缩性"工作——投入其中、整理线索、指导行动。几乎与此同时，与这种"心脏收缩性"工作交替的是"心脏舒张性"工作——放松、吸收、在自我中腾出空间，海量接受关于患者的信息。在舒张状态中，我等待、关注和吸收患者的出现带来的信息。收缩和舒张运动一起构成了心脏的功能，心脏才能工作，二者不管哪一个出现了功能紊乱，其结果都是灾难性的。

关　注

任何医疗卫生工作都始于对患者的关注。我们坐在诊室或急诊室的小隔间里，绿色的帘子把这个患者和另外一个正在忍受煎熬的陌生人隔开，我们竭尽所能来照顾患病的人。甚至在开始一系列以诊断和治疗为高潮的步骤之前，我们就见证了身处困境的患者。不管治疗的是创伤后应激综合征还是渐进性心绞痛，我们都必须从倾听患者叙述、证实自己听到的信息开始。

关注的状态是复杂的、要求高，并很难达到。作为一个临床医生、心理分析师、作家和哲学家越来越感兴趣的话题，关注的涵义是清空自己，把自己变成工具，接收他人的意义[11]。最近医学中的正念内观

（mindfulness）运动已经表明了临床医生需要一种专注的注意力，它要求临床医生积极主动减少内心干扰，而将全部注意力集中在患者身上[12]。一些冥想实践，如禅宗或藏传佛教、（伊斯兰教的）苏非派禁欲神秘主义、超验冥想和各种形式的瑜伽，都是通向净思、专注和洞见的路径[13]。哲学家西蒙娜·薇依（Simone Weil）还研究了宗教神秘主义和冥想者的实践，用她的话来说，"高度专注是构成人创造性机能的要素……专注，那种完全的专注，'我'就会消失，要求'我'做到的正是这种专注。"[14]

我们临床医生倾听患者讲述时，将自己献出，作为意义产生的容器。我们好像是会腹语的人，帮助患者发出声音。之所以这样说，是因为患者并不总是能以有逻辑或有组织的语言讲述自己要说的话，这些信息是通过患者的言语、沉默、手势、面部表情、姿势形体以及体检结果、影像诊断和实验室数据传达到我们这里的。我们的任务是将这些不同的、有时甚至是互相矛盾的信息来源逻辑地整合在一起，暂时创造出意义。

描述临床关注一个最令人难忘的例子出现在亨利·詹姆斯的晚期小说《鸽翼》中。米莉·席尔年纪轻轻，但身患疾病，孤身一人生活在这个世界上，来到医生卢克·斯卓特爵士这里寻求治疗。叙述者这样描述了米莉在爵士聆听她讲述时她的感受："他的关注，如同放在他们之间桌上的一个晶莹剔透的水晶杯。……他宽阔、平静的脸庞虽然显得坚毅，但并不像她预想的那样生硬；他看人的方式，是一种非常奇特的方式，在她看来，既像是个将军，又像是个主教……换句话说，以这种节约时间的方式，她已经与之建立起一种关系，这种关系就是她在那一个小时赢得的特殊奖品。这就像是一种绝对的占有物，完全是一种新的资源，用最柔软的丝绸包裹起来的东西，裹挟在记忆的臂弯中。"[15]

詹姆斯知道，要去治疗别人，人们先要清空自己的思想，去除干扰和目标，将自己献给他人。卢克爵士暂停自我，倾听米莉的讲述。詹姆斯不仅认为卢克爵士和米莉之间的关系对治疗来说至关重要，而且将之描绘成通过二人的肢体表现出来——他的面庞、她的记忆臂弯。小说家意识到这种关注状态的肢体特征（虽然许多人认为作家本人是处子之身、独身者，与自己的身体是疏离的），这让我们临床医生认识到，在对患者健康的思考中，能够把患者的肢体包括在内，是多么幸运。

心理分析师罗伊·谢弗（Roy Schafer）在一篇著名的关于同理心生成的文章中写道："同理心生成可被定义为体察和理解他人的片刻心理状态的内心体验……以某种方式经历他人的情感。"[16] 同样还是这篇文章，在之前的论述中，谢弗引述了克莉丝汀·奥登（Christine Olden）的话："为了客体，主体暂时放弃了自己的自我。"当我们能够做到清空注意，任由别人处置，让别人通过我们来说话，找到话语来表述不能言说之意，难道不应感到振奋吗？作为双耳陶罐，与风共振，为振动的空气赋予声音，听者将讲者的言语转赋予意义。

人们很难理解暂停自我，医生也不例外。这并不是说医生在面对患者的时候抛弃自己的临床判断或医学知识储备，也不是说医生在治疗关系中抑制真正的自我，恰恰相反。我们想以一种适宜的慷慨和谦逊方式，将自己所有的知识为每一位患者服务。而且，医生希望与患者一起，作为一个整体出现，运用人类所拥有的天赋——如直觉和同理心，为每一位患者承担见证[17]。与此同时，我们想减少对自我的关注，突出对患者的关注。小说《上帝之殿》（The House of God）中让人记忆深刻的第四法则是这样说的："生病的是患者。"[18] 基督教存在主义哲学家加布里埃尔·马塞尔（Gabriel Marcel）对关注的概念表述得最有力、最清晰，也最有助于临床实践。他谈到在场和可获得性（disponibilité）时如是说：

这是一个不可抵赖的事实，尽管难以用易懂的术语来描述：有一些人，他们将自己显示为"在场"，也就是说，在我们处在疼痛之中或需要向人倾诉时，他们任由我们使用，而其他一些人则没有给我们这种感觉……事实上，有一种倾听的方式也是给予的方式……在场就是通过眼神、微笑、音调或握手立刻而且无误地显示自己的存在……

任我使用的那个人就是那个能够在我需要的时候与我全身心地在一起的人，而那个没有让我使用的人只是暂时地从他的资源中向我提供了借款。对第一个人来说我在场，而对于第二个人来说我是对象[19]。

宗教学者拉尔夫·哈珀（Ralph Harper）写道："我们经常为自己碎片似的、脆弱的灵魂所负累，在另一个人出现时，自己是封闭的，完全不能将自己作为礼物交付他人，给予自己全部的关注。"[20] 这种关注中的自我状态既是可获得的，又是暂停的，这似乎看起来既矛盾又含糊，不过能够做到这一点的医生、护士或社会工作者知道这是怎么回事，他们的患者也知道是怎么回事。这些患者能够被接纳为神秘的、独特的、个体的自我，并能够从这样的光辉和提升中获得安慰。

关注不仅是在极少有的极度愉悦的时候才能达到，哲学家兼小说家艾瑞丝·默多克（Iris Murdoch）最好地描述了另外一种进行中的关注形式。20 世纪早期英美和大陆道德哲学家认为"哲学的"行为只是在道德生涯中关键的节点做出理性和评判性的选择。艾瑞丝·默多克将关注定义为"投向个体现实的公正的、充满爱的凝视……（这）是道德想象和道德努力的结果"，同样值得进行严肃的哲学思考[21]。为了重新使人的内心生活进入哲学话语，从内部谦逊地定位人的自由，艾瑞丝·默多克认为，"实践自由是一件小事……不是在重要时刻不受妨碍的、四处跳跃的宏大事件"，并且"关注时刻都在进行"，在表面空虚的日常生活的时时刻刻，我们都在'看'，努力地去想象、窥探，并由此产生重要的累积结果。"真正的关注滋养着日常的医学工作，敞开头脑，准备好去吸收我们所见的，这会不断带给临床医生关于患者的新知识，带给患者有体恤之心、激动之情的医生。

这个巨大的清空的关注之杯，既是亨利·詹姆斯所说的关注性活动，也是艾瑞丝·默多克所论的发散性活动，它对叙事医学产生了深远的影响。因为正是通过这种方法，临床医生才能履行自己的职业责任。为了达到严肃、静默的关注，有效的诊断和治疗工作要求舒张地吸收他人的话语、暗示、展示、表现和意义。通过清空自我，接受患者的观点和立场，临床医生能够让自己盛满患者的苦难，因此，能够像从内心一样了解患者的需要和欲望。

达到了这种心脏舒张的关注状态，我们就能回应患者的呼唤。我们为患者的痛苦、需求、困境和真正的自我所召唤。在关于要求临床关注上，法国哲学家伊曼努尔·列维纳斯提供的原则或许是最有活力、最有帮助的。指导伊曼努尔·列维纳斯工作的是他关于脸的观念，以及与脸真正接触并做出回应所产生的责任："另外一个人展现自己的方式超出了我对他人的想法，我们在对脸做鉴别[22]。"列维纳斯的哲学根基始于伦理学——在知识之前，在存在之前——这一点通过一人对另外一张脸的责任可以得到最深刻的诠释（受到这张脸的召唤）："出现在一张脸跟前，转向他者，只有变得慷慨，才不会失去凝视时的热望，不能双手空空地来到这个人面前，这种关系的建立……是一种对话的关系……这种模式并不是在我的凝视之下呈现出的主题，也不是特定品格展开构成的形象……它是自我表达。"

当一个人真正对他人做出回应，就进入了列维纳斯称为"对话"的情景，凝视者拥有"一个我能够当作礼物而授予他者的世界——即出现在他的面前"。我们受到呼唤，用列维纳斯的话来说就是，受到临床背景中的另外一个人脸的召唤，呼唤我们加入患者对疾病和濒死的恐惧和痛苦中。与此同时，我们的关注或在场是我们送给患者的礼物，既带来我们对他人的责任，也带来自我的转变："包含在话语中的伦理关系并不是一种从我中散发出来的意识，它将我放在质疑中，这种对我的质疑来自他者。"受到如此召唤、质疑的我，是真正的我；听见召唤的自我，是真正的自我。

我们发现叙事训练和实践或许能够帮助人们达到这种关注状态，让我们**听见**和**回答**这种召唤。上一章中讲到过的细读法，就像本章后面所描述的反思性写作一样，能激发出所需的关注技能。拉尔夫·哈珀对在场的研究集中在马塞尔·普鲁斯特的小说上。他在阅读时带着这样的理解，即马塞尔·普鲁斯特"讲述的内容超出了他自己想讲的或意识到的"。头脑开放的阅读本身就是一个在场的例子，能够带来巨大的回报。作为读者，我们允许自己被作者或文本所占据；我们献出自己的认知能力、情感反应、阐释能力以及我们对其他文本的记忆，来回应形式和情节的要求。正如诺曼·霍兰德（Norman Holland）、彼得·布鲁克斯和其他注重心理分析的文学理论家提出的那样，这个过程以它特有的应对压力的方式、对于意义生产的处理，同时澄清和暴露了自我，并引起实质性的个人改变。通过培养关注能力，叙事训练不仅能够提供一种手段，帮助医生、护士和社会工作者更准确地倾听患者、更充分地理解他们所处的情形，而且能带来一个巨大的好处，那就是帮助他们找寻个人意义。

再　现

这种关注状态和在叙事写作过程发生的再现之间似乎有一种强有力的互惠关系。我们发现，在叙事医学实践中，临床工作者必须再现他的见证，这出现在许多不同的情形中——在肿瘤科住院部为医生、护士、社会工作者举办的肿瘤叙事写作研讨班上；在平行病历课上，医学生受邀"在医院病历之外"书写他们对患者的照护；初级保健住院医师用自然主义的手法描述他们的出诊。在这些情形中，我们允许临床工作者用平常的语言来描述他们在照护患者的过程中的所见所感，尽管没有经过广泛的培训或练习，他们仍然能够写出复杂、感人的描述。

关于再现的理论和实践，文献数量巨大、种类繁多。在哲学、认知心理学、审美、文学研究、创造性写作、心理分析等各个领域，很多文献描写了感知、想象一种情形或事态，然后再用"真实"的或创造性的语言再现这一情形或事件的实际创造过程。让我用亨利·詹姆斯的前言或笔记中的一些引语来表达这个关于再现的思考的全景，在其中他详细地"展示"了他所见证的过程。

在《大使》（*The Ambassadors*）的前言中，詹姆斯写道："艺术与我们所见的相关，它必须首先双手满满地贡献它所看到的；它在生命的花园中采撷材料……不过马上就开始记录过程……那种表述，实际上就是把其中的价值挤出来。"[23] 詹姆斯认为，再现的东西来自于所看见的、所经历的、所感知的东西，而不是来自"纯"发明。创意艺术家，或医生、护士书写临床见闻，并不是坐在阁楼中闭着眼睛编故事。太容易留下印象的反而不能反映印象，想象力对与之相关的记忆、感觉和认知进行加工，赋予它们新的形式，但在一定程度上，这又是源于曾经的某种经历。将表述的过程描述为"把价值挤出来"，暗示了艺术家并不只是讲述他们之所见，而是从感知中积极地创造出罕有的价值，使用"表达"这个词，其生物意义就像人们从奶嘴中吸吮奶汁或从腺体吸收分泌物。也就是说，詹姆斯知道心脏收缩！这句话预见了瓦尔特·本杰明（Walter Benjamin）对讲故事人强有力的描述，强调意义既是从讲述者也是从主体中"挤出来的"："讲故事……将（被再现）的事情渗入讲故事人的生活中，就是为了将它再次带出来，因此，故事讲述人的痕迹附着在故事上，就像是制陶人的手印粘在陶器上一样。"[24]

那些构建视觉再现理论的学者能够给我们审视临床背景下的写作再现提供很多贡献——譬如约翰·伯格（John Berger）和苏珊·桑塔格，他们深挖进入"看"这个审美分支的内部，再现视觉意象，让其他人去看[25]。罗兰·巴特的著作《明室》（*Camera Lucida*）是关于摄影的再现，在其中他虽然没有引用詹姆斯的评论，但他毫无疑问是读过的，并对这种表达表示赞赏。虽然巴特将图片再现和文本再现做了区别，不过他仍然支持詹姆斯的观点，认为再现的价值居于被再现中的物体中："在拉丁文中，'摄影'会被说成'*imago lucis opera expressa*'，也就是说，图像显示通过光的作用'萃取'（就像是柠檬汁一样）、'出现'和'表达'。"[26] 巴特的评论帮助我们澄清了再现这一行动，使它成为医学中强有力的工具：实际上是通过"光的作用"使图像呈现，不管是在冲洗胶卷的时候让银颗粒变黑的可见光也好，还是照射在主体上的关注之光也好。

情况或许就是这样，即所有的关注行为，不管它们是否由天赋艺术家来完成，都在形式中达到高潮。在叙事医学中，我们确信，如果没有再现这一义不容辞的必然结果，关注就不可能实现，也不可能起作用。即便它是落在视网膜的后部或在枕叶皮质内，通常人们也会说没有再现就没感知。神经科学家安东尼奥·达马西欧（Antonio Damasio）把认知行为描述成产生关于世界的知识的过程："当你面对一个物体、为之建构一个神经模式、自动地发现这个物体的形象在你的认知中形成了、突出了、它属于你，你甚至可以在此基础上采取行动，这时，知识就逐渐有形化了。"[27] 用安东尼奥·达马西欧的话来说，意识通过意象的形成而产生，这再次说明关注要求再现。镌刻在神经上的感知得以物化，在此步骤之上，或许会要求通过言语或视觉媒介，实际进行赋予形式的审美实践，这样才能产生关注，并将关注指向治疗关系。

当代作家中对这些再现过程解释最多的或许是现象学家保罗·利科。在他权威性的三卷本著作《时间和叙事》(*Time and Narrative*)中，利科提出通过用诠释学的方法，研究人们在通过文本中介理解他人的经历同时理解自己在这个世界的经验的方式[28]。我特别为利科的"Mimesis"三分框架所吸引。"Mimesis"在希腊文中的意思是"再现"或"模仿"。亚里士多德在《诗学》(*Poetics*)中用这个词来描述形式通过一定的方式为行为服务，从而创造情节。保罗·利科沿用亚里士多德的用法，将模仿行为定义为"积极地模仿或再现某物的过程……用动态方式进行再现，然后变换成再现的作品"。保罗·利科坚持亚里士多德的规则，模仿是通过文本工具，如情节、人物、语言、思想、景象或曲调——延伸到当代话语中就是隐喻、文类、韵律、典故或其他的诗歌形式。亚里士多德的（保罗·利科的）模仿不仅是模仿或复制，而是"一种活动，教会我们一些东西"。模仿通过实践创造了一些事物，而这些事物在行动前是不存在的。

保罗·利科将模仿分成三个阶段：模仿1、模仿2、模仿3。这种解释方式逐渐变得富有影响和解释力。我在第一次读到这个神秘的公式时，还没有意识到这个三阶段的划分法对叙事医学来说多么有用。保罗·利科认为，模仿行为自身包含这三个要素，它们既按先后顺序又同时进行，每一次都是朝向创造性理解的实现螺旋前进。模仿1指对人类行动的"前理解"，人们以这种方式注视这个世界。注视者在注视事物时带着各种思想范畴，如语义的、符号的、时间的，这些思想范畴赋予感知对象潜能，意义会从中产生，甚至更基本的来说，从中能够发现可理解的事件或行动。这种"前理解"被认为是基于一种能够传递意义的共识，这种共识是全人类潜在的模仿的制造者和接受者所共有的。这个复杂的过程与情节化（emplotment）刚好相反，这个过程是人们在经历事件的时候意识到其中潜在情节的过程。模仿 1 类似于我所说的"关注"，把人这一媒介主体全新地、公开地置于被注视物之前，以便从中释放它的意义。

模仿 2 指的是创作过程本身，将事件和事态转换成"可讲述的"或"可再现的"东西的这一创造性实践。通过这种操作，赋予原始经验以形式，使它成为可见的、可接受的。当然，在形式之内，包含着很多文本手段，如隐喻、选词、体裁、典故和时间框架。这种模仿包含亚里士多德的 muthos（即情节化），因为作者为见证的事物赋予形式、秩序，因此带来意义，将之从无意义的巧合或随机推向有意义的情节化故事。保罗·利科的模仿 1 与我的"心脏舒张"隐喻下的"关注"相一致，而模仿 2 则与我的"心脏收缩"隐喻下的"再现"一致。

保罗·利科的最后阶段，即模仿 3，指的是对读者而言接受另外一人创作的结果。"模仿的往返在听者或读者中完成"。模仿 3 是实际的行动，是心脏功能，通过注视和再现而产生，因为这两个阶段朝向世界的实际变化而螺旋上升。模仿 3"标志着文本世界和读者或听者世界的交叉，也就是诗歌塑造的世界和真正行动在具体的时间内展开的世界之间的交叉"。模仿 2 即再现，介于模仿 1 的关注和模仿 3 的行动之间，通过再现所见之事或阅读了他人的再现，让人们采取行动或发生改变。联系本章后文关于归属关系的讨论，可以看出，模仿 3 给我们提供条件，建立强有力的事实，即关注和再现将不可避免地为临床行动带来极大益处——全身心地参与治疗，并建立起良好的同事关系。

实际上医务工作者都会发现，在书写临床经验时，不管使用什么文类和选词，只有在写的时候他们才会留意到自己的经历中没有意识到的事情。"我们必须抽出片刻时间，考虑再现的价值，再现是我们接纳事物时的一部分，而且是重要的一部分；我们应该接纳事物的方方面面和可

见的特点，尽可能接纳它们的外表、形象、轮廓、数字、物体，这些都
是构成世界的重要因素；如此这样，我们才能在冒险旅程的每个环节，
在再现表面的每一点，立刻感受到这种状态的影响。"[29]这段话摘自詹姆
斯《金碗》的前言，出现在下面这段优美的宣言之前："'表达'事情就是
要精确地、负责任地、无限地去做"。对詹姆斯、对我、对医疗卫生领域
运用叙事的人来说，行动就是再现所见之事。

　　我们常常听到临床医生/作者这样说："是的，描述完之后，我就理
解了自己对这个患者的想法和感觉。"到现在这成了常规。在试图通过书
写建构已发生事情的过程中，我们相信再现临床经验是理解的关键一步。
一旦我们经历的事情得以再现，——不仅是通过言语，而且通过文类、
暗喻、时间、选词、叙事情形和结构，——我们就能从各方面审视这些
经历。通过将形式授予没有形式的体验，作者能够展示和欣赏这种情形
的所有维度；他能够绕过再现，从背后或侧面看到如果不赋予形式就不
为作者所见的方面；或许是因为通过写作有了主体位置的转换，作者就
能从远处或场景中另外一个行动者的观点看自己。

　　动手书写远胜过仅在支持小组或"出气会"中讨论这些事情，书写赋
予反思以持久的形式，因此使其得以存在，这些反思因而成为作者或读
者能够阅读或居于其中的"物体"——我发现自己将文本视为宝塔、亭
子或某种宏伟的建筑物。作者对他们写下的东西非常自豪，他们越来越
擅长于书写，越来越能够用语言捕捉自己的体验，并传递给他人。如果
他们能够更加有力、准确地书写自己的体验，这就意味着他们对事情的
感知越来越准确、充分。书写不仅能够帮助他们回应苦难中的患者发出
的召唤，而且能够帮助他们听到这些召唤。这一点非常重要，我甚至可
以大胆地说，再现这些事件让我们更好地关注它们。

　　再现行为是将感知、神经处理、相关体验等复杂过程进行组合，然

后再想象性地填补、迂回、发展之所见，创造出新的东西。就像哲学家马丁·布伯（Martin Buber）指出的那样，这些状态既包括身体的，也包括精神的，都带有艺术特征："这是艺术永恒的源泉：一个人面对一种形式，这种形式期望通过他成为作品……我既不能经历也不能描述自己遇到的这种形式，但只能让它有形化……我注视着它，它光芒四射、辉煌无比。"[30] 另外一种有形化理论源于心理分析。作家盖伊·艾伦（Guy Allen）提醒我们，对于大学作文课的学生来说，叙事写作类似于游戏："个人叙事是游戏的目标，因为他们存在于学生的世界和外部世界之间的一种空间之内……温尼科特（Winnicott）将之称为'转换现象'，即介于内在和外部空间之间的潜在空间，在自我和他人之间运作的'第三区域'"。[31] 艾伦认为，书写的作用是将作者从自我意识中解放出来，因此，限制某人进入他自己的自我主体位置，就能让他得以超越自我空间，就像婴儿因为有个"很好"的母亲在身后而感到安全一样，人可以安全地斡旋于那个连接自我和他人边界的空间。再现行为绝不是复印机，不可能中立地复制某个"现实"，再现行为缘起于注视的主体、被注视的客体、注视的角度、诞生这种观点的审美"子宫"，以及观看再现的观众。

　　一人关注，另一人再现；一人再现，另一人关注。没有关注就没有再现，没有再现就没有关注，这是互惠、合作的过程，它让关注者和再现者处在渗透、妥协、共同需要和信任的情形中。当然，人在这一刻关注，下一刻就会再现，在自我和他者之间螺旋交叉。这些文本的实践召唤我们朝向主体间关系——就像我和詹姆斯一样，即便他已经过世很久；或者是像在患者和临床工作者之间。保罗·利科的模仿螺旋在行动、功能以及在彼此的转换接触中达到高潮，放逐孤独，拒绝放弃，显示爱心。

临床再现：医院病历

探索这些新型反思性临床写作有助于肯定写作在临床照护中的持久作用。临床工作者每天都在书写，不管这种写作是用钢笔在纸质病历上，还是在计算机备忘录中做网上笔记，抑或是口授后由另外一个人记录下来。书写的医生、护士或社会工作者不仅保留了而且创造了自己的临床印象，不仅标志着而且选择了自己的临床行动。在从印象转向计划的时候，我们已经有了阅读自己笔迹的经历："于是我看到自己对他的高血压有些紧张，让他再次开始用药。我很担心这可能是肺水肿，因此，想让他做个肺灌注。"这个计划不是在书写之前就拟定的，而是在实际书写的作过程中发生的。

仔细审视我们做这些事情的方式，带来的回报或许是在医疗实践中更投入、更持久的关注和再现。在审视关注、再现和归属这三要素中的第三个词之前，让我们暂时看一下临床写作的两个文类：病历和诊室私人记录，来提出关于形式和后果的问题。这些临床再现如何阐释作者和对象的内心？如何影响医疗卫生实践？

就美国来说，无论是波士顿、亚特兰大还是米苏拉的医院，医院病历的形式都一样。不管打开哪份病历，你都会看到患者姓名、出生日期，以及位于每页右上角的患者医院号码戳印。病历本身就是患者每天情形的长期记录，由不同的作者写成，每一个作者都记录下了日期（有时还有具体时间），在记录的顶部以指定方式标注自己，如实习医生做的病情进展记录，以及主治医生、伦理顾问、理疗师、耳鼻喉科医生的记录。记录的时间顺序受到极大尊重，即便有足够的空间，也不能在以前记录之间的空白处再写字。的确，我们也会在前页的空白处划叉，以防后面的书写者再往上面写字。记录本身是重复的，在前几行中重复年龄、入院诊断和患者的情况，如："患者，女，61 岁，患有多发性硬化症、神经性膀胱炎，最近因尿脓毒病，发热、排尿困难、情绪变化入 ICU。"每份记录几乎都重复同样的几句话，或许这是证据，证明每位书写者都曾读过以前的记录、了解患者的情况、支持目前的解释。

病历有着让人宽慰的稳定性。外科医生通常用解剖图片，通过图解法表示最痛点的位置，来阐释自己的记录；眼科医生写的字让其他科的医生看不懂；神经内科医生倾向于用罗马数字和拉丁文。大部分记录以临床总结开始，然后描绘当天或住院期间发生的事情、呈现的体检结果、报告检验结果、做出诊断、拟定治疗方案。因为一个患者往往会由许多不同的医生、护士或治疗师来照护，所有人都要在读这份病历后才能知道其他人的发现、印象和方案。除了在某些特殊的情况下，一份病历会公开呈现、讨论，一般来说，阅读病历就相当于照护者之间的对话。

三年级的医学生要努力掌握医院病历复杂的内容，如怎样组织句子、如何排列页面上的话语。他们中的许多人并没有意识到，他们正在掌握几乎一个世纪西方医学的智慧和习惯。1916 年之前，每家医院的病房只有一个记录日志，记载当天病室里所有患者的情况。正是在我所供事的纽约长老会医院，人们想到了一个绝好的办法——给每一位患者建立一个记录本，单独病历就这样产生了 [32]。每一位患者都有自己独立的病历，这样早期的医院就能追踪和评估每位医生提供的医疗照护，今天的病历起到了类似的评估作用。这种始于 20 世纪早期，意在提高医院照护质量的努力，到现在已经成为一种主要医疗行为——"你写完病历了吗？"一位实习医生问另外一位，意在了解是不是快到了回家的时间了。病历也是为住院患者提供多职业照护的一个必要因素。

如果仔细审视医院病历，我们就会看到这实际上是一个奇怪的文件[33]。不论书写者的专业是什么，他／她写的病历从内容到形式都传达着信息。就像是小说、戏剧、诗歌一样，人们不仅从医院病历记录的文字中，也从它的形式特征中获取信息。病历时态几乎都是现在或将来时，语气是被动或祈使："后面要做腹部影像检查并给予乳酸，轻微补充液体，考虑腹腔穿刺。"大部分病历书写时都抹去了叙述者，即说话者隐去了自己的声音。医生不会写"我推注了 80mg 呋塞米"，而是写"推注了 80mg 呋塞米"。不同书写者之间的区别因此最小化了，尽管不同群体之间的区别被强化，如外科医生、神经内科医生、护士等。

这些隐含的医学病历写作的一般原则意味着一份病历的隐含作者不是医生或护士个体，而是一个特殊领域的代表。内科主治医生写道："注意阴离子间隙，也许需要腹腔穿刺。"他／她描绘了在患者住院未来数天、数周、数月中，整个内科组将会为这位患者采取的行动。（患者在教学医院长期住院期间，病房的医护组成员会定期更换，一位住院患者累计会经历 20 多个内科医生。）每位作者书写病历的时候好像代表一群人的观点，这群人就像一个人一样行动，强调群体的集体知识，隐去了个体的行为和责任。

医生的训练要求他们按照合适的体例来书写病历，他们学会了抑制自己作为作者的声音，也就是他们的"我"。医生曾经把置身度外视为理想的临床立场，抹去个人观点，说"推注 80mg 呋塞米"，或许认为这样是尽职尽责。不过，到现在，我们已经充分认识到了形式的修辞力量和这种置身事外的临床后果，开始质疑这种抹去是否是明智之举[34]。如果医生对患者面临问题的阐释以及他们之后所采取的行动的确受到说话、书写、考虑问题时使用的语言和采取的形式的影响的话，那么批判性地看这些文类，选择我们想让医生、护士、社会工作者如何书写，就会很有收获[35]。

第一步就是研究不同的临床文本，了解它们有什么作用。我拿到了19世纪80年代罗斯福医院的病房日志。下面是从1884年8月31日的医院入院单中摘出来的一段，题目是"肺癌、咯血"：

TJM，24　纽约　单身　[电车]售票员

既往史：父亲死于肺炎，母亲误中毒死亡。曾经患过间歇性猩红热。否认患有梅毒。很少饮酒。有过多次出血，首次是在7年前，最后一次是2年前，出血量从一杯到一夸托不等。夜间盗汗。

现在症状：昨天晚上8点15分，在电车上突发咳嗽，感到口有甜味，然后吐血大概20分钟。服用过没食子酸，效果明显。

入院情况：患者走入医院，口吐大量鲜血。脉搏强，起先很快，后来慢下来。医嘱：麦角碱、丹宁酸溶液。

9月1日：今天早上感觉好些。医嘱：麦角碱。

9月3日：非常虚弱、气短，仍然吐血块。

9月4日：更加虚弱。注射洋地黄。发绀，血压还在升高。

9月5日：早上8点病情逐渐恶化。没有桡动脉脉搏。体温105（此处指华氏温度，为40.5℃——译者注）。9点15分，平静去世。

这则记录读起来形式庄重，从中我们能看到沿用至今的形式，100多年后我们见证了这起死亡，它将我们与逝去的年轻人和试图挽救他生命的伤心的医生连接起来。关于这则年轻电车售票员的故事，19世纪末以来任何一位医生都熟悉其讲述方式。这份病历被分成不同的部分，各部分都加上了标题，如既往史、现在症状、入院情况，这就像今天的既往史、现在病情和主诉，因此，除了了解到这个不幸的电车售票员死于肺出血外，医学生读者同时感受到了与一个多世纪前书写这则病历的那

位医生之间的既自然而又神秘的联系。如果延展开来，就是与所有以这种特殊的集体方式思考、写作和推理的医生之间的联系。

100 多年以后，医生仍然以类似的方式书写医院病历。征得伦理审查委员会的同意，我从最近的医院病历中引用了以下文字。病历中记载了一位癌症末期已经转移的老年患者的住院情况，这位老人在睡梦中逝去[36]。

高级住院医师　入院单　凌晨 1 点　10 月 22 日

73 岁老年男性，鉴别诊断很差？头部、颈部鳞状细胞癌，在耳鼻喉科医学中心看过。推荐放疗，但患者推迟，还没有接受过治疗。肿瘤扩散到颈部、鼻咽部和左扁桃体。预计需要营养，经皮胃肠造口术管（即饲管）注入 10/6/×× ，胃切片显示（？腺）癌，区分较差，胸、腹、骨盆 CT 扫描显示转移到淋巴结，皮肤小结节，双侧肾上腺肿块。出现吞咽困难，经由口部进食减少，体重 3 个月减轻 30 磅。自诉颈部疼痛增加……

社会史：已婚，与妻子生活在一起。有继子女，没有自己的子女。一生大部分时间生活在纽约，在部队服役过，在俄亥俄州出生。

查体：血压 140/70，脉搏 100，体温 99。[2]

概况：老年黑人男性，侧卧，看起来很不舒服。

头部、眼部、耳部、鼻部、喉部：有大的渗透性柔软组织肿块，包括全部下巴、左颈部……左外耳道。

有白色分泌物在外耳道内，由于过于疼痛，没法查看……

Lowe

这名老年男子是因为颈部和面部肿块无法吞咽而入院治疗。他的体重减轻了不少，疼痛难忍。按照常规程序插饲管时，发现肿瘤出现在胃中，而不是颈部。对于这个让人诧异的发现，病历的书写者只是一带而过，而且这则病历中对其他让人感到困惑的事情也是轻描淡写。

患者知道自己得了癌症之后，感到非常抑郁，并有自杀倾向。一位精神科医生介入，对他进行评估，并推荐了治疗方法。精神科医生了解到患者有过精神分裂症病史，在第二次世界大战期间曾经入院接受精神病治疗。他还了解到患者在过去几个月内日益抑郁，感觉不到快乐，入睡困难，食欲减退，丧失希望。精神科医生要求将患者病室的窗户锁上以免患者跳楼自尽。他还开了几种对精神有显著作用的药物让患者服用，并让一名私人看护坐在患者床边，防止患者自杀。

精神科医生的治疗方式与内科医生、外科医生、耳鼻喉科医生的治疗方式大同小异，都是医学诊断加物理疗法。患者遭受痛苦这一现实，感受到的只有这支医疗队伍中的私人看护。因为患者有自杀的风险，这名私人看护每天坐在患者床边。他虽然是这支队伍中受教育最少的，但或许是在生活体验和背景上跟患者最接近，因此，就像托尔斯泰的《伊凡·伊里奇之死》中伊凡的佣人格拉西姆一样，这名看护通过关注、再现这位重病患者所说的话，建构起沟通患者和健康人之间鸿沟的桥梁：

×× 年 10 月 28 日精神科医生记录

患者说精神状态好转，睡眠增加，否认还有跳窗想法。不过，私人看护说患者经常提到死，不想再忍受下去了。尽管该症状有所减轻，但仍有抑郁表现，能够忍受精神科药物治疗。

两天之后的记录：

××年10月30日　精神科医生记录　上文记录

患者自诉喉咙干。除此之外，说精神好转，不再那么烦躁不安。睡眠也有所改善，想吃东西了，否认有自杀想法。私人看护说患者10月29日一整天都在唱关于死亡的歌。

究竟为患者做些什么，决定起来存在问题。他的妻子既不愿接受为丈夫采取峻猛治疗，而且从经济上来说，她也负担不起疗养院的费用。所有可能的治疗方案都被视为无用，患者提出"不实施复苏术"（Do Not Resuscitate, DNR）。住院的最后一天，住院单上是这样记录的：

××年11月17日 9点45分 实习医生病程记录

S：患者今天早上昏昏欲睡、无精打采……

评价/计划：患者是一位73岁的老年男子，胃腺癌转移到头部、颈部和脑部。患者的胃溃疡创口持续出血，现在氧气饱和度差，在接受放疗。患者状态稳定……

Murray 4507

然而，一个小时以后，初级住院医师"被叫来查看患者情况"。

1997年11月17日 初级住院医师 事件记录

上午10点45分，私人看护和注册护士发现患者没有了呼吸和脉搏，被叫来查看情况。

患者躺在床上，戴着给呼吸停止患者佩戴的面罩，对话语和毒物刺激没有反应。胸部没有动静。检查：没有心跳、呼吸和脉搏。

今天上午 10 点 39 分宣布患者死亡。患者要求不实施复苏术，已通知患者妻子。

Perella 8327

从医院病历中选取的这段简短文字可以看出临床再现工具化的一面多么突出。因为这些病历还有管理和法律上的效用，所以书写病历的人可能无法自由地表达自己对患者所承受经历的认识。这则现代病历并没有 1884 年的病历庄重，尽管患者的病情跟出血而死的电车售票员一样严重。如果仔细阅读，人们可以从中看到，那些照顾这位老年患者的人为他承受的痛苦而触动。譬如说，办理入院的住院医师描述患者的左耳朵"由于过于疼痛，没法查看"，这个句子或许只是解释了因为会引起过度疼痛，医生没法将耳镜插入患者的外耳道，但它同时也许表明了更大范围的痛苦，那就是这位年轻医生在见证这位贫困的、罹患精神疾病的、不久于人世的老年患者的悲惨处境时所感受的痛苦。

在这则以及其他类似的病历中，一系列医学书写者描述了患者生物性疾病的一个方面，颈部外科医生描述颈部，肠胃病科医生描述胃部，精神科医生描述抑郁。读着这描述了近一个月住院情况的所有病历，其中蕴含了磨难、不确定性、矛盾和悲哀，沉甸甸的，让我震撼。不只是读到其中一两个记录，而是为所有降临到这位老者和他妻子身上的痛苦所触动。我将不同医务人员书写的间接的、碎片似的记录连接在一起。在读病历时，我需要运用自己作为读者的诠释和想象能力，将从不同记录中找到的证据缝接在一起。找到那位患者所感受的孤独、恐惧和被抛弃感。如果我实际上是在照看这位患者的话，这些由我的同事记录所引发的假设，会促使我设法减轻他的孤独感，并在他恐惧时与他相伴。

不过，我非常肯定自己是唯一完整读过整个病历的人。只有通过反复、持续的疾病故事，我才能够了解其中蕴含的沉重痛苦。因为我已经学会了当一位仔细阅读的读者，能够体味这位老人和他的妻子所处的困境，他们需求的急迫性，以及照护者对他处境的情感反应。虽然当今临床再现的方式是公式化、充斥术语和缩略语的病历书写，但我仍然可以对患者做出情感反应。从病历中我们不难找到患者的信息，也不需要拿到英语系的博士学位才能解码我们今天所谓病程记录中的复杂秘密。通过帮助彼此培养解码常规医学病历细读法技能，我们或许还能找到一些更直接和透明的方法，再现医生、护士、社会工作者对患者以及我们自身情况的全部所知。

临床再现：私人诊所病历

就其定义而言，医院病历的阅读者众多，如今不仅包括医务人员，还包括律师、医院行政人员、质量保证人、风险管理者、保险公司和票据员等。令人悲哀的是，医院病历逐渐丧失了反思的功能，为非临床功能所负累。因为不再允许医务人员在病历中记录意见分歧或者不确定性，以避免披露这些内容招致的法律后果，所以对那些实际照看患者的人来说，病历起的作用越来越小。不过，私人诊所病历或许能够起到对患者照护进行诚实思考的作用。私人诊所的医生为患者记录档案，由自己来写，只写给自己看。尽管管理部门和保险公司也会定期查看这些文档，不过与医院病历比较，这些文档或许更能够反映医生独立的、个人的想法和情感。医院病历文本由众多医务人员参与书写，具有多声性的特点，但同时却通过结构方式尽可能地减少每位医生声音的独特性。与此不同，私人诊所的病历赋予每位医生特权，让他们发出声音，针对某位患者的临床情形表达自己的理解，提出自己的治疗方案。

我父亲乔治·卡伦是罗德岛普罗维登斯市的全科医生，负责照护在工厂工作的法裔加拿大人。我家书桌的抽屉里满是他用蓝黑墨水手写的诊所病历。阅读这一抽屉泛黄的病历，我好似回到了他接诊的那一刻。他的患者是一位 25 岁的已婚妇女，首次看病时间是 1973 年 8 月 23 日。第一行这样写道："25 年前是我把她接生到这个世界上"，并记下了她母亲的姓名和地址。她已经"生病 3 年……没有接受过治疗……与丈夫分居 3 年……害怕医生……很不幸福……离开让她生活不幸的丈夫……无缘无故冲女儿喊叫。血压 160/100！！应该服用氢氯噻嗪。非常焦虑和抑郁（在考虑自杀）。"他每周都给她看病，给她开了抗抑郁的药物和利尿剂治高血压。3 周后患者能重新工作，她仍然定期前来就诊或者通过电话咨询。然后，在只标有年代"1974"的那一页，我母亲——她当时给父亲当前台和护理助手，在病历中写道："她给我们寄来了圣诞贺卡。"

这个病历是工具性和反思性的结合，关注和再现相互支持、相互滋养。在这些连写句中，经常是不仅开始了治疗血压的药物，而且记录下了患者的精神状态。通过直觉将患者自身生活中的工具性和反思性联系在一起，因为婚姻问题会加剧抑郁症状。其中，明显可以看出医生对患者当下生活的关注，这既出现在对患者生活感知的记载中，也间或包括在医生个人生活的记载中。1973 年 4 月 26 日，我父亲在病历中记录了一位患有可怕心血管疾病和糖尿病失控的棘手患者。"今天是米歇尔 15 岁生日！"——在 R 女士的葡萄糖读数那一行的正中，父亲记下了我妹妹的生日。

其他的病历显示了对患者健康既柔和又深切的关注。20 世纪 60 年代，我父亲给一对夫妇看病。他们过得不幸福，互相抱怨，彼此不满。

他记下病史，重点放在了他们的情绪紧张上。当他们轮流抱怨对方亲属时，他在认真聆听。

12 月 19 日　最近在家用马德班（Madriban）片剂治疗过急性咽炎：喉咙今天还好……但是情绪紧张，与妻子有摩擦，她也在场。两人都说从小时候时起家里就不幸福，现在又因为与家人不和而生龃龉……他埋怨她搅得家里不宁……她不认为全是她的不对。两人之间的关系现在比较差。

鼓励：强调了两人都有错，因为双方都情绪不稳。鼓励他们：保住家庭……拯救它。处方：Equamil，两人都是第一周每日 4 次，第二周每日 3 次，第三周每日 2 次，然后 1 次。5 美元。

在接下来的几个月甚至几年，这个家里的几个人都来看过病，有嗓子疼、胃口差、生疖子、伤口破了、脚趾骨折、咳嗽、喘息。丈夫辞了工作，经济上出现困难（他做个体生意，开卡车运送食物之类的。有一次，病历上写着一行字："我欠他 40 美分，他欠我 9 美元。"）。家庭情况记录是在各种健康问题的后面，作为背景出现。"2 月 27 日：与亲属和妻子发生各种争执。失控。鼓励：你会再好起来。建议：散步 1 个小时，必要时每 2 小时喝一次牛奶，维生素每日 3 次。"偶尔的"鼓励"能够起到适度心理治疗的作用。他不是在做精神科医生的工作，但是他的确会把一些患者转诊到心理诊所或私人心理医生那里。在鼓励的过程中，在用心准确聆听患者之后，他会与他们同在。

在读这些病历时，我既了解了医生如何书写患者情况，也交织着发现了父亲是一位什么样的医生。我以前并不知晓父亲了解生活中这些悲伤、黑暗、悲观、沉重的事情，知道家庭中的那些痼疾。之所以在患者病历中书写这些，原因应该在于他理解的健康应该包括情感健康、家庭稳定、性生活的愉悦。同时他的医学病历明显也是个体患者的疾病故事、个体医生的故事、文化方式的故事、隐私的故事、悲伤的故事、一个人伴随另一人穿越黑暗的故事。

这样快速地浏览病历，就能发现以某种方式书写患者情况有助于了解患者体验，而且还有带来了解医生自己体验的好处，但有的人或许囿于形式所限，不能看到这种统一。我父亲书写他的患者、自己的家庭以及他自己，所使用的书写形式能够帮助达到身体、思想、精神上的适度统一。通过形式、观众和功能，他用有助于自己理解这种统一的方式书写患者，而不是采用前文提到的医院病历的方式。那种医院病历的方式遮蔽了患者自身以及见证他苦难的所有医护人员之间的统一。

归属关系

请允许我再概括一下再现行为、关注状态之间的关系以及围绕着这两个方面的归属关系的讨论。在临床实践中关注状态和再现行为之间是互惠互利的。类似心脏的收缩和舒张，这些状态尽管在方向和意图上"相反"，但是在日常的临床实践中相互需要。所有参与其中的患者、家庭、临床医生轮流关注和再现。一人再现，另一个关注，然后进入互补关系。医生、护士、社会工作者并不总能达到西蒙娜·薇依或亨利·詹姆斯提到的那种理想的、完全的关注状态，他们经常也缺乏对患者进行细致、详尽的描述的时间或技能，从而丰富、独特地再现他们在实践经历中的所见所感。不过，他们在试图做到这些，他们尽自己最大的努力聆听患者，通过书写再现自己的所见所思，以某种方式，时时处处以职业方式看待患者。

叙事医学，以及类似的"文学与医学"、以关系为中心的照护，和以患者为中心的医疗，已经开发了一些方式，鼓励临床工作者更加充分再现他们对患者和自身的了解。这种新型书写方式就是反思性或者创意性写作。这种写作不受医院病历书写的限制，允许使用"我"作为书写主体，不属于医院病历。我称之为"平行病历"的病历，就是这种叙事活动的范例，它用非技术性的语言捕捉患者和照护者个人以及隐喻维度的意义。

像所有有效的创意性写作一样，叙事医学中的反思性写作体现想象力的作用，展现了通过语言能够描绘出来的无意识的丰富性，以及作者作为写作载体赋予主体声音时产生的共鸣。这与职业精神中的利他主义不同。利他主义是通过有意识地选择、调整，以患者的最佳利益来取代贪婪，而叙事医学的丰富性则通过放弃自我，将自我作为再现他人的创意性写作工具来展开。

书写患者叙事使得临床医生关注这位在场的患者。在描述与患者的临床相遇时，我静静地坐着，回忆和她在一起时的情形。对患者和自我的描述，通常包括强有力的内部维度，患者身体的生物内维、情感内维，以及我自己的情感内维，最后，还有我们两人在一起的内维。肖像是两个人的肖像，患者和医生两人都在起作用，双方对于只有这两个人才能做的工作来说，至关重要。

我发现写完这个故事后，比之不写，在以后的诊疗中我更能留意到一些事情。通过书写，我投入到患者独特的情境中，更能忆起之前患者来看病时发生的事情，更能把握行动、言语和情感的意义。这个记忆包括所有的知识——用药剂量、检查结果、患者家庭最近死亡的亲属以及患者的恐惧。我们和患者一起，开始探寻之旅。

再现了某位患者之后（我现在意识到，再现是朝向归属的螺旋运动），我发现，下次自己跟她在一起时更能够关注她。我们可以达到共同在场。加布里埃尔·马塞尔在《存在的秘密》(*Mystery of Being*) 中描述了在场的状态："当某人的存在确实让人感受到，这可以向我展现我自己；它让我了解自己，较之于不暴露在它的影响之下，它让我能更充分做自己。"[37]对患者和临床工作者来说，这是一种多么有治疗效果的状态呀！通过主体间的归属，这种融洽关系不仅让疾病的事实更清晰，而且让自我更明显。

现在，在关心和再现之后，我们转向叙事医学实践三要素中的第三个维度——归属。现在看来，这些叙事实践在临床工作者和患者之间，以及临床工作者之间，引入了一种新的归属关系。这种关注、再现之间的螺旋关系，如我上文所述，通过保罗·利科的模仿公式而明晰，在沟通中达到顶峰。心理分析师唐纳德·莫斯（Donald Moss）在心理分析的背景下这样描写接触："沟通，做到极限，就是……那种感觉，即不管说什么，都不会丢失沟通的路径。如果不相信这种沟通的安全性，我们就会为此所累，就会担心有些想法说出来会导致沟通的中断[38]。"我们这些从事内科、助产或疼痛医学等专业的临床工作者忘记了或者是从来都没有意识到，失去沟通对患者来说是多么危险；或一旦说了一些话扰乱了沟通渠道，就会切断与听者之间的联系，这是多么的让人不安！医生如何能够忍受听到脓液出现？或者无止境的疼痛？或者偏头痛复发？——尽管用了药物、针剂、催眠、肉毒杆菌毒素。初产孕妇如何对助产士说担心自己怀了怪胎？或者在经历了怀孕之苦后，她觉得不能胜任母亲的角色？唐纳德·莫斯医生帮助我们在安全和放弃之间取得平衡。取得安全、拒绝放弃，这些才是临床照护的目标——不是如何让升高的低密度脂蛋白正常，不是让糖化血红蛋白低于 6，不是让体重指数控制在 18 到

24 之间。我们确信，一旦临床工作者和患者处于沟通中，处于莫斯医生美丽的信念中、安全和不放弃的公式中，其他非医学化的事情就会随之发生。

关注和再现行为在行动中达到顶峰。尽责、娴熟的叙事行为带来的结果是我能够为患者服务。倾听同事、队友对临床工作的书写，他们也倾听我的书写，通过这种方式，能够更系统地与他们进行个人接触。所有这些在临床背景下阅读和书写的人发现，通过我们的实践，强化了医学院班级内部、医院科室团队成员之间、社区医疗中心与儿科住院医师和社区卫生人员之间的联系。虽然并没有意识到会有这样的效果，但是我们确实强化了联系！最初看起来似乎只是叙事训练带来的一个可喜副作用，但现在却成了它最重要的驱动力——我们共同的叙事行为。让我们与患者个体形成有效的照护关系，与同事形成有凝聚力的职业集体。

阅读和书写有益于医生和患者，现在叙事医学开始捕捉、描述这个过程。我们可以临时采用保罗·利科的模仿模型，这种模型既复杂又有深度，能够帮助我们思考关注、再现和归属三者之间的关系。医学是一门实践性的学科，如果我们的理论建构不能够导向任何地方，也不具有明显、可复制的结果，那么这种理论构建就不是令人满意的。归属是叙事的结果，是与患者之间具有治疗效果的归属关系，是与护士、医生、社会工作者等同事之间的归属关系。

如果不是因为叙事医学能带来归属关系这一结果，那么它就不可能在我们繁忙的工作中赢得支持。我将在本书后面的章节中详细列举践行叙事医学的好处，以及在临床背景中严格、持续贯彻关注和再现而带来的归属关系，包括与指导的学生建立的关系、与个体患者之间建立的伙伴关系、与同事之间建立的职业集体关系、与公众之间建立的社区网络关系。下面一章用非常实际的语言列举了叙事医学教学场景中发生的事情——有什么样的期待、如何准备、如何对临床工作者朗读自己的书写做出反应。最后一部分我希望仍用平实的语言，讲述叙事医学实践为诊室、病房和社区带来的实际好处。

我们与患者一起经历成功和失败，为他们的经历而感动，为此承担伦理责任，为他们而改变。通过关注他们、再现他们，和他们融合在一起，通过模仿，我们不仅作为一个无限复杂、不断生发的世界的观察者，而且成为其中的参与者。

注释

1. 请见 Charles Anderson 发表在 *Literature and Medicine* 特刊上关于写作和疗愈的文章 ,Gillie Bolton 的 *Therapeutic Potential of Creative Writing*，以及我的文章 "Narrative Road to Empathy"。

2. C. Skott, "Caring Narratives and the Strategy of Presence: Narrative Communication in Nursing Practice and Research"。

3. Jack Coulehan, "The First Patient: Reflections and Stories about the Anatomy Cadaver", 以及 Douglas Reifler, "'I Actually Don't Mind the Bone Saw': Narratives of Gross Anatomy"。

4. Marcia Day Childress, "Of Symbols and Silence: Using Narrative and Its Interpretation to Foster Physician Understanding", 以及 Patricia Marshall 和 John O'Keefe, "Medical Students' First -person Narratives of a Patient's Story of AIDS"。

5. David Hatem and Emily Ferrara, "Becoming a Doctor: Fostering Humane Caregivers through Creative Writing", 以及 Suzanne Poirier、William Ahrens 和 Daniel J. Brauner, "Songs of Innocence and Experience: Students' Poems about Their Medical Education"。

6. William Branch、R. J. Pels、Robert Lawrence 和 Ronald Arky, "Becoming a Doctor: Critical-incident Reports from Third-year Medical Students", 以及 D. W. Brady、G. Corbie-Smith, William T. Branch, "'What's Important to you?' The Use of Narratives to Promote Self-Reflection and to Understand the Experiences of Medical Residents"。

7. Eileen Moroney, "Home Is Where the Residents Visit"。

8. C. R. Horowitz、Anthony Suchman、William T. Branch, Richard M. Frankel, "What Do Doctors Find Meaningful about Their Work?"; Jeffrey Borkan、Shmuel Reis、D. Steinmetz、Jack H. Medalie 主编 *Patients and Doctors: Life-Changing Stories from Primary Care*; 以及 B. B. Dan, Rosemary Young, *A Piece of My Mind: A Collection of Essays from the Journal of the American Medical Association*。

9. Joan Klein, "Narrative Oncology"。

10. 对本章后面的内容，我再次向美国国家人文基金研究小组中的哥伦比亚大学教职员工致以诚挚的感谢。这些成员于 2004 年全年参与了叙事医学项目的工作，并且在 2005 年也继续为这个项目努力。小组的成员包括：英语系的 Maura Spiegel、Rebecca Garden 和 Tara McGann，创意写作的 David Planet，全科医学和哲学的 Craig Irvine，心理分析研究院和精神病学的 Eric Marcus，莎拉·伦斯学院健康促进的 Patricia Stanley。我们的嘉宾成员包括 David Morris、Anne Hunsaker Hawkins、Charles Anderson、Joanne Trautmann Banks 以及 Marsha Hurst。

11. 本领域中的一些研究分支和临床工作请见 Sharon Cameron, "The Practice of Attention: Simone Weil's Performance of Impersonality" 以及 *Beautiful Work: A Medication on Pain*; Simone Weil, *Waiting for God*; 以及 Roy Schafer, "Generative Empathy in the Treatment Situation"。

12. Julia Connelly 和 Ronald Epstein 等临床工作的著作将正念内观（mindfulness）作为一种在繁忙的临床工作中具有实践性和时效性的方法介绍给内科和全科医学。请见 Julia Connelly, "Being in the Present Moment" 和 Ronald Epstein, "Mindful Practice"。

13. 关于冥思方法以及冥思心理和结果的综述，请见 Daniel Goleman, *The Meditative Mind: The Varieties of Meditative Experience*。

14. Simone Weil, "Attention and Will", in *Gravity and Grace*, 170-172.

15. Henry James, *Wings of the Dove*, in *New York Edition*, 19:231。

16. Roy Schafer, "Generative Empathy", 345。

17. 对于在场、超脱自我（受另一人的吸引而超越自我）以及被日常临床工作所激发的道德感的论述，请见 Richard Zaner, "Power and Hope in the Clinical Encounter: A Meditation on Vulnerability"。

18. Samuel Shem, *The House of God*, 72。

19. Gabriel Marcel, *Philosophy of Existence*, 25-26。

20. Ralph Harper, *On Presence*, 42。

21. Iris Murdoch, "The Idea of Perfection" in *The Sovereignty of Good*, 33, 36。

22. Emmanuel Lévinas, *Totality and Infinity*, 50。

23. Henry James, New York Edition, 21: IX-X。

24. Walter Benjamin, "The Storyteller", in *Illuminations*, 91-92。

25. 请见 John Berger 的 Ways of Seeing, 以及 Susan Sontag 的 *Regarding the Pain of Others* 和 *On Photography*。

26. Roland Barthes, *Camera Lucida*, 81。

27. Antonio Damasio, *The Feeling of What Happens*, 126。

28. Paul Ricoeur, *Time and Narrative*。

29. Henry James, *New York Edition*, 23: XXⅢ。

30. Martin Buber, I and Thou, 9-10。

31. Guy Allen, "The Good-Enough' Teacher and the Authentic Student"。Allen 教授借用 Winnicott 的构想，帮助我们理解医疗情境中的叙事写作实践，对于此种尝试我们深表感谢。

32. Stanley Joel Reiser, "Creating Form out of Mass: The Development of the Medical Record"。

33. 关于医院病历的文本研究日益壮大，请见 Suzanne Poirier 和 Daniel Brauner, "The Voices of the Medical Record"；Joanne Trautmann Banks 和 Anne Hunsaker Hawkins 主编的 "The Art of the Case History"；以及 Rita Charon "Life-long Error, or John Marcher the Proleptic"。

34. Jodi Halpern 在其著作 *From Detached Concern to Empathy* 中审视了临床中所有导致医患疏离的有害路径以及我们能够扭转这种错误倾向的办法，对临床实践做出了突出贡献。

35. 对社会根源以及临床病历"叙事版"的阐释，请见 Thomas Laqueur 的 "Bodies, Details, and the Humanitarian Narrative"。

36. 这篇对医院病历文本研究的文章 "Linguistic Analysis of Hospital Charts" 于1997 年 6 月 1 日得到了哥伦比亚大学内外科医学院伦理委员会的批准。所有的人名、日期以及患者或医务人员的识别信息出于保密原因做了修改。因为医院病历实在太难理解，所以在本书中我给出了病历原文中缩写和代码的拼写，譬如，原病历中的第一段经过修改后如下文所示：

73 yo ♂ w/dx poorly differentiated ?squamous cell CA H+N, seen by ENT svc @——MC, rec XRT but pt deferred, has not had had tx. Tumor appears to extend to neck, nasopharynx, L Tonsil. In anticipation of nutritional needs, PEG tube placed 10/6/xx, gastric bx → (?adeno)CA poorly diff, chest/abd/pelvis CT show

mets to LN's, skin nodules, B adrenal masses. Presents w/dysphagia, ↓ po intake, wt loss 30#/3 mos. C/o pain ↑ @ neck ⋯

篇幅比较长、而且保留了所有难懂的缩写和代码的病历节录，刊发在我的 "Life-long Error, or John Marcher the Proleptic" 这篇文章中。

37. Gabriel Marcel, *Mystery of Being*, 1:205。

38. Donald Moss, *Hating in the First Person Plural: Psychoanalytic Essays on Racism, Homophobia, Misogyny, and Terror*, XX。

8 回

平行病历

　　为了展现医院写作训练的真实场景，重现叙事写作的概念框架，介绍在临床环境中开发与试验的叙事写作教学方法，我尝试以一种真实的文字记录来展示具体的教学环节，而非使用录制的光盘或 DVD 讲课形式。

　　在哥伦比亚大学长老会医院我的办公室里坐着五位学生，他们是内科三年级的实习生，每人都参与一个查房组，每隔三天值一次夜班、查房、写病历，并在他们的经验范围内照护自己的患者。我是他们的指导老师，每周要跟他们见三次面，每次一个半小时。他们会在这所医院实习五周。与其他带学生的内科同事一样，我让学生在辅导课上展示病历，同时布置问题让他们去研究、互相探讨并讲解一些诸如乳腺癌、心房纤颤和无痛性黄疸等疾病。

　　与其他同事不同的是，我还让他们用日常话语书写他们的患者。几年前，学生们缺乏常规方法来思考患者的疾病体验、审视自己在照护患者时所承受和经历的种种，对此我感到不幸。虽然我们教会了他们生物性疾病过程，系统地训练他们如何进行腰椎穿刺，如何在主治医师查房时报告病历，但我们却没有用心教他们如何从内心深处成为一名医生，也没有为他们竖立榜样并提供有效的方法，使他们得以认识患者和家属在疾病过程中的经历，让他们懂得患者此刻不仅在病魔的魔爪之中，而实际上，也是在我们医生的手中。

1993 年，我自创了一种教学工具，我称之为"平行病历"，此后我一直沿用下来。这是一种极其简单的教学方法，我如此教导学生：

每天你们都要在临床病历上书写关于每一位患者的病情，你们自己清楚地知道要写的内容以及格式。你要写患者的主诉和症状、查体结果和化验结果、会诊医师的意见以及治疗方案。如果你的患者因前列腺癌即将离世，也许这会让你想起自己的爷爷，他在去年夏天死于同一种疾病。所以，每当你走进这位患者的病房，你就会触景生情而落泪，你不能将其写入临床病历中，因为这不符合规定。但是我会让你把它写下来，写在其他地方，那就是写到平行病历上面。

关于平行病历，我只告诉了学生上述话语。我让学生每周至少在平行病历上写一条内容，然后在上辅导课的时候向我和同学们大声地读出来。我每周会抽出一次课的时间让学生朗读他们写好的平行病历。从此之后，各种出色的力作就面世了，内容涉及对患者深深的依恋，对患者强大勇气的敬畏，面对疾病时的无助感以及对疾病不公的愤怒，作为医学生所经历的羞愧和羞辱，以及由工作激发的记忆和联想等。他们在互相倾听平行病历的过程中找到了安慰，纷纷表示他们不再在悲伤与自责中感到孤独。

从一开始，我就将平行病历与支持小组、疏导课以及集体治疗区别开来。虽然我坚信学生们在写和读的过程中获得了情感上的益处（这一信念部分程度上依赖于学生们亲口告诉我的感受），但这并非平行病历的主要目的。其真正的目的是让他们懂得患者的真实遭遇，以及清晰地审视自己在临床实践中的心路历程。我认为这种文本工作很实用，可以有效提高学生的临床工作能力，是医疗训练不可或缺的一部分。

我做出以上区分是出于对实际情况的考虑。任何在医学或医学教育领域创新失败的前兆就是被贴上诸如"煽情"或"软化"之类的标签，譬如非正式支持小组通常在医学院校无法持久存在。因为对某些学生而言，参与其中就代表参与者的软弱与困窘，而很多真正需要的人因而就不会参与。临床实践的反思性写作并非为修复心理创伤或提供情感支持而设置，也并非为那些难以适应临床训练的学生而保留，相反，它应该是临床医师训练中主流的、不断发展的重要部分。

我是作为一个有文学研究背景的医生来要求并指导学生书写平行病历的，我不是心理健康专家，也没有接受过集体治疗方面的训练。（在课程开始时我就如此告诉学生，以免他们误解我的目的，我并非要以此探索他们内心的想法或是诊断他们的心理创伤。）我带给他们的是文本技能，因为我是一个好读者，我知道人们如何运用语言，我认为我很擅长梳理故事线索、形象语言、叙事转变等内容。我必须指出的是，你不需要经过文学研究的博士训练才能做到这一点，也不必是医生才能把这一点做好，当然你需要对临床工作有一定程度的熟悉和同情。我成功地教会了哥伦比亚大学的几位内科同事有效地进行平行病历的教学，至于教授的内容，主要是本书的前几章阐述过的阅读和写作。

我又做了进一步的区分。我告诉学生，平行病历并非日记，每条内容也不能像给亲人写信那样写。相反，它是一种临床训练，我所要求的写作是可以按患者姓名索引的，而非一般性地探索你的生活和时代，叙事性写作是服务于某个特定患者照护的。我要求学生在课上朗读平行病历也体现了这种练习只要求适当地透露信息。从事这项教学工作十余年之久，只有一次是我主动终止了一个学生朗读他写的平行病历，因为我感到他过度地暴露了自己的隐私。

当然，在描写患者时，学生们也在写自己，患者的"传记"和学生们的"自传"交织在一起。在我的平行病历教学中，讨论持续时间最久的问题是关于在医疗服务中医生的自我定位——以自我为中心还是在患者面前"暴露"自我。当我们替患者着想，思考如何更好地治疗他们时，我们的记忆、联想以及真性情也随之显露出来了。学生们在书写、朗读和倾听彼此的平行病历时，会强烈地觉察到自我的存在。

仍有学生抗拒书写平行病历。这些学生是 6 月份分配给我的三年级医学生，他们刚完成了为期 11 个月的最艰苦的训练，此刻筋疲力尽，不愿去理解这项训练的情感需求。一个学生发问："卡伦医生，你想让我们干什么？"我不得不承认叙事写作给了学生不小的压力，教师需谨慎地选择让他们接受这项训练的时间。除此之外，还有来自个人的阻力：一名女学生，也是一名运动员，她不认同我的观点，认为写作并不能帮助我们反思过去的经验。她觉得写作恰如生活琐事，用处不大，让人嫌恶。

"需要思考的时候，我就去跑五英里，回来的时候一切就都理顺了。"

"好吧，那你就把跑步过程中所想的事情列一个清单，作为你的平行病历内容吧。"

她认真地完成了任务，她的列表都是些不完整的片段，但在每个列表的结尾又能整合起来。我告诉她，她自创了一种新的文体。且看一例：

不是一个好患者——很无趣，不健谈

不健谈？

"你了解这个♂？"

特征：眼镜一眨，脑袋一摇，狡黠地瞟一眼

晚期肾病 + 红细胞比容 :44，解释一下这个悖论，莉莲——这个挺有趣

哼……呃，多囊性肾病，常染色体显性，染色体——一个有趣的查体，一个有趣的家族性黄嘌呤尿

"你父亲得过这个病吗？你儿子呢？"

查房——一个有趣的患者，可爱的家庭，儿子来自首都华盛顿
难以决断——胃肠道出血还是卒中？
患者的儿子想聊聊生活质量问题
常染色体显性，染色体，概率50%
他有这种病吗？他知道吗？

在最后一次平行病历讨论课上，她带了许多份狄兰·托马斯（Dylan Thomas，1914—1953，英国抒情诗人——译者注）的那首"不要温和地走进那美好之夜"（*Do Not Go Gentle Into That Good Night*），分发给同学们，她想让同学们都体味一下这首诗的真谛，当然之中也夹杂了她自己的创作：

不要温和地走进那美好之夜

我们希望一切都风平浪静，
不要温和地走进那美好之夜。
虽然护士说她不需要镇痛剂，
不要温和地走进那美好之夜。
告诉你的丈夫别再折磨我啦，
不要温和地走进那美好之夜。
你是个骗子，没有照护好他，让"不要复苏"见鬼去吧！
不要温和地走进那美好之夜。

但愿他们还能够发飙泄怒!

教学过程

在一个半小时的平行病历讨论课上,学生们都带来了自己写的关于某个患者的东西。我让他们把篇幅限制在一页以内,这样每个人都有机会朗读自己写的内容。我并没有让他们把自己写的东西给每个人都复制一份,因为我想试着引导他们充当专注的倾听者(患者到诊室跟你讲话时不会带着写好的文本来)。这样当每个人朗读的时候,我们都能十分专心地倾听。在朗读过程中我一般会做很多笔记,以引领我自己的思考,同时为随后的文本点评做准备。下课时我把学生写的东西收上来,在上面手写评语,下一节课时再发还给他们,这样便在纸上开启了和他们每个人的私下对话。

多年来,我深谙平行病历课上怎样的回应最有效。在为三年级医学生设计了这一方法之后,我又将其广泛应用于其他教学环境中,比如,在住院部与护士和社会工作者一起讨论交流,在各类专业性会议期间举办不同专业的医师集中参与的工作坊,辅导实习生和住院医师书写门诊患者的平行病历等。不论是在怎样的教学环境下,或面对层次各异的学习者,我发觉自己一直遵循着同样的原则和如下基本相同的程序:

崇尚文本。写作的目的是提高作者能力,以使其可以捕捉所感知到的并将其充分展现出来,文本行为(而非临床行为或在具体情境中激发的情感本身)必须被置于最突出的位置。我最初的点评通常与文类、时间性、隐喻、叙事情境或叙事结构等相关。(我曾见过有的平行病历写作小组失去动力，原因是满怀善意、但没有受过文本训练的医师兼指导老师在评论一篇平行病历时这样说："哎呀，这件事发生在你身上真遗憾"，或"这让我想起了我的一位患者……"）我让每组学生接受阅读训练，鼓励他们在倾听彼此的故事时学会把握叙事的框架、形式、时间、情节以及叙事者的意愿。

让作者读其所写。写作新手一般倾向于讨论自己的作品，而非朗读自己的作品。我坚持让他们原封不动地读出来，因为这项训练的收获就来自于看到文本是如何建构的。

倾听每个作者的风格。不是所有的作者都知道自己写的东西具有某种风格或语态。在朗读展开的过程中评论这个作者先前所写的文本，久而久之，每个人作品的连续性和独特性就显现出来了。

邀请倾听者就文本进行互动。作者需要读者去揭示作品中自己看不到的东西。我开始相信，知道他人从自己作品中听到什么、读到什么，会使作者获益最多。我发现，在回应一篇大声朗读的文本时，三个简单的问题最有助益：你看到了什么？你听到了什么？你还想更多地了解什么？这些问题能够引导听者给予作者有益的反馈，同时吸引每一位听者开启个人发现的对话过程。每一位听者看到、听到的都不同，感兴趣的也不尽相同（常常是矛盾的），这恰恰印证了深植于我们创作的文本之中的模糊性和多能性。我们需要知道，没有一个"正确"的阅读之道，即便有，也与作者着墨的真实意图关联不大，而每一次自相矛盾的解读都会赋予文本以真实性，这是我们得到的一个深刻教训。

给予文本一些夸奖。鉴于我们的学生或临床医师大多是经验不足的写作新手，因而在倾听他们的文本时多给予一些正面的反馈显得尤为重要。一篇习文总会有一些出彩之处，我会尽力找出那些表现出技巧的元素，并予以大声赞扬。

下面我想再现一堂平行病历课，为分组讨论过程提供一种元叙事的补充解释。我尽量更改了文本中的一些细节，以保护患者和学生作者的隐私。（由于其中一些文本是很多年前写就的，我已无法征得当时患者的知情同意，所以只能更改临床细节，以消弭其指向性）。我也会自行忖度地在过去几年教过的所有学生的作品中选择一些平行病历文本，同时将不同年份的学生混编成一个虚拟小组，以此来再现教学过程中的一些重要元素。以下将列举五位三年级医学生的平行病历。这五位中有两个女生，三个男生。其中三个白人，一个亚裔，一个非裔。三人本科是理科专业，一人是英语专业，另一人是历史专业。没有人反对书写或朗读平行病历。他们从踏入医学院的第一天便彼此熟识，数月以来一直在病房工作中密切合作。

大　卫

大卫朗读他写的平行病历：

SC 是一名 79 岁的黑人老妇，患有慢性心力衰竭，还有一系列其他症状，预后较差。我们这个治疗团队能帮她的并不多，我们会尽量控制住她的症状，评估她的生存时间，但的确无法在她身上创造任何医学奇迹。但我们让她知道，我们会守候在她身边，支持她，虽然只能如此，但这对她来说却非常重要。她也害怕，却很镇定；她很担心，但更多的是感激和信任。她很有尊严地迎接死亡的到来。

当有一天我自己面临脆弱或衰弱的时候，我就想成为她那样的人。当死亡来临的时候，我想和她一样，坦然面对。我想让我的心和她的一样柔软，以度过此生。我发觉自己时常幻想这位妇人是如何面对衰弱和绝望的。我想向她学习，听她倾诉、了解她。我很庆幸能够有机会陪伴她、照顾她。

大卫真诚而缓慢地读着，他读完后我让大家开始讨论，先关注他的叙事结构以及叙事语气。这个故事有两段，第一段用了第一人称复数（we），第二段是第一人称单数（I）。我很惊讶大卫竟然注意到了医疗工作中集体工作和个人工作之间的差异。

正如他在第一段里描述的那样，他和他的同伴们一起陪在患者身边，一起给予那位患者医疗照护，他们一起陪她经受心力衰竭的整个过程。诊断、治疗、预后、陪伴，都是在集体的努力下完成的，体现了医学的社会性。听完第一段以后，我想知道，大卫是否和那位患者一样，得到了同伴的安慰，是否因为对同伴的理解充满感激和信赖，从而使他的担心得以减轻。这种患者与学生之间身份认同的迹象，在下一段得以印证。

在第二段，大卫改变了语气和立场。如果说第一段，"SC是一名79岁的黑人老妇，患有慢性心力衰竭……"是一种熟悉的医学语气开头的话——那么第二段则是以患者和作者之间的个人关系而展开的。"当有一天我自己面临脆弱或衰弱的时候，我就想成为她那样的人……"此类话语亲密得几乎让人震撼。他，一个白人男性，常春藤盟校的毕业生，身体健壮，处于二十几岁的青春年华，正在与一位黑人老妇建立如此强烈的内在联系，而这位老妇一贫如洗，病入膏肓，没有受过什么教育。他以她作为生活的榜样，在平行病历的最后——最重要的地方，认可了她的善良和轻柔，并以此为典范。那颗濒死的心脏，此刻是强大的——以它的轻柔，成为他的楷模。当然，这一段不能以复数来写，因为他们两人这段主体间的关系是私人的，仅仅存在于她与他之间——两个独特的人，单独在一起。

　　我接着开始询问故事的情节。故事之中具体发生了什么？故事一开始，患者的诊断和预后就已经明晰了，或许在未来会变得更清晰。诊断与预后在第一段就报告了，但这并不是故事的行动。故事呈现给我们的是叙述者想要某种东西，并且发觉自己在做某件事情。他想和 SC 一样，想向她学习，听她倾诉，理解她。他发觉自己在幻想关于她的事情。这是一个关于意愿的故事——他的意愿是接近她，汲取她的智慧，在幻想中间接体会她度过衰弱与绝望时的艰难。这个故事对他极为勇敢而坦诚的行为进行了出色的描绘。大卫从哪里获得勇气，让他对此般感悟与渴望打开心门——成为一个与自己非常不同的人？他们之间最大的不同在于她病入膏肓，行将就木，这让他勇敢地意识到自己也是会死的。在这两段描述中，大卫用黑人老妇的尊严接受了自己的必死性。

　　平行病历的最后一行用了一个重要的隐喻："我很庆幸能够有机会陪伴她，照顾她"，这就将医疗工作提升到了灵性的高度。大卫的患者提供了施与恩典的契机，使他对患者的照护变得神圣。在这里，灵性的谦恭呈现于忙碌的病房中，而大卫和他勇敢的患者则是这一幕的载体。

　　大卫对患者和工作的感激触动了其他学生，他们也体会到医学是一种特权，给予他们一些未曾期盼会得到的东西。他们想知道大卫的患者是否知道她在他的心目中强有力的作用，我们又讨论了如何向患者传达我们对他们的欣赏和挚爱。我们都感激大卫，他带给我们一种崇敬感、一种在面对死亡时的宁静。

南　希

下面是南希朗读：

　　与我同组的一个实习生从一间病房里跑了出来，看起来神色凝重，此刻我正在护士站与我的上级住院医师讨论一位患者的病情。他打断我们的谈话，直接对上级医生说："能跟我来一下吗？"接着他们冲向病房，我和同组的其他学生紧随其后，希望能学点什么或是帮点什么。我进入房间，看到实习生给患者带上了氧气罩，上级医生正在给患者听诊心脏，他从耳朵上摘下听诊器，对患者的丈夫说："先生，您能暂时出去一下吗？"那位丈夫满脸疑惑，站在那里，盯着我们，开始迈步往外走，边走边回头看着。"她已经死了，"上级医生说道，"摘掉氧气面罩吧。"实习生有些犹豫，她的手放在患者的手腕上，希望摸到跳动的脉搏。"她签了不实施心肺复苏的协议，"上级医生接着说道。实习生撤了氧气面罩，重重地叹了口气，她看了一下表，"现在9点20分"，她接着问道，"我们怎么告诉她丈夫？"上级医生答道："告诉他，说她去世了。"我们都站在那儿，愣了一会儿。我盯着那位患者，直到实习生用床单盖住了她的脸，她那因黄疸而水肿的脸上没有丝毫痛苦。

　　我们缓慢地退出了病房。我和其他医学生静静地走向护士站，我们的上级医生讲话的声音在耳畔渐渐变低，接着我们就听到了患者丈夫凄厉的抗议声，响彻整个大厅。护士站的人都停下手头的工作看着。"可怜的人啊，"我心里想，他两天前才代妻子签了不复苏协议，在最后的几周里，他目睹了妻子病情的时好时坏，而今天早上，他觉得她是"睡着了"。

　　那个实习生回到了护士站，说道："他们结婚六十年了。"我为她的丈夫感到孤单。我的上级医生几分钟后也回到了护士站，我们继续查房。那位患者和她的丈夫也不再是我们讨论的话题。我看到大厅那端，护士的胳膊放在那位丈夫的肩膀上，正在安慰他。那个实习生转过头来对我说："咱们还是回顾一下细节，写死亡报告吧。"

我希望南希和她的听众都能立刻注意到她在这个结构优美的故事中赋予了一定的技巧。当我倾听这个故事的时候，我发觉它采用了海明威在尼克·亚当斯故事集中所展现的叙事节奏的控制方法。故事的重点始终正确无误地落在叙事者身上——"与我同组的"实习生、"我们的"上级医生以及"我和其他医学生"。如果从这个故事的创作过程来看，这简直令人称奇——因为我们都可以看到，南希朗读的故事就写在一张医院病历的续页上，页面上还留有各种潦草混乱的删除和插入的墨水痕迹。这很明显是在匆忙中写就的，虽然未经精心修饰，却堪称一份新颖生动和尽显才华的草稿！更令人印象深刻的是，南希透过自己的视角把控个人观点，她始终都在从自己的角度和水平描绘这些事件。

这个学生以电影般的、快速变化的场景给读者展现了这些戏剧性的事件。第一段以一系列模糊的动作开始——实习生跑出病房、打断我们的谈话、医生冲向病房等。然而，我们关注的焦点很快随之移动，伴随着她的那种不安全感、困惑感以及主体缺失感。"希望能学点什么或是帮点什么"，她让读者感受到了接下来的一幕幕就像叙述者真正感受过的那样，让我们与她的经历贴得很近。

她目睹并讲给我们听的是死亡的场景。这一系列匆忙的活动仿佛组成一幅凝重庄严的画面：住院医师弯着腰，面对着患者已不再跳动的胸口；被驱逐出病房的凄凉的丈夫；实习生将信将疑地试探着患者已经消失的脉搏；学生目睹尸体被盖上。9点20分定格了那一刻的时间，也标志着这位老妇生命的终结。

虽然故事描述的是很严肃的事件，但作者始终没有放松对节奏的控制。作者仅用背景声音来描述"镜头之外"的事件。站在平日紧张烦乱的护士站的所有人都停足伫立，听着那位深陷悲痛的丈夫伤心欲绝的呼号。接着读者就洞悉了叙述者内心的感受，"'可怜的人啊，'我心里想……我为她的丈夫感到孤单"，此时此刻，这一幕似乎让这个学生感同身受。当她从实习生那里得知这位老妇和丈夫已经结婚六十年后，她的内心充满了对这位丈夫的同情。这位丈夫在上午 9 点 20 分开始了他孤独的余生。护士而非医生承担起了安抚他的工作，这一事实增强了这位医学生的隔绝感，她被隔离在了这一经历的即时性之外，她的工作是"回顾一下细节，写死亡报告"，而不是去拥抱这位可怜的、生活刚刚被彻底改变了的老人。

我问其他学生从南希的故事里听到了什么，他们一致回答听到了悲伤、凄凉和沉默。虽然故事场景里有对话和动作，但其整体基调给人一种疏远感，好像我们在透过浓雾感觉这些事件。这也许就是南希的故事想传递的最急迫的信息，这一事实并非由文字或情节来传递，而是通过她的叙事方式来传递的：她作为三年级医学生的经历和那个不幸的人的经历是分隔的；她与他、他的困惑、他最后几周的坚守以及他目前承受的剧烈痛苦之间存在着无法沟通的距离。（也许他们共同的困惑在文本上是统一的，学生和那位丈夫在其他人确信无疑、目标明确后，仍感到茫然不知所措。）她被没有经验和医学职业的任务所困，而是把照顾幸存者这一更真实、更人性的职责留给了护士。

南希的故事让我们感到令人纠结的悲伤——当患者遭受真正的磨难时，相比之下，我们做医生的似乎只是经历了一些影子（护士比我们好一些）。按照阅读训练的一贯要求，我让大家反思这个故事表现出来的意愿，有人认为南希似乎渴望穿越这令人窒息的迷雾，与那位丈夫甚至那位濒死的老妇在一起——她在结婚六十年后，孤独地死去。作者所呈现的这幅画面，凝重、无声无息、一片沉寂，对我们来说似乎是一个危险的信号。在这个故事中，作者始终没能穿越迷雾，没有获得能动性去面对那位患者或她的丈夫，但至少她传递了一种渴望、一种需要，她将来会准备好，在场并采取行动。的确如此，南希的下一篇平行病历中就记述了一个星期六的清晨，她独立诊断了一个急性腹痛患者，识别出这是一例外科急诊手术，她及时为这名老年女性患者叫来了外科医生，并很快把患者送到了手术室。这个学生的临床判断能力和她的勇气值得大大庆贺，与前面一幕的缄默被动形成了鲜明的对比，但二者之间也许并不无关系。

阿 图

阿图是尼日利亚人，十几岁时移民来美国，被分派到医院的肿瘤科实习，他的工作是照护重症和临终患者。但他在自己的平行病历中并没有描写癌症患者，而是写了一个"寄宿者"——一位因其他科室没有床位而被安排在肿瘤科的患者。阿图不止一次写过他，因为对于特别复杂和令人费神的患者，阿图一向如此关注。通过两篇平行病历，阿图描述了自己对这位患艾滋病的年轻人的照护过程。

有时候，一想到我的许多癌症患者的预后，我的内心就感到极度悲伤。我不得不质疑自己内心一些根深蒂固的信念。我甚至开始困惑，自己将在医疗事业中处于什么角色，自己为什么要投身医学……我知道治愈患者并非医学的全部……我有幸与非常优秀的实习生和上级住院医师共事……他们教会我许多与患者的相处之道，以及如何让患者感觉更好……我可以看到他们脸上喜怒哀乐的表情，那都是他们情系患者所致。

昨天值班的时候，我被派往急诊室，去那里照看一位人类免疫缺陷病毒（human immunodeficiency virus，HIV）阳性患者。他是因严重痢疾收治进来的……他的名字简称为 LD，三十出头，1990 年首次被查出感染了 HIV，但他拒绝服用任何药物。1997 年，他染上了卡氏肺孢子虫肺炎，那时他被说服接受高效抗逆转录病毒治疗。他一直服用药物，直到1999 年他遇到了他的女朋友（当我问他为何停止高效抗逆转录病毒治疗时，他说怕女朋友知道他感染了 HIV）。他的女朋友现在也是 HIV 阳性（我不能确定这是否是由他传染的）。他们有一个孩子，是在我见到他的两周之前出生的。孩子目前还在新生儿重症监护室接受并发症治疗。（我不知道孩子是否是 HIV 阳性，但我知道孩子的母亲在孕期没有采取恰当的预防措施）。他是一个移民，很久都不工作了，靠接受救济生活，有医疗救助保险。

当我越来越了解这位患者，我发觉我的愤怒就越来越抑制不住……有趣的是，我越是意识到自己的这种愤怒，就越想把这种情绪搁置起来，并好好地照顾他。我觉得，他并没有意识到他的行为给自身和家庭带来的严重后果……他把孩子带到这个世界上，却没有给他太多的生存机会……同样作为移民，我觉得他让我们蒙羞。

我无法对他做到真正的共情（这里的共情包括以下方面：感知、敏感、间接地去感受他人的感情、想法和经历）……我的想象力没有那么丰富，不允许我站在他的立场上去思考……若非要我站在他的立场上，我想我就会成为一个连自己都讨厌的人，一个和现实中的我完全相反的人。这基本上是不可能的。因此，我花了很长时间思忖着个问题：是什么感情让我想来帮助这位患者。我想到的是怜悯（对于他人痛苦的同情）。
我真的为这家伙感到遗憾。他，一个新生儿的父亲，才三十出头就罹患
了艾滋病，虽然拒绝承认自己的病情，却明显意识到自己已经恶疾缠身。
他也许已经意识到病情在恶化，生命已快到终点。我为他感到遗憾，出
于怜悯而非共情，这就是我想帮他的原因。

学生们都听懂了阿图所写故事的意义，他们所有的人都感到所学的
抽象的共情和临床关系现实之间的张力，经常能感受到自身与患者之间
的距离，并设法解决困难，以弥合差距。阿图的这几段描述将学生们的
这种挣扎展现了出来。他的叙事发自内心、充满感情，在情节之中展现
了一个学生对于患者处境认识的缓慢而积极的变化。在倾听文本的同时，
其他学生能够认识到阿图在竭力帮助这个患者时的成就感，虽然患者的
行为让他很愤怒。

这篇文本既是一篇专业的临床复杂疾病过程的书面总结，又是一篇
令人动容的浓重的双重描写，既讲述了一位不幸患者的故事，又描绘了
一个既同情患者又对患者感到愤怒的反差极强的医生形象。同一文本之
所以出色地完成了双重描写的任务，其中一个原因就是作者运用了几个
不同的语域。它们或者共同出现，或者听上去彼此快速衔接。第一段表
达了对于最近出现的一些临床状况所做的令人悲伤的反思，作者从本体
论的自我反省视角，质疑自己选择医学专业的动机和理由。第二段笔锋
一转，从个人心理语境的描写，跳到了相对较疏远的、快节奏的、急诊
室的突发临床事件的叙事描写上。运用对比冲突，这段急诊语境的描述
摒弃了第一人称叙事，全部采用了插入语，断断续续，显得脆弱而缺乏
感情。紧接着，文本又回到了内心世界的描写上，这一次的描述并非自
传式的自我反思，而是主体间的反省。作者尝试探索他本人与他新接收

的患者之间的关系。作者在最后将自己对某种情感的认知理解与自己照护这位患者时产生的情感意义的私人感悟结合了起来。

阿图认同书写平行病历让他加深了对所写故事的理解。在写作之前，他并未注意到自己在照护患者时将愤怒情绪抛到了一边，也没有认真剖析过自己对于患者的情感。在查阅了"共情"（empathy）和"怜悯"（pity）这两个词的含义后，他希望以后在剖析自己的情感时，能做到像展示这个临床事件一样明晰。通过再现患者的行为和他自己对此的回应，阿图揭示了这种照护关系的两重性——两个移民，一个意识到了事情的严重性，另一个没有；一个患病，另一个全心照护他。阿图的故事留给听者最深刻的印象是作者对自己的苛求——想象、理解患者，让自己慢慢地贴近这位患者。作者庄严的文字也体现了他自身的职业责任在医疗服务中的重要性。我们都相信，阿图终归实现了对患者的共情，因为他对患者的怜悯让他可以从患者的角度看问题，他不仅看到了患者表达的各个方面，而且还想象到了患者对未来的恐惧。

比　詹

接下来朗读的是比詹。他在协助照看一位 65 岁、患有特发性肺纤维化的患者。这是一种退行性肺病，唯一的治愈办法是肺移植。患者已经排队等待肺移植九年之久，但仍没有幸运地等到珍贵的捐赠器官。比詹刚刚得知，由于年龄的缘故，患者已被排除在等待名单之外了。

我放下电话开始写病历，但大脑开始走神……我刚刚结束与恩卡纳西翁先生的肺病专家 M 医生的通话，问他为何最近剥夺了患者接受移植和开始新生活的机会。M 医生不假思索地告诉我，肺移植年龄的剔除标准应该是 60 岁左右，而恩卡纳西翁已经 65 岁了，他的年龄接受移植预后会很差……

先不说患者被排除在名单之外的原因，我现在需要面对的是他实际上已经被剔除出去了，已经失去了从这一无情的、渐进性疾病中生还的唯一机会。当我开始写病历的时候，"剔除"这个词好像从下面那张洁净的白纸上紧盯着我。真是个有趣的词，我想，M 医生是否注意到了自己的措辞中使用了一个扭曲的双关语？对他来说，这属于公平；对理性主义者来讲，这代表着肺移植的风险已经大于它带给患者的益处，因此，"剔除"是一个严格的、不失偏颇的选择。然而，对于我来说，就像是做了一个坠落悬崖的逼真的噩梦……纸上"剔除"这个词的黑色墨迹，在我眼里就像终结生命的屠刀。就因简单的一个数字，一个被指定的数字，恩卡纳西翁过去九年的希望就这么彻底破灭了，他的出路只有一条——等死。

我禁不住想，患者得知这一消息后会有何种反应，也在想，如果换做自己，面临生的希望幻灭，自己又该如何面对。他究竟是如何落入今天这步田地，而只能隔着氧气面罩挤出一丝歪斜的笑容。"我曾经力壮如牛，可惜永远不能回到过去了。"他知道消息时哭了吗？抑或为结束了未知的等待而莫名其妙地备感放松？或是他一直就知道希望渺茫，因而从容面对？那时，我连猜的勇气都没有。直到现在我才明白，我其实可以问他的，我可以轻易地鼓起勇气走过去，克服自己内心的胆怯，走过这因胆怯而被我嫌恶的门廊，踏入他病房的门……他也许会镇定地答复我，而我则会被自己的脆弱、短暂、必将终结的存在所击垮，最后伤心而顿悟地离开。

但我并没有这样做，写完这段我就去吃午餐了，我没有勇气面对许多年后必然到来的、自己的死亡。那一刻，我距离死亡如此之近，近到我无法面对患者对命运的妥协。这太奇怪、太反常、太令人恐惧了。

　　这里有许多个"我"——写平行病历的"我"，在护士站试着在病历上记录的"我"，前几天还与恩卡纳西翁交谈的"我"，当然还有现在正在教室里给我们朗读平行病历的"我"——比詹。作者用各种动词时态构建出了文章的时间框架，让读者体会到了一系列事件复杂地逐一展开。比如，"我刚刚结束与 M 医生的通话"这句话用了过去完成时，与"我开始走神"这句话的一般过去时截然不同。读完前两句，读者和听者就会觉得这几段时间就像透明胶片一样彼此重叠，直到文本的最后，我们才意识到这种透明的思绪在作者的现实生活中飘得很远。

　　这个故事之所以令我印象深刻，是因为作者对不同的"我"之间关系的把握，实际上他牢牢地掌控住了整个自传式的叙事过程。站在与现在不同的角度上，作者检视了自己的想法、情感，以及刚刚过去和稍稍久远的行为。他坐下来写作的过程中，或许是第一次亲身感悟到了这些场景中蕴含的复杂情感。他发现是自己对死亡的恐惧阻止他跨入患者的病房，他的这一发现不仅仅是基于故事的情节，也是基于故事的叙事方式。比如，"剔除"这个词的使用很复杂，同时也很有启发性。这个词在故事中被神化了——一个物体，活灵活现地跃然纸上，更是一个隐喻，将坠落悬崖的噩梦与疾病治疗中的年龄限制联系起来。

　　许多不同时间的场景在读者的脑海中同时浮现了——作者放下电话、开始走神——此时更多过去的和未来的场景也一并闯了进来。患者说了一句话，是在不确定的过去的时间范畴，"我曾经力壮如牛"，叙事者因此遐想未来某个时候的"自己会被击垮"。最终，作者所期许的遥远的未来终结时刻已经在他自己的叙事建构中变得若隐若现。

　　比詹写完并读完这个故事的一周之后，我与他一道去看望了恩卡纳西翁。在病床边，比詹询问患者和他妻子当听到 M 医生告诉他们恩卡纳西翁不再具备肺移植资格时的感受。两人听到比詹的问题都哭了（我此次是观察他如何问诊，并没有发言），他们讲了许多关于儿女和孙辈的事情，滔滔不绝地表达了对上帝的信任以及对命运的接受。从此，比詹成了医疗小组中恩卡纳西翁夫妇最信任的人，依靠他的意见和建议来做出所有的治疗决定。

几个月以后，我让比詹对他写的平行病历进行评论，他写道：

有一两次，我写了一些我见到的"不太对劲"的事情，正如我文中所言，这些事情困扰着我，而我并没有察觉到……

在记录了我对每篇平行病历的想法以后，我进一步深入解读它们——试着找出每个故事的主题，同时梳理自己的想法，使每个事件都"赋予意义"，都能独立地成为一个写作范例（而不仅仅当作书写自己想法的一张纸）。这样一来，我觉得自己的想法更加系统化了，之前觉得"不对劲"的东西也变得有意义了。**换言之，我是在尝试将不同的情绪梳理成有条理的主题**。这样我便发现了自己的症结所在，恩卡纳西翁和他的遭遇之所以让我如此苦恼，只因为我无法面对自己的脆弱与死亡。如果我只是简单地把我的想法写出来，随意丢在那里，不再进行整理，也不去刻意寻找其中蕴含的意义，我想我也不会发现这个症结。

我想，这一自我发现促使我在与个体患者交流方面的能力得以提升，同时，更融洽地处理好自己的情感让我能够将注意力放在患者身上。例如，当我和恩卡纳西翁讨论死亡这个话题的时候，我明确地知道自己的感受，也能够尽我所能，尽量让他感觉好一些。

作者在此采用了自传体的写作手法，来描述过去经历中自我的内心疑惑及心理活动。通过书写文本，作者成为自己的读者及解读者，以自传体故事中的跌宕起伏来反思自我。比詹令其创作和重写的文本赋予了临床医疗所必需的洞察力和实际价值——与患者及其家人交流患者健康状况的重大变化。这让我们明白，叙事写作训练对学生和医务工作者都有实际意义。

尼　尔

最后一个朗读平行病历的学生是尼尔。

上周的一天，在执行两个半小时的查房任务时，我看到一个年轻人从医院走廊向我走来。我们七个人正在走廊上站成一圈，其中有我、我的同学、两名实习生、两名主治医师以及一名住院医师，只有我是面朝他的。他外表谦逊，中等身材，长着棕色卷发，绿色的眼睛，还戴着眼镜。他没有穿鞋，脚上只穿着发亮的白袜子。当他沿着走廊走近我们的时候，他试图引起我的注意，好像他认识我似的。他调皮地微笑着，当走到离我们有两英尺远的时候，他向我眨眨眼睛，很快、很开心的样子，好像我们正在一起开一个很棒的玩笑。我不知道是因为睡眠不足还是因为站得时间太久了大脑充血，我忽然有了一个奇怪的念头——如果那个想让我参与他恶作剧的年轻人是上帝呢？这个想法让我充满喜悦，充满活力，多么奇怪的一个想法啊！我问自己，我为什么会这么想？第一，这里正是上帝想要光顾的地方，这里是医院，他想在患者和濒死的人以及那些整天围着这些人转的那些人之间游荡。第二，上帝正是想这样出现——作为一位患者，尽管是一位在苦难面前令人费解地高兴的患者，可为什么不呢？他正在开一个玩笑，而我们却没有这种心思。再者，上帝绝对不会想穿鞋，我不能想象上帝穿鞋的样子。

我希望上帝可以看望我的几个患者，告诉他们什么事让他那么开心。我希望他能拜访那位 35 岁的囊性纤维化患者，她现在比她实际的年龄看起来要大三岁。上帝可以穿上防护服，走进病房，将他那双穿着袜子的脚放在窗沿上，然后和她谈谈。他会向她解释为何她虽然只有 35 岁，却要在医院病死，解释为什么她是四十年来这里最年轻的患者，为什么她的生命仅剩数月。

当上帝给那个患者讲过他的玩笑之后，也许他可以沿着走廊，去看望另一位患者。他的肌萎缩侧索硬化症（亦称渐冻人症——译者注）把他困在一具曾经是他的身体的棺材里，不能进食、排泄、行动，甚至连呼吸都很困难。或许有一天，呼吸也将不属于他。然而他还有理解力，他的意识还在，他会想了解上帝的玩笑，我想他会喜欢的。如果赶上好日子，我的患者或许还能对上帝眨眼睛。

最后，我希望上帝走回我这里，告诉我这个秘密。或许这样我会知道怎样处理每天都要面对的痛苦和疾病，怎样迎接第二位患者并接受第一位患者的离去，怎样在煎熬、气愤和悔恨中平静地坐下来而不用试图逃避，怎样去拯救我自己。这个秘密一定是怎么牺牲正义以换取平静，怎么以科学代替恐惧。

但是上帝没有停下来告诉我这个玩笑，至少现在还没有。他只是神秘的微笑、眨眼，并消失在走廊的尽头。

尼尔读完了，我们目瞪口呆地坐在那里。在几分钟的时间里，没有人说话。尼尔言中了疾病的野蛮、虚无，以及疾病随机性的残酷，这让我们都觉得自己像庸医一样被暴露了。与那天我们听到的第一篇文本中大卫虔诚地召唤灵性的语言不同，尼尔对上帝的描述，则把人们从信念中获得的慰藉撕得粉碎；它奚落了我们冲动的念头，告诉我们，从医学中寻求意义是徒劳的。

我想我需要寻找一种恰当的方式来理解这篇技巧娴熟的文本带给我们的强烈的荒谬感。想象或者描写这种感受的确需要很大的勇气，我们倾听这篇文本同样需要很大的勇气。现在尼尔则满含泪水，坐在她常坐的位子上。优雅的她像平常一样穿着色彩柔和的衣服，带着珍珠项链，有点弱不禁风的样子。她对医学的科学基础的把握和质疑给我留下了极深的印象，她刚刚向我们揭示了时刻伴随我们左右的冷酷的现实——一个直到现在仍未被认可的事实。

在评论尼尔文本的形式元素时，我说文本不仅实现了为作者和读者显示"内在"含义的特定目标，也是我们重回连贯世界的生命线。而即使现在回过头去看，我依然认为我对这篇文本的文类及其隐喻的评价不仅具有指导性，而且对这篇作品，更重要的是对这位年轻的作者，都是一次最负责任的回应。

我先从讽刺手法开始评论。当一个作者想表达相反意思的时候，文本中往往会出现错位，出现两层意思，一层是表达出来的，往往是假的，另一层是没有表达出来的，这才是真的。讽刺手法经常是在真的想法不能直接说出的情况下使用。作为写作中最严厉的约定，讽刺手法须赋予作者以距离感，作者通常在描述一个痛苦得无法表达的事实时采用。尼尔选择这种写作方式，表示她在尝试着表达某种十分棘手、容易引起愤怒，而且极具潜在的毁灭性的东西，于是她就朝着相反的方向写了。

但是这篇平行病历不单单是用了讽刺手法。它详细描述了穿袜子的上帝滑稽的形象，给人一种超现实的感觉，把读者带到一个极不稳定的世界，在这里断然不能相信任何事情的本来面目。在病房里真的有一个不穿鞋的年轻人吗？尼尔真的有接近晕厥而导致的精神状态的改变吗？我们在稍早些的课上已经听过尼尔关于这两位患者详细的描述了，她阐述了这两种疾病的病理生理学机制、治疗原理、预后、诊断检查和查体结果。现在看来，先前关于疾病的讨论是多么没有意义，这对于这两位濒死的患者来说是多么的毫无干系。

上帝作为玩笑者的形象让他失去了怜悯之心，他那戏谑而又冷酷无情的形象伤害了我们对接受疾病和慰藉他人所做出的微不足道的努力。这篇文本意味着放弃了上帝，放弃了信念，放弃了对人生意义的承诺。这个宇宙已经被它的造物主所抛弃，他现在正在幸灾乐祸地看着他深陷不幸的子民。

我意识到这篇文本有另一种温和的解读，尽管我最初的直觉认为这种解读是自我保护而将其放弃。无论如何，我想也许这种解读让学生们大胆想象穿袜子的上帝也许并非讽刺，而是天意。也许，我想，也许有一些宇宙秩序的规律是我们终极可见的，也许尼尔的幻觉意味着由于某些原因，上帝无法启示疾病和死亡经历的含义，但或许他知道它们的含义。他并没有对受难者感到幸灾乐祸，在这种解释下，上帝祈求我们怀抱希望、耐心等待，他用赤足的方式体现他的谦逊，我们最终会理解他的善行，理解我们眼中的残酷和不公。

仔细品读文中的两句话，从中可以感受到作者的善良。"只有我是面朝他的。"这个学生或许被她的幻觉所欺骗，让她独自看到这个场景。她团队里的其他人正讨论所有 15 个或 20 个患者的病理生理情况及其治疗方案，他们没有注意到尼尔所看到的残酷画面。他们被自己微小或无意义的任务蒙蔽，错过了这幅重要、残酷的画面。另一句需要注意的话则总结了她看到这幅画面之后的反应："这个秘密一定是怎么牺牲正义以换取平静，怎么以科学代替恐惧。"除了科学，她或许还可以用其他东西来代替恐惧。确实如此，科学有助于我们摆脱恐惧，但尼尔写的平行病历也让她有机会倾听我和其他同学提出的温和的建议——其实有许多东西可以战胜恐惧——宽容、仁慈，或许是在患者产生畏惧时，只需站在他们的身旁，做他们克服恐惧的见证者。

我注意到，即使在这次课之前，尼尔看上去总是因平行病历感到忧伤，不管是朗读她自己的文本，还是倾听或是评论同学的文本时，她常常眼含泪水。我私下问她，是不是这种反思性写作给了她太大的情感负担，"这对你来说太过分了吗？"我很直接地问她。她连忙回答我，说平行病历写作是这次实习中最好的一段经历。她发现写出自己的经历，同时让小组同学就此展开评论，对她很有帮助。"我把我所有的平行病历都寄给了我妈妈，"她说，"进入医学院以来，我第一次感到她知道我在经历些什么。"我意识到，书写穿袜子的上帝没有制造残酷，也没有让她放弃信仰，通过写作，尼尔不再独自面对她对世界末日的幻想。

随着这堂课接近尾声，我现在最关心的是确保小组的全体同学都从尼尔近乎残酷的幻想中恢复过来，而最佳的引导方式就是把大家带回到一开始大卫呈现出的透明和谦逊。他对濒死患者的关怀让大家更明确地认识到尼尔否认疾病意义的残酷，但也许也为我们提供了尼尔文本的另一种结局。或许信任与欣赏和科学与恐惧有着同等的重要性，或许站在患者身边陪伴他们对他们很重要，对我们也很重要。

总　结

一个半小时的课就要结束了。小组中每个学生都在同学面前朗读了自己的平行病历，相互倾听并讨论了彼此文本的叙事形式、叙事情节、叙事语气及其表达的含义。在这堂课上，我们进行了平行病历文本间的经验分享，最后也要就这堂课本身进行点评。

我觉得，在一堂课的最后进行总结，并对几篇文本的相似之处加以评论非常有益。上述文本是我自己专为这次模拟平行病历课拼凑起来的，因此，我无法原封不动地报告这五篇文本的读者所做的评述。但是，如果真在一堂课上一起读完这五篇平行病历，我就能预测我们最后讨论的内容可能是关于死亡的逼近、赋权问题以及学生通过自我反思寻获的心灵避风港等主题。

这些文本都与死亡有关，这在三年级医学生的文本写作中并不鲜见，这是他们第一次正面接触患者的死亡，悟性好的学生也同时会直面自己的死亡。比詹的"剔除"与南希的"浓雾"一样，都充当了与患者、与未来，以及与自己面对患者即将死去所做的努力之间的纽带。阿图对 HIV 阳性患者的同情以及大卫对 SC 的幻想，都让他们设身处地地与重症患者、濒死的患者感同身受。临床医疗任务的特殊性决定了这些学生必须去想象——哪怕是稍微想象一下——他们自己生命的终结。

在其中几篇文本中，学生发现自己实际上处于一种（至少是暂时的）主体性缺失的状态。南希慢慢地跟在自己的小组后面，由于病房的职责，不能去安慰那位悲恸的丈夫；比詹逃离病房，因为他没有勇气立刻采取恰当的行动——重新踏入恩卡纳西翁的病房，告诉他事实真相；至于尼尔，我不知道她怎么看待自己近乎残酷的想象，她想参与到上帝的玩笑中去。

　　有几位学生在自己丰富而复杂的想象中找到了心灵的避风港，他们实际上也成了自己故事中的叙事主体。一次又一次，作者的思绪从碎片式、不连贯的病房场景中抽离出来，有的幻想，有的疑惑，有的想到了神的启示，还有的在幻想中经历了看见上帝的神秘体验。而这些在我眼里，只是学生们对新生事物在日常生活中的现实体验缺乏了解的表现。这种精神状态的转变，对这些每天在与疾病的冷酷和医学的无奈抗争中深感疲劳的年轻人来说，无疑是一剂兴奋剂。正如盖伊·艾伦（Guy Allen）所说，个人叙事充当了个体的内部世界和外部现实之间的一个温妮科特式的潜在过渡空间（D. W. Winnicott，1896—1971，英国精神分析客体关系学派的重要代表人物——译者注），也是排练内心幻想的安全之所，而这些幻想不久也可能让我们在现实中付诸行动。当我们上完这堂平行病历课彼此告别的时候，我们常常会有一种回归战场的感觉，但这一次我们的内心多了几分安宁、期待以及在神圣的反思静修中重塑自我的渴望。

　　这堂平行病历课充当了这些学生作者的心灵港湾，这一点可以从他们对有关平行病历课评估提问的回答中看出。例如，对正在使用平行病历的三年级学生的问题是"平行病历课后，你对书写平行病历有何感受？"一些学生这样答道：

　　我觉得写平行病历很好，可以了解自己的感受，强迫自己面对自己不敢面对的东西。课后，我感到很累，但松了一口气，舒服、清醒、脆弱，但明白了自己的脆弱。

我感觉好多了，释放了一些焦虑和烦恼。和大家一起讨论非常有益，在这种互助的氛围中，我能感受到友情和希望。

从情感角度来看，有些时候它让这些问题更个人化，也更困难。另一些时候，它是一种解脱，让我有更多的共情和疏离感。

学生经常觉得平行病历十分有益。（有一次，49 名学生被随机要求在临床实习过程中加上一门平行病历课，结果有 82% 的学生认为大有裨益，有利于身心健康和排解烦恼。）他们通过写作和朗读自己的亲身经历，对自己的情感理解得更清晰了，对患者的理解也更充分了：

我了解很多患者内心的脆弱。他们也很恐惧，因此对医生寄予厚望，这让我时时刻刻提醒自己保持友好和细心。

这个过程让我找到了自己的位置，并且更清晰地理解了患者。整个过程是对我已有信念的一次强化练习——医患关系（或医学生与患者的关系）不是被动的。我对整个过程的探究和回应也帮我更清晰、更有效地理解了患者。

写了平行病历之后，我才发现我可以对一位特殊的患者产生如此的共情。我变得更喜欢付出了，我的医学之外的生活视野也更加开阔了。

在一项正在进行的关于医学生书写平行病历效果的研究中，学生被随机分配到各个写作小组进行平行病历写作。结果显示，这些学生均被同事认为在问诊、操作流程以及寻求融洽的医患关系等方面更有效[1]。同时，据这些采纳平行病历方法的学生报告，他们在照护重症患者和濒死患者、告知患者噩耗时更从容自信。通过对学生共情能力和换位思考水平的心理测试，我们发现书写平行病历的学生实验组较对照组而言，其设身处地地体恤患者的能力更强。我们暂且将此过程理解为训练学生进行临床相关的叙事写作以及对其进行严格的写作考查，可以帮助这些学生提高从患者角度看问题的能力，而这一能力又需要学生具备灵活的认知能力和想象力。学会换位思考以站在别人的角度上看问题，这种能力对医务工作者来说是至关重要的，目前他们在这一点上仍有所缺失——但可以通过教学来弥补。

最后，我以一个三年级学生在轮转时写的关于平行病历的长篇评论来结束本章：

我决定写我的一个患者……一个刚被诊断为恶性肿瘤晚期的女士，这仅仅是一个尝试，因为我暂时无法梳理自己对于这位患者的情感，一直和她保持一定的距离，一度以忙于她的诊疗为理由试图避免动笔。我感到了内心的冷漠和公事公办式的无情，尤其是在和她"谈论"过她的预后以后。甚至在提笔写平行病历的那一刻，我依然感到自己的冷漠，而且害怕这种冰冷的感觉。后来我每次听她谈论病情时总是尽量地对她很温柔、亲切，时刻细心倾听。但之后我便为自己没有感受到更多的情感而吃惊，一会儿便匆匆忙忙跑去开会了。

但在平行病历课上，当我终于鼓起勇气去朗读我写的东西，向我的朋友们讲述她的故事时，我对她即将来临的死亡的恐惧，对我未来的死亡的恐惧，以及对我从事的工作的恐惧，一时全都涌上心头，我彻底崩溃了，任凭泪水涌出眼眶。但一旦我最终开始思考并谈论这个故事，也为此洒过泪后，我的恐惧消失了。我仍然能够回到病房，和那位一起坐下来，询问她的想法和恐惧。我和她之间重新建立了联系，我又能够回到病房，贴近她，不只照护她的身体，而且更加关注她的精神世界。我感觉这是一个巨大的进步……在我眼中它是无价的。

注释

1. 范·福克斯与莱斯利·R·塞缪尔斯基金会（The Fan Fox and Leslie R. Samuels Foundation, New York）设在纽约市。哥伦比亚大学正在开展一项有关书写平行病历有助于提升医学生的共情能力、换位思考能力和临床实践能力的实证研究，这一结果研究项目获得了该基金会的资助。在医学生进行实习的时候，随机抽取的实验组学生被训练书写平行病历，而控制组学生不经受平行病历训练。同时采用定性研究和定量研究方法，项目组已完成定量部分的研究，定量研究结果业已在此文中阐述。目前项目组正在对定性数据进行深入细致的分析研究。这一研究模式将推广至其他的大学医学中心。

第四部分

叙事医学的益处

9 回

承担见证

一位 46 岁的多米尼加男子第一次来就诊，他是医疗救助管理
（Medicaid Managed Care）计划下分配给我的患者，一直受气短、胸痛的
折磨，同时也担心自己的心脏有问题。问诊的一开始，我对他说："我是
你的医生，需要了解你的身体、健康和生活的详细情况。请告诉我你认
为我应该知道的信息。"然后我尽量不说话，也不写病历，而是去吸收他
的诉说——他对健康的担心、他的家庭、他的工作、他的恐惧和希望。
我不仅倾听他叙述的内容，也关注他叙事的形式——时间进程、意象、
相关的次要情节、沉默，他何时讲述自己，如何把健康状况和生活事件
排序。几分钟后，这位患者停止了叙述，开始哭泣，我问他为什么，他
说："以前从来没有人让我这样讲过自己的故事。"

渐渐地，叙事医学对医疗实践的意义越来越明了清晰。随着临床工
作者关注能力和再现能力的提高，以及患者与医疗工作者的关系螺旋式
的提升，我们发现，我们的临床实践也被改变了。通过细读和反思性写
作，叙事能力提高了，与患者的关系改变了。因为新的叙事取向和叙事
技能，在个体患者照护和作为行业一员方面，我们的使命也有所改变。
新的叙事能力从根本上改变了照护患者的常规方法，我将在下面进行描
述——如何收集和记录临床信息，如何在较长时间内发展与患者的同盟
关系。最根本的是，在照护实践中能够为患者做什么。

疾病打开了认识自我之门

疾病是一扇帮助认识自我的门，也许以往并不是这样，但在当今时代，疾病而非信仰缺失更有可能促动人们去认识自我，明了自己的生活目标和价值观。只有当你患病时，你才会问自己：谁是你可以信任的人？生命对你意味着什么？你能承受多少痛苦？以上这些问题的答案，医生更有可能听到，而不是牧师或忏悔神父。疾病和不良身体状况令生活中其他的事情黯然失色，并为个人和他周围的人定义了自己是谁。癌症幸存者团体的数量猛增，残疾人的权利运动相当于当今的民权运动。对很多人来说，参加酗酒、吸毒和暴食症互助会代替了教堂聚会，我们把我们的国家称为"百忧解之国"（ *Prozac Nation* 是 Elizabeth Wurtzel 的自传。百忧解是抗抑郁药氟西汀的商品名——译者注）。我们的身体状况帮我们找到了亲人——不是有血缘关系的亲人，而是那些跟我们有着同样身体状况的人。最近我在叙事医学网上讨论组发了一个帖子，讨论疾病是如何打开自我认识之门的[1]：

我最近意识到疾病是如何打开自我认识之门的。我不知道是否是因为当今人们没有宗教导师或忏悔神父的缘故，当他们找到我时，因为我是医生，他们会告诉我生活中深刻、严肃的问题。身体状况令他们重新审视和思考自己的生活，我也深切地注意到患者如何接受健康变化所带来的挑战和收获。关于如何回应疾病，我们似乎也有了一些新的认识。准备好接纳他人的疾病故事是一个艰巨的任务，但同时也能带来丰厚的回报。

网友的回复清晰而有力，令我印象深刻，下面引用的回帖来自一位口述史学家及一位医生，后者后来成为格式塔治疗专家（Gestalt therapist. 格式塔治疗是心理治疗的一种形式，强调个人责任，关注个人目前的经历、治疗师与案主的关系、个人生活的环境和社会情境，以及个人对整个外在环境所做的自我调适——译者注）。

下面是哥伦比亚大学口述史项目主任玛丽·马歇尔·克拉克（Mary Marshall Clark）的回帖：

我实在是不能不回复这个帖子。我最近对医院牧师做了一系列的口述史访谈，他们隶属于"医疗卫生牧师团"（Health Care Chaplaincy）。这是一个多信仰组织，负责协调将牧师派遣到纽约主要的医院。我的项目也包括对以往患者及其家属的访谈，其中包括在斯隆·凯特林癌症中心(Memorial Sloan Kettering Cancer Center)病亡孩子的家长，也包括心理肿瘤学创始人吉米·霍兰（Jimmie Holland）。无论是否有宗教信仰，当面临死亡的时候，患者都希望通过讲述自己的经历来探求人生的意义，从某种意义上说这种探求是人性的本质。我所访谈过的牧师告诉我，他们在面对患者时，从未提及宗教或上帝（因为这个原因，他们不再使用"宗教"一词，而用"灵性"一词取而代之），而只是把自己当作接纳患者故事的"容器"。他们还发现，和患者及患者家属一样，医务工作者也有倾诉的需要。专业倾听者（医生、口述史学家或本案例的医院牧师）所做的工作是努力倾听他人也许不愿意倾听的内容。事实上，我们从关2001年美国"9·11事件"口述史的项目中发现，倾听别人的故事即便不是独特的经历，至少也是有回报的事情。

另外一个回帖来自于家庭医生兼格式塔治疗师巴里·巴勃（Barry Bub），在回帖中，他反思了在院牧服务方面所受的训练：

我有着医疗卫生背景，但在面对患者时，我同时要面对自己的不安。我手中除了一本圣经赞美诗外一无所有，没有听诊器赋予的权威，也不能躲藏在白大褂里面。很多时候，我的心理治疗技术和医生身份也是隐匿的，我唯一可以依靠的力量就是我的在场和倾听。我的作用是建立人与人之间的联系，这种联系能够减轻孤立，而孤立恰恰是苦难的本质。

这种倾听要求我集中精力，不断地反思和回顾，必要时还要沉默、祈祷或幽默，所做的一切都基于我所听到的以及对所听到的叙事做出情感上的回应。这绝不是一个被动的接受信息的过程，而是一个非常主动的过程。

倾听的魅力在于对患者的叙事产生共情（治疗性验证），这并非基于同情——其实这种想法是关于倾听最大的无稽之谈。我只是作为一个专业倾听者在工作，但很少有医生有过专业的倾听训练。怜悯是互动的产物，而不是其原因。

我在倾听患者的叙事时，他们也听到了我的叙事——我的肢体语言、词汇选择等，从而决定向我讲述哪些事情。

玛丽·克拉克在后来一个帖子中说明为何使用"容器"一词。她写道：

在口述史中，我们把故事视为礼物（我们确实是把这些故事作为礼物，以表格的形式保存在图书馆），所以我把"收到"故事作为礼物。此外，就心理分析学来说，我认为这个词的意义是"可以装东西"的"器皿"。在此我并不是在讲主动还是被动的过程——这不像我们在口述史中，以主体间性和非语言性的原则来讲，总是把沉默视作在场，而把谈话视为一种积极的倾听。

对于如何倾听接纳患者的故事、如何履行对患者的见证责任，护士、医生、医院牧师、患者在网上进行了很多不同声音的对话。我们一致认为，关注、再现、归属这三种方法有助于提升我们为患者和同事的苦难承担见证的能力。我们在努力证明，医务人员的作用不再是被动的倾听者，而是作为训练有素的合作伙伴，与患者共同构建主体间性。很多人发现了在实践中见证患者痛苦的中心作用，在提供医疗服务、教牧关怀、物理治疗的过程中，我们意识到而且也在努力地阐明这一点：我们被召唤到患者身边，在他们讲述痛苦时，留心关注，承认痛苦。

从口述史和创伤研究关于承担见证的研究中，叙事医学获益良多。这两个领域同叙事医学一样，都依赖于将关注和再现关系引入疗愈性关系。临床实践的特点是照护个体患者，其要求不同于让创伤受害者讲述自己的经历，但是口述史学家和创伤研究者所开发的一系列方法对于叙事医学的影响是显著的。20世纪80年代产生了"创伤后应激障碍"（post-traumatic stress disorder，简称为PTSD——译者注）概念，并被纳入美国精神医学学会颁布的《精神疾病诊断与统计手册第三版》（*Diagnostic and Statistical Manual of Mental Disorders*，*DSM Ⅲ*），围绕着创伤和创伤幸存者出现了许多新的词汇和新的观念[2]。创伤研究及其理论来源于精神科医生、心理分析学家、治疗专家、律师、纪录片拍摄者和文学学者，这些人试图理解创伤（战争、种族暴力、政治迫害、性侵犯）带给人们的后遗症，并试图为经历者提供治疗。记忆是否准确？创伤经历如何代谢？对这些急迫的问题开启了激烈的讨论。越来越大规模的创伤事件走进人们的视野——越南战争以及与此有关的柬埔寨和老挝战争暴行、东欧的种族清洗、卢旺达种族灭绝大屠杀。在第一次世界大战的阴影下，第二次世界大战中的反犹大屠杀、广岛原子弹爆炸，这些大规模的创伤概括了先前无法言说的损失和无法承担的责任。里弗斯（W.H.R. Rivers, 1864—1922，英国精神病学家）医生为沙松（Siegfried Sassoon，1886—1967，英国著名诗人、作家、战士——译者注）所做的是成功地治疗了他的炮弹休克症后，使他得以重返前线。（里夫斯因一战中治疗炮弹休克症而闻名，他最著名的患者就是诗人沙松——译者注）在面对反犹大屠杀、原子弹、红色高棉时，我们就不能做得更多吗？

　　与此同时，个体的创伤经历，如童年受虐、强奸、家庭暴力等已经渐渐成为可以讲述的经历，尽管这种做法不是很普遍。越来越多的治疗者和教育者发现，面对创伤受害者想卸去创伤负担的做法，他们缺乏有效的回应。这折射出的不仅仅是技术问题，而是关乎人类如何经历痛苦事件的最本质的理解。在这令人感动的合作中，学者、作家、临床医生和科学家汇聚在一起，尽管他们采取的语言和实践各不相同，但目标是一致的："我们能做些什么？如何减轻卢旺达内战中亲眼目睹自己母亲被强暴、被屠杀的孩子的痛苦？如何减轻经历过越南战争战士的痛苦？——他对平民犯下了罪行，却不知道自己的敌人是谁。如何减轻反犹大屠杀幸存者的痛苦？——他还没有讲完自己目睹和经历的一切。"[3]

　　从口述史和创伤研究中我们了解到，承担见证并不是针对讲述人的暴力行为，不会干预讲述，而是积极的、带有敬意的倾听。治疗反犹大屠杀幸存者的精神科医生劳德瑞（Dori Laub）写道："幸存者需要讲述自己的故事才可以继续生存下去。每一个幸存者都有讲述自己故事的强烈愿望。通过讲述，才能真正最终了解自己的故事，了解被湮没的真相。只有这样，生活才能继续。"[4] 帮助过许多红色高棉暴行幸存妇女的柬埔寨女性法丽侬（Phaly Nuon）的经历说明，幸存者首先要记忆，然后再忘记，这样她们才能学会去工作和爱，"才永远不会再感到寂寞和孤独"。[5]

如果临床医生和护士注意到他们从创伤研究和口述史中借用了许多理论和实践方法，并将其应用到医疗和护理的常规实践中，那是因为比照着一种损失审视另一种损失可能更有力。我们意识到在群体性灾难和苦难的背景下，局部和个体的痛苦更加值得关注，许多治疗艾滋病患者的医生都记述了在艾滋病成为全球性流行病大背景下患者的个体苦难，这些医生有凯特·斯干耐尔（Kate Scannell）、亚伯拉罕·福吉斯、亚比格尔·组格（Abigail Zuger）、彼得·塞尔温（Peter Selwyn）和丹尼尔·巴克斯得（Daniel Baxter）等[6]。家庭医生凯西·瑞斯登（Kathy Risdon）把人的真诚带入她的临床实践，在面对被青春期困扰的患者时，把自己作为一个"容器"[7]。精神科医生、疼痛医学专家马克·沙利文（Mark Sullivan）在治疗慢性疼痛患者时，不用神经阻滞剂和镇痛剂，而是鼓励患者利用缜密、系统的叙事，讲述与疼痛有关的一切[8]。

调整临床实践使其具有见证患者痛苦的可能性需要培训和技能，来倾听患者自我叙事，并关心倾听的自我[9]。对创伤受害者来说，疗愈不仅需要有人"接受"他的创伤讲述，他还需要超越创伤，看到未来。正如多米尼克·拉卡普拉（Dominick LaCapra）指出的："处在某个主体位置的创伤受害者倾向于压垮自我，把受害者身份变成自己的唯一身份。受害者的康复需要重建自我，而不仅是把自己定位在受害者。"[10]拉卡普拉提醒我们，要把时间性和主体间性整合到临床实践中，与患者一起展望未来，超越创伤，这需要我们意识到叙事技巧在见证患者痛苦方面的重要作用。因为有了这种承担见证的转向，临床实践也许会更强健有力，会让我们更敏锐地理解共情和同情，包含经历"对他者的尊敬、迷失和他者性——这无疑是合乎伦理的经历"[11]。在伦理性和主体间性方面所做的努力使我们不仅站在患者的立场考虑问题，而且可以具体而有效地表达自己的认同，这种认同超越了共情的范畴，可以帮助患者恢复力量和对自己生活的掌控。

作为身体的呵护者，医生和护士对经历过创伤的人应承担特殊的责任。杰弗里·哈特曼提醒我们："创伤割裂了人的肉体和精神，克服这种割裂最好的方法也许是通过呵护身体来使精神层面得到恢复。我们都记得讲述时有喉咙干涩的时候，然后又哽咽地继续。"[12] 在我们的审视中，无论是短暂的还是终期的，疾病都会带来创伤，都会割裂身体和精神，都需要合乎伦理的主体间的互动以重拾身体和精神的统一。在小说或现实中，我们可以看到，对躯体疾病的回应可以跨越到非肉体的精神状态（如希望）的产生。在亨利·詹姆斯的小说《鸽翼》中，尽管知道女主人公米莉·席尔将不久于人世，医生卢克·斯卓特爵士仍回到奄奄一息的米莉身边，为她和背叛她的丹什提供照护。

丹什似乎瞬间顿悟了身体的痛苦、无法治愈的病痛和生之机会的渺茫。简言之，这一顿悟使一种洞见成为可能、且不可避免——需要感谢的是卢克爵士宽阔的肩膀，如果一个人能向他看齐，在一定程度上，他就可以像卢克爵士那样帮助别人……

卢克爵士终于又一次站在丹什面前……这个伟大的人并没有离去，而是为了满足米莉巨大的需求而舍弃了自己，这种真切的表达带来了效果、帮助和希望……卢克爵士依然在那里，米莉就得救了……[13]

对医务人员来说，这意味着见证患者的痛苦，积极接纳他们的故事，舍弃自己而满足他们的巨大需求，这种新的角色具有极其重要的意义。如果说疾病开启了患者重新认识自我和自己价值观的大门，那么医务人员就要准备好，去迎接与疾病相伴而来的患者对生命的审视。我们要学会倾听身体、自我和故事的多重视角，并对所听到的予以合乎伦理的、负责任的回应。我们不能指望放弃这项工作，但仍然能够完成医学的其他任务，因为如果照护者没有意识到身体中存在着自我，身体就不会接受来自这个人的照护——随着健康表面的破裂，一个人的自我就暴露出来了。

积极地传递爱

我的一个至亲患了严重的疾病。最近，她的经历加深了我对见证的理解。她阅读了下面有关她的文字，并同意我在这里发表。她一直坦诚地与我分享她的内心想法。我想，这一方面是因为她想表达这些想法，另一方面也是因为她想记录下自己的经历。她的医生暗示，他们还没有做好准备倾听她关于疾病经历的深层想法，因此没有听到我在此所写的全部。因为我是医生，也因为我爱她，因此似乎有一种特殊的许可去做一个倾听者，倾听她患病后重新发现的自我当中那些无情的、充满挑战的方面。

罗西（化名）46岁，得了脑膜瘤，尽管不是恶性的，但还是破坏了她的大脑和神经组织。肿瘤位于小脑脑桥角，影响到了听力、吞咽、发声、双眼视力和平衡。在得知患有脑膜瘤不到一个月，她就进行了一个耗时八小时的神经外科手术。住院大约一周后，她被告知六周后可以重新开始工作。

情况并非如此。相反，罗西从此踏上了艰辛寻找另一个自我的旅程。肿瘤和手术使她丧失了左耳的听力，也丧失了许多以往从不曾意识到的大脑的正常功能——平衡、吞咽、眼的聚焦、说话。她努力做的事就是在这些自动能力缺失状态下有意识地去做每件事，这样才能度过每一天。

令人难以置信的是，她把这些经历都写了下来。

　　"洗澡时，我感受不到温水，而只能感受到冷水和热水。"手术后我听她这么说非常震惊，意识到她一定是丧失了正常大脑的平均感觉功能，这种功能可以消除正常人对细小温度差别的触觉感受，而罗西就好像一夜之间从 19 世纪的油画跨越到了点彩派画作（pointillism，也称新印象主义，他们不用轮廓线条划分形象，而是用点状的小笔触，通过合乎科学光色规律的并置，让无数小色点在观者视觉中混合，从而构成色点组成的形象——译者注）。此外，她还丧失了一些自己都不知道自己具有的听觉过滤功能："昨晚在新闻节目中间，我听到主持人说'我知道，我知道'，我想，他正在通过头上戴的耳机跟控制室里传来的那个声音说话，但我却是唯一听到那个声音的人。"也许随着左耳听力的丧失，她的右耳越来越敏锐，能听到别人听不到的声音，也许这一自动听觉过滤系统失灵，令罗西对所有的感官输入都很敏感，而正常情况下，这一系统会把某些输入标记为没有意义的干扰而过滤掉。

　　前庭功能的丧失也绝不是运动时头晕那么简单，罗西已经没有了空间感。走路时，她总是有意识地去想应该把脚放在哪里，胳膊该怎么摆。每一次身体发生移动时，在头脑里都会引起一连串汹涌的反应，不是恶心也不是眩晕，而是总觉得什么都不对劲。第八脑神经的破坏不仅引起前庭功能紊乱，也引发耳鸣。对此，她的描述不是嗡嗡作响也不是鸣响，而是一直伴随着她的"脑袋里的尖叫"。医生说耳鸣几乎没有什么治疗方法，大多数患者会最终适应。我很怀疑我们是否能够完全理解这种慢性疾病（在我们看来是良性的）带给患者的负担和痛苦。

　　迷走神经和舌下神经受损引起吞咽困难。尽管接受了严格的吞咽康复训练，罗西还是不能够自主吞咽，甚至吞咽液体也很困难——她需要有意识地通过紧缩腹部肌肉来放松食管上部的括约肌，否则就会噎着。

她发现自己正在改变基本行为以适应新的变化，比如说，做饭时她不再品尝食物，因为在把食物放到嘴边之前，她不得不经历复杂且耗时的打开括约肌的过程，所以她逐渐"学会"了做饭时不品尝。

我把"学会"用引号引起来，是因为我要强调的正是这个采用新行为的过程。罗西的新自我就是在做饭时不再品尝，这是一个奇怪的断裂。她的新自我无法像以前一样在门铃响起时冲过去开门。周末她再也无法去垂钓，因为光、波浪、移动和在心爱的船上看到的水面对她的感官都是负担。她无法享受食物，无法阅读。因为吞咽困难，她的体重比术前减少了20%。我问她对术后的新自我是否多了些熟悉，少了些陌生，她回答道："我记住了做饭时不能品尝食物。"言外之意，在新的自我当中，她不能自然地生活，她不断记起从前的自己，环顾四周，却意识到自己突然变得如此陌生。

但她的治疗却被认为是很成功的，从术后的磁共振检查中能够看到，脑膜瘤已被完全切除。她感受到的缺陷被认为是神经外科手术的常见并发症，并被业界认为是可以改善的，手段是持续的、严格的康复训练，声门修复（也许是上食管括约肌扩张），以及眼外肌的重新调整训练。她每周进行两次前庭康复训练、两次吞咽治疗、三次理疗（以恢复因手术而削弱的上肢肌肉功能）、一次心理支持小组、一次心理咨询。人们见到她，特别是较长时间不见之后，说她看上去多棒。她优雅地接受了这些赞美，但常常对自己说："他们是不知道啊，我已经是一个不同的人了，再也不会是原来的那个我了。"

因为知道我要写一段罗西患病经历的叙事，我对记录在此的谈话给予了特别关注。当我的亲戚们读到我以上的记录时，罗西感到人们听到了她的诉说，感到我的小文说出了她的心声。她把我写的东西让别人看，把它当作她的疾病经历记录。关切地倾听、忠实地再现所听到的，这么简简单单的举动加深了我们之间的归属感。这就是叙事医学中关注、再现这两种能力螺旋上升为与患者之间归属感的例证，尽管这次不是在诊室，而是在家里。

通过从"前线"报告医患间鸿沟这一侧的健康人无法想象的疾病负担，罗西教我认识了疾病如何改变了一个人的自我，这是我从爱的浆膜中吸收到的养分。我知道罗西的神经外科医生和耳鼻喉科医生并不知道我所了解的罗西康复过程中的故事。但现在为了事实越来越证明，如果他们知道，这些故事，他们对罗西的治疗也许会更有效。通过积极地传递爱，我对罗西有了深切的了解。我相信，用同样的方法，我们对患者也会获得同样的了解。我并不是说对待患者要像对待家人一样，但在临床实践中，可以推行这样的爱。一旦通过爱的奉献具有了见证他人困境的能力，我们在临床实践中就获得了爱的渗透力，能够感受他人的苦难，倾听他人的言辞，用我的自我慷慨地服务于另一个自我。我们也需要被倾听。

从来没有人让我讲述自己的故事

我的一位新患者，我称他为依格纳什·奥蒂斯先生，第一次就诊时向我讲述了他的个人经历，包括他父亲英年死于肾病，大哥也在年轻时死于肾病，少年时从多米尼加共和国移民到纽约的动荡。最近他不得不从建筑行业转做服装店的兼职店员，因为他的身体已经无法适应强体力劳动，还有他因为无法养家糊口而不得不接受救济的羞耻感。在讲述自己的经历时，他还穿插着描述身体的不适症状，如胸痛、气短、关节痛和疲劳感。我觉得他看上去很抑郁，似乎还患有心绞痛，虽然症状不典型，但我还是为他安排了心脏应力检查。我想如果有证据表明心脏是健康的，他就会放心了。他感激地接受了我的安排。

过了一周，当我打电话查询他的检查结果时，很震惊地得知他患有冠状动脉疾病，右冠状动脉有不可逆的灌流缺损。我亲自给心内科打电话为他安排预约（如果他的医疗保险不是医疗救助计划，我就会给私人开业的心内科医生打电话，奥蒂斯先生第二天就可以去看医生）。一两周后，一位心内科研究员为奥蒂斯先生看了病，开始给他使用抗心绞痛药物 β- 受体阻滞剂和硝酸盐。

在后来的一次复诊中，我和奥蒂斯先生一起回顾了过去几个月的情况。胸痛和气短已完全消失，他觉得比以前更有活力，看上去也不那么抑郁和悲观了。在这期间，我在一个医学期刊上发表了一篇描述他第一次就诊时的文章（我更改了很多临床细节，以便不泄露他的身份），因为我被他的泪水和言语所打动，他说从来没有人让他讲述自己的故事。[14]我告诉他我发表了一篇文章，是关于他第一次就诊的回忆，并说会把文章寄给他。我问他是否还记得第一次就诊时的情景，他一下子活跃起来："当然记得！"他说，"因为您那天的所作所为，我对您的医术非常有信心。自从那天起，我一直为您祷告。"我们坐在那里，笑容可掬，品味着这种关系带来的幸福。

回顾看来，我们两人都感恩这种"医学情感转移"，我们都意识到我们关系当中的某些因素深化了这个关系，并使它充满力量。我承认，当然我不会亲自给心内科打电话为每一位患者预约，如果我们不是以这种方式"相见"，他也可能不去见那个"安排给"他的心内科医生。从那时起，我们持续地关注他的冠状动脉疾病。他的悲伤和羞耻感并没有完全消失，关节痛和疲劳等症状、父子间的矛盾、不能忍受也不可抑制的怒火依然存在。我真诚地邀请他讲述他所经历的，尽管我是作为医生在倾听（例如，决定要做膝关节 X 线检查，决定用抗炎药治疗关节痛），同时我也在倾听他讲述自己的故事。通过讲述自己的童年，他得到了安慰和力量，记起了自己的过去，能够在自己的情感、过去和身体症状之间找到关联。我告诉他，他的理解深刻而成熟。

奥蒂斯先生承认他确实有些抑郁，但没有自杀倾向，也并非没有治愈的希望，却常感到沮丧甚至是流泪、不知所措。我告诉他可以通过谈话疗法或抗抑郁药物来治疗。他选择了前者。我没有给他指派社会工作者做心理治疗支持，而是每两周自己见他一次。我还邀请了一位同事——一位有家庭治疗背景的医务社会工作者作为监督者，指导我这种新的将内科学和谈话疗法相结合的治疗方式。我感到自己这样做是对的——亲自承担这项工作而不是把他转诊给心理治疗师，因为他的情感痛苦和身体状况密不可分，如果我只是单纯地治疗他的胸闷、气短，而把沮丧、抑郁留给社会工作者，这就破坏了他的自我和身体的统一性。

我相信，我为奥蒂斯先生所做的就是在为他的痛苦承担见证，同时试图发现哪些痛苦可以减轻。我告诉他，我们不知道什么原因导致了什么状况——因为疲劳和关节痛，他不能进行强体力劳动，这是导致沮丧和羞耻感的原因吗？还是因为抑郁症中的悲观沮丧因素激发了他的疲劳感，加剧了他对慢性疼痛的感知？我的工作是努力控制他的关节痛和冠状动脉疾病，同时了解他的生活、他的过去以及他对此的理解。也许我们的工作能帮助他理解自己的愤怒，学习如何做一个叛逆青少年的父亲，如何更好地在服装店工作，尽管受到身体状况的限制。我们的工作从关注开始走向再现，他阅读了我发表在《新英格兰医学杂志》（*New England Journal of Medicine*）上关于他第一次就诊的文章，这些都说明我对他的付出是有意义的。关注和再现为我们带来了归属感，这是一个相互赋权的珍贵过程，这一过程改善了他的健康状况。

叙事医学的实践

我想用简单直白的语言描述叙事医学中的关注、再现和归属在我作为内科医生的医疗实践中带给我的改变[15]。这些叙事考量影响了常规临床实践的诸多方面，包括信息的收集和记录、医疗决策的制定和长期医患关系的建立。更重要的是，叙事考量探讨了疾病和健康的最终意义。叙事之光改变了身体和健康版图的景象，让我们明白通往健康、自我的小径是何等幽深！对医务工作者来说，更显著的作用是让我们看到，我们能为那些生病的人、那些托付到我们手中的人带来多少帮助。

如果想在传统的医疗中寻求改变，我们有责任对医疗实践进行创新，这样才能够实现新目标。我们必须要清晰地阐述新的目标是什么，如何实现这些目标，如何评价其有效性，如何培训其他人掌握这些目标，这些目标会给患者带来什么不同。医学是工具性的学科，我们需要提交表格——一式三份！在表格上要报告就医过程中的叙事部分。我们不仅要为付出的时间向患者收费（虚无主义的视角认为这是没有意义的），还要像文书一样，为患者群体做记录，就像约翰·伯格（John Berger，1926—　，英国小说家——译者注）描述的乡村医生约翰·萨珊那样："他为人们所做的不仅是患病时为他们医治，他是那些患者生活的客观见证者；他们很少把他称为见证人……他也绝不是最终的仲裁者……这也就是我选择'文书'这个谦卑的词的原因：做记录的文书……他保留着这些记录，他们不时地自己去查看……他代表着他们，成为他们的客观记忆（而非他们自己的主观记忆），因为他代表着一些他们知道但想不起来的东西。"[16]

收集信息

对疾病的叙事考量挑战了传统的临床信息收集方式。如果我们认为患者关于自我和躯体的叙述无论形式还是内容都有意义的话，那么问所有患者同样的问题就不能得到我们必须得到的信息。相反，医务人员应该用灵活的、创造性的技巧武装自己。患者通过许许多多的渠道传递关于他们的信息，我们必须张开所有的毛孔吸收。威斯敏斯特医学院前院长、内分泌专家理查·贝里斯（Richard Bayliss）写道："医生不但要听到所说的内容，还需要用训练有素的耳朵去倾听患者的每一个用词，以及词的顺序""病史是需要接收的，而不仅仅是记下。"[17]

我见奥蒂斯先生的时候，是第一次使用新发明的方法问诊。开始时只需简单地说："请告诉我你认为我应该知道的情况。"然后就是全心倾听，不记录也不讲话（至少开始阶段如此）。第一次这么做的时候，我真的需要坐在自己手上，以克制自己书写病历或查看患者电子病历的习惯。记录所听信息的习惯如此根深蒂固，我似乎随时想在患者讲述时，按照既往史、家族史、各器官系统状况的格式去记录。只有当我放弃了记录、格式这些压力后，我才可以吸纳患者所讲，而不是用我自己的形式打乱他们的讲述。

患者讲述时，我认真倾听，在问诊当中的这一段时间不做记录，尽量不干扰他的叙述，除非有必要。我也不会以任何方式暗示我认为什么很突出，什么有意义，什么有趣。我尽力去注意措辞、形式、意象、讲话的节奏。我坐在椅子前端，关注并吸纳患者给予我的一切——隐喻、成语、伴随的手势、所呈现的情节和人物。我知道必须收集剂量、手术日期、过敏史、吸烟史和家庭史等信息。但我相信，随着问诊的进行，这些信息会自然呈现。我一般用二三十分钟倾听患者讲述自己，目前以我的经验看来，这么长时间足够让患者讲完关于自己所有需要讲述的内容。

这之后，我会让患者换上棉质检查服进行查体。我会利用患者在帘子另一边换衣服的空隙，尽量准确地把他们的开场叙述记录下来，完全按照叙事的顺序，并利用患者自己的词汇和语句选择。我尽量保持患者叙事的完整性——叙事的节奏、过渡、转折、比喻性语言。（也许我可以把这些叙事录音然后转写，但我想尝试一种常规而快速的记录方法。）通常在结尾处我会写上这位患者给我的感觉，不仅是诊断性的描述，也是对这个人独特的印象。

下面的例子是我用新方法记录的一个新患者的情况：

第一次内科门诊　32 岁　女性

在圣文森特无家可归收容所做协调员工作开始的当晚，亨利女士得到了健康保险，想找一名全科医生看病；自认为身体不错，强壮，了解身体状况。左腿疼，去看足科医生，被告知与循环差和其他慢性病无关。因身体右侧疼痛去看妇科医生，医生认为与尿路感染和慢性膀胱充盈有关。

患者曾经从特殊教育学校助理的职位下岗，过了几年困难日子；通过朋友、信仰、祷告、教会支持渡过难关；反思下岗原因；城市学院心理学专业毕业，辅修教育学；喜欢阅读、思考和学习，希望获得社会工作专业证书或硕士学位。

15 岁从海地移民到美国，因家人已在美国；勤奋地学习英语及语言技巧。

印象：有语言天赋，善于解决问题，对未来乐观，有反思能力，诚实地面对自己。

　　允许自己沉浸在陌生人关于自我的讲述中给我带来了无尽的兴趣和快乐，每一个人独一无二的自我或身体叙述令我震惊。患者自由地讲述自己的健康和疾病时，我在努力地倾听，对双方来说这都是充满情感的经历。在听亨利女士讲述时，我对她的每一句话都充满了期待。她的语言流畅、令人深思、意象丰富。在描述艰难经历时，她表达出内心深处的情感，能够把艰难的过去和对此的感悟融合起来。事实上，她非常会讲故事，她的故事使我既听到了那个少女的讲述，也听到了这个成年女性的讲述。她对自己的评价跟我对她的评价一样——能干、自信，帮助别人时满有能力，能够理解他人的痛苦。她对未来的预见让我对她的希望有了深厚的理解，我似乎会以某种其他的方式为她的未来承担见证。她不仅会摆脱躯体疾病的困扰，还会把自己的健康目标放大、融入到个人的生活目标中。

　　这种简单的方法就可以把日常诊室中的临床实践转向叙事的天平。医患关系的语言学研究表明，医患之间融洽亲密的关系并非是经过长时间建立的，而是取决于第一次见面的质量，因此，与患者的第一次会面非常关键，它决定着这种二元关系的走向 [18]。这种伙伴关系中，能够进入自我多深？这一新的关系对患者会有多大的帮助？患上感冒或背部痉挛时，手头有医生的电话号码是一回事，而相信自己有一种资源则是另外一回事，就像米莉·席尔第一次见到卢克·斯卓特爵士时的感受。通过系统地发展关注、再现和归属，在日常的诊疗时，我认为我正在为患者提供新的资源。

　　起初，我只把这种问诊方法用于新患者，但发现这种方法给我自己的态度带来了变化，也给患者的讲述带来了变化，使他们更放松，于是我开始把这种方法用于所有的患者，不管我已经当他们的医生有多久。我发现这么样做并不比边听边写耗时多，通过这个简单的叙事方法，我改善了问诊方法，患者在讲述他们认为必讲的内容时，我与他们同在。我的记录也许不如从前系统化，但比以往更加生动、更加真实、更加令人深思。注意到患者的存在，尽到倾听过他们讲述的职责，这是多么美妙的收获啊！

保存医疗记录

我知道患者会告诉我一些通常不会告诉医生的事情，他们更乐意向我讲述自己的生活，因为感受到医生邀请他这样做。更认真的倾听和更深入的讲述加深了我们之间的信任，倾听者和讲述者都更尽职，更愿意讲述，更能够包容。患者讲出这些经历后，这些新"病史"就提供了一个更宽广的框架，使医生可以更好地思考他们的生活。有时患者对自己叙述的深度、广度感到惊讶，泪流满面，童年的记忆浮现出来，通常几次门诊后才能获得的信息在第一次问诊就获得了。通过改变我在临床实践中的问诊方法，我用关注获取了丰富的、自然的、在叙事上"被解放了"的关于自我的讲述，忠实地将此记录下来，并为患者呈现。关于这些记录，我能做什么呢？我知道了患者的这些信息，虽然它们与医学无关。我该怎么做呢？

对患者不同的问诊方式决定了记录方式的不同。与私人开业的父亲不同，我不能独自一人保存患者的病历，我的工作地点是教学医院，与众多同事一起工作。在我做记录的病历上，眼科医生、泌尿科医生、营养师、社会工作者、外科医生等都会在此记录。我要记住患者所讲的，但同时又要为这些记录保密，不能让其他同事看到，我不可能跟其他人分享患者的秘密，譬如为在冰上摔伤脚腕打石膏的骨科医生，或是给我提供的服务而向政府医疗救助部门（Medicaid）邮寄账单的工作人员。

我逐渐意识到，患者自己应该是我写的关于他们记录的保守者[19]。每次门诊结束时，我把写好的叙事记录给患者一份，并确认他们可以读懂我的笔迹，并鼓励他们在下次门诊时添加新的内容。不应该由我来决定谁可以阅读患者的个人问题记录，即便这些问题会影响其健康状况或是医疗照护。相反的，这些记录应该由患者持有，也应由他们决定谁可以看到这些个人病史中特别隐私的部分。我多么希望长老会医院能为我的患者设计不同的病历记录单，在这样的病历上，有记录正式医疗信息的地方，可以粘贴我的记录、影像和实验室检验结果，也许还有愿意加入我们新实践的其他医务人员的记录。病历的另一侧有地方整理患者关于自身的记录——他们的经历、血糖值、血压监测等。也应该有地方让家庭成员写下他们的反思——女儿写老年痴呆的母亲再也不认识她了，残疾早产儿父亲写他的悲哀。还应该有医务人员书写平行病历的地方，可以将不能写在广泛流通的医院病历上的关于患者的其他方面记录在此。这种书写病历实践的改变可以更有效地保护隐私，具有保密性，同时也正式承认患者的声音是医疗实践中的重要因素。

长老会医院于1916年开始使用病历记录，也许现在是时候推出新的记录形式了，这样才能与时俱进，体现出是什么导致疾病、如何保持健康、医务人员能做什么等方面的最新思想。电子病历已从根本上改变了我们处理医疗数据的方式——录入、调取、格式、阅读者都已发生改变。患者可以在面见医生前，通过互联网完成主诉清单，也可以在网上书写病历，当然要在管理严格的界面上进行填写，能够自由书写的空间有限。我喜欢电子病历带来的便利——可以即刻获得影像结果，也可以显示几十年前的化验结果，现在甚至在诊室就可以看到 X 线片。面对今天的电子化资源，医生、护士、社会工作者仍然可以利用信息化的便利节省下的时间，用普通的语言来记录患者，为机器带来的工具性数据增添叙事的深度。

不要抱怨病历成了付费单，也不要抱怨病历已经成为由缩写和是与非问题组成的电子荒地，也许医务工作者可以利用目前医疗记录形式发生巨变的机会，引入新的、更健全的医疗记录方式，来描绘患者的疾病旅程，并找到负责任的方法来记录照护者的个人经历。叙事医学凸显了疾病和健康中语言的能力，理应在日常医学实践中有所成就。我坚信，它能促进工具性和反思性的融合，浸润医学实践、患者生活和医务人员的生活。这一融合需要新的叙事形式来容纳、反思并发现对疾病和健康的理解。如果提升医生对所见所闻的再现能力有助于医患之间的有效归属，那么把这些叙事实践纳入到日常实践就势在必行了。

制定医疗决策

在叙事医学中，不仅我们了解患者的方式和书写的病历有所改变，随着医患关系因叙事而深化，医疗决策的制定也与传统的方式大不相同了。

布鲁诺·莫拉雷斯去年秋季第一次来到我的诊室，他是来自多米尼加共和国的移民，画家，在世贸中心袭击后失去了在曼哈顿下城的工作，目前只能做一些零零散散的兼职工作，交房租和养家糊口都要奋力挣扎。他自感对于 59 岁的年纪，自己还是相对健康的，但最近感到背痛、颈痛、无精打采、体重增加、入睡困难并自感封闭，曾用过一次抗抑郁药物治疗，结果却更加昏昏欲睡。他说不想再有这样的经历，开门见山地告诉我说，他想回到原来的身体状况。他说想去健身房或在家里锻炼，可他交不起会费，也买不起力量训练器械。他坚持认为这是治疗他目前症状的最佳方法。我意识到，需要妻子家庭的帮助才能付房租让他感到羞耻。他认为通过恢复身体肌肉的存在，才能恢复作为男人、丈夫和父亲的存在。

于是，在第一次门诊时，他坐在诊室，我给当地一家城市公园打电话，那里刚刚开了一个健身房。我以为健身房会对本地居民免费开放，因此自信地向他保证，可以立刻为他注册免费会员资格，但是我错了。健身房只为老年居民提供免费会员资格，其他人需要每年缴纳 152 美元会费。我们两个都很沮丧，面面相觑，于是我说："这样吧，我帮你付这 152 美元。"第二天，我把装有 152 美元现金的信封交给了他，我的助手和一些同事认为我简直是疯了[20]。我现在认识到给他钱的举动有些超越常规，甚至越线了。在给他钱之前，我和几位同事讨论了这个计划，他们帮助我审视了这一计划中的行动——给患者金钱会有什么结果？我怎么做才能保证不出现不必要的后遗症？我体会到患者感到过分地受制于妻子和岳母，因为是她们在付房租。我帮他付健身房会费是否会让他感到受制于女性，并因此削弱他的男性气概呢？他会因此不必要地对我感恩戴德吗？这会使我们之间的医疗契约关系复杂化吗？在咨询同事之后，我最终决定还是执行我的计划，把钱给了他，并铭记这一不寻常的临床干预可能带来的后果。

再一次见到莫拉雷斯先生时，他骄傲地向我展示河岸公园健身房的会员卡。他看上去神采奕奕，一周去健身房三次，每次锻炼一个半小时，背部和颈部疼痛得到缓解，精神面貌也大为改善，没有服用抗抑郁药，也没有开展正式的心理治疗，他似乎正在慢慢恢复健康——不是使用传统的医疗路径，而是使用他自己选择的治疗方式。

现在回想起来，我当时冲动地给他钱去办健身卡似乎是一个具体的信号，显示我听到并看重他对情况的评价及改善方法。这似乎并没有为他缺钱的耻辱感雪上加霜，反而使他感到在生活中更有力量和能力了。事实上，第二次门诊时，他非常高兴我让他有了健身房的会员资格，并因为可以开始严格的身体训练计划而备感轻松。讲这个故事，我不是说所有的医生都应该例行地为患者的非医疗需求提供经济上的帮助，绝不是这个意思，我的这次行动也并非捐款。我分享这个故事是因为这是我临床实践中一次不寻常的经历，也是重要一课，它帮助我认识到叙事医学在临床照护当中的巨大潜力。

故事随时间而 "成长"

随着时间的推移，叙事医学的实践所带来的结果，不论是对我本人还是患者，都是令人印象深刻的。我发现，充满感情的、对患者的 "深描"，从根本上改变了我对患者的态度。就像多年前我从露丝的经历中学到的那样，想象患者的境遇，努力用文字记录下他/她的故事，审视自己作为讲述者的患者照护故事，即便仅是为了故事的原因，也会使医生去努力加深对患者的印象，强化对患者的关注，这样的行为带来的不仅是短期的效果（露丝的故事就说明了这点），更会带来持久的螺旋效应。

就在上个星期我写作化名为布鲁诺·莫拉雷斯这个患者故事的时候（这已经是第一次门诊和152美元 "交易" 发生后的几个月了），我突然开始思考他在世贸大厦袭击时的情形。他曾简短地提到过是因为那次袭击才失业的，但我当时并没有追问这些现在如此折磨我的问题。为了写作本章，我读了一些创伤研究方面的文献，对自己作为见证者的角色格外敏感。他也是那次可怕袭击的直接受害者吗？他有失去同事吗？2001年9月11日那天他在哪里？他的抑郁症复发是创伤的直接后果吗？

碰巧他上周四来随访，他仍坚持去健身房，但似乎已经不再那么有激情了。他仍然失业，对能否找到工作更加悲观。我在自己的想象中对他境遇的关注记忆犹新，带着忧虑的好奇，我急切地说，我记得他以前在曼哈顿下城工作，当时问诊时应该询问那天他的境遇。

他当时在那里，深陷于恐怖袭击的惊恐中。我坐在那里，静静地听他讲述，不去打断，足有半个小时，他讲述着他的劫难。当时他正在布罗德街（Broad Street）地铁站，距离现在所谓的"零地带"（Ground Zero）非常近。他听到巨大的爆炸声，以为是煤气泄漏，然后看到大块的天花板坠落下来。警察指挥站台上的人群聚集到一个指定的地方。没有人知道发生了什么，手机无法接通，坠落的天花板引起烟尘滚滚，人们无法呼吸。大约半小时后，警察才让人们离开站台，外面黑烟弥漫，双子座周边坠物飞扬。人们在街上跑着、哭着、跌倒，警察指挥人们往东跑，经布鲁克林大桥转移。尽管人们还不知道发生了什么，但他们看到了熊熊燃烧的世贸双塔。在布鲁克林大桥上跑了一半后，布鲁诺回头向曼哈顿下城望去时，正好看到第二座大楼轰然坍塌。他一直走到下半夜，才回到位于曼哈顿上城的家，家里人悲喜交加，那时他们以为他已经丧生了。

他沉重地讲述着这个故事，时而泪流满面，快速讲着似乎被压抑的故事，时而因为找寻合适的词语而沉默。布鲁诺经常梦到那一天，脑海中无数次浮现出当天的情景。我并不知晓他是否已经清楚地讲述了那天的所有经历。德瑞·劳（Dori Laub）关于反犹大屠杀幸存者见证的论述也适用于此："讲述被倾听、被听到，也就是说叙事在此地、这个过程当中出现了，对这个事件的认知和知识就因此产生了。"[21] 作为倾听者，虽然我只是常规随访中的一位普通内科医生，我承担了见证的责任。我和布鲁诺都踏上了未知的土地，他不曾料想我会请他讲述那场劫难，我也不曾料到在他的叙述过程中，我成了他故事积极的接受者，但对我们来说，我们实现了初次讲述应该实现的目标。

我可以这样说是因为后来发生的事情。布鲁诺向我描述了他对命运的理解，他深切地相信，上帝救他于世贸中心的袭击一定是有原因的，他一定还要去经历某种命运。他说很多在世贸中心工作的多米尼加移民在那次袭击中幸存下来，是因为他们已经注定要在数周后的 787 航班空难中丧生。当我问他我们如何才能知道自己的命运时，他说这是一个谜。

四十五分钟的门诊结束时，我们双方都被深深地感动了。我感觉到他接纳我到一种神圣的信任当中，这种信任以勇气和信心为标志。他双手握着我的手，认真地感谢我给他时间讲述这个经历，似乎因为刚才所发生的事情感到鼓舞、心情愉快。就像跟另一个患者奥蒂斯那样，我与这个患者分享了一次真正的主体间经历，我们双方都很珍视这个关系，这一关系会深化并变得更为真诚，甚至会使我未来的临床工作更加有效。我想再次强调简单的关注和再现行为带来临床归属的改善——这一次，我重读自己的文本记录是关键一步。

另外一位长期患者帮助我理解了叙事活动的一个时间演化机制。下面是五年前我为一个期刊写的文章[22]：

鲁比·奈尔森女士 82 岁，肥胖，患糖尿病、高血压、骨关节炎，15 年来一直是我的患者。早年间我们在一些小事上有许多不同意见——即使普通药的效果一样好，她也坚持用品牌药，我对此很不高兴，因为增加了工作量和费用。她从来没有认真面对过肥胖问题，结果糖尿病控制得很不好，退行性膝关节病影响了行动。一天早上，她坐在检查台上等着我为她测血压——她的血压总是高得令人心惊，这总会引发我的焦虑、担心、极度不耐烦以及想责备她的冲动。这次她提到她是教堂唱诗班的成员。也不知出于什么原因，我请她为我唱一首赞美诗。这位女性——我一直用"病态的肥胖"来描述她的体态，此时却变成了威严和庄严的象征，她扬起沉重的头，合着手掌，用深沉优美的女中音唱着关于上帝的歌，主在河岸上带她回家。从那时起，我会为她做任何事，而她对我也一样。这真好像是圣灵的显现，几小节肃穆而有力的歌曲把我们带到了彼此尊重、互相珍视的新领地。

那以后，她又患上了脑血管病，需要多次住院治疗才能避免中风。在住院的几周时间里，对我来说，她一直是一个充满尊严和灵性的人。虽然社会工作者和（老人院的）护士强烈建议她常住老人院，但她本人坚持回家。我理解她的渴望，并对此表示支持。现在她回家了，使用抗凝血剂，血压得到了有效控制，短暂性脑缺血目前也消失了。她还不时来到我的诊室请我帮点小忙，我也很感激她提出了这些请求。

我在一次演讲中用到了上述故事。对我来说那是一个意义重大的演讲——在我获得英语博士学位的毕业典礼上，我让这位化名奈尔森女士的患者来为我讲述我的工作。由于有一个由探访护士、家庭健康服务人员、理疗师、创伤专家组成的健康团队定期家访，这位患者得以在家里安然度过了许多年。每两周我会跟这个团队中的一两位家庭健康照护者通电话。这样做并不容易，我有时对自己必须充当这个越来越复杂团队的总指挥感到不耐烦。

2003—2004 年，因为摔伤、感染、不断恶化的糖尿病，奈尔森女士多次入院治疗。在四五个月的时间里住院四五次，护士和社会工作者和我终于妥协了，把她转入老人院。我告诉她这可能只是暂时的，但在内心深处，我却认为她会在老人院度过人生最后的日子。

在她转入老人院三个月后，她的侄女给我打电话。在录音电话上听到她的声音，我还以为她是告知我奈尔森女士去世的消息，心里因为放弃了这个我曾经如此忠诚的患者感到一阵愧疚。但这个电话并非死亡通知，奈尔森女士坚持回自己家，不想再住在老人院，她拒绝在同意继续留在老人院的任何文件上签字。我告诉她侄女，不能支持姑姑回家住的请求，因为这样太危险了，她会再次摔倒，会因此髋部骨折，会大出血，会再次中风……但是我知道，我已经没有兴趣再继续担当这复杂而劳神的家庭照护团队的首领了。

她的侄女非常客气地感谢我的建议。几天后，我碰巧到老人院附近办事，就忍不住去探望她。她躺在那儿，包着头巾，身体摊开在床上，沉默地盯着天花板，因一个脚趾截肢，脚上缠着纱布。我轻唤她的名字，她有些茫然地看着我，然后叫出了我的名字，坐起来，说："卡伦医生，你来看我了。"又见到了彼此，我们傻傻地注视着对方。我拉了一把椅子坐在床边，听她悲伤地讲述老人院的生活。我特别想知道，对她来说老人院的生活和在家的生活有什么具体差别。我问她在家做什么，谁会来帮忙，如何打发时间。

"你在家吃什么在这里吃不到的东西呢？"我问她。她凝视着不远处，说："我会买这么大一条鱼，用煎锅煎着吃，我会让小姑娘来帮忙，还要做点蘸汁。"她用因关节炎而变形的手笨拙地比划着，流露出快乐的期待。我心头一震，下定了决心。我在护士台找到护士长，做了自我介绍，告诉她我做奈尔森女士的医生已有 23 年，我说如果这里的工作人员认为奈尔森女士的情况稳定、可以回家的话，作为她的"社区医生"，我愿意继续承担指导她的照护团队的工作。

　　如果我没有写过这个患者，没有在我的想象中经常与她相处——这些行为使我认识到我是多么珍惜这些年来我们共度的时光——我就不会对她如此忠诚。正如《丛林猛兽》中约翰·马切尔对梅·巴特莱姆的态度："对她，我有一颗螺钉是松动的。"对奈尔森女士，我也有一颗松动的螺钉，是由为她创造、想象、寻找、为她争取权益、讲述她的故事等叙事行为松动的。这些叙事行为表明，直到我做了这些事我才知道，这个患者所代表的已经超越了她自己，那是我是作为医生最根本的东西，是我生活中决然属灵的东西，不理性，但在临床工作中非常突出。我对奈尔森女士有一颗松动的螺钉，其意义是我将接受那看似莽撞的临床任务，来实现她对未来的深切希望。

　　这是不是太莽撞了？我对她的感情扰乱了我的临床判断能力吗？我想不是的。我将改变一些临床工作安排，以便忠于自己新的承诺。奈尔森女士确实在我探访后从老人院回到了自己家，我们又恢复了她复杂的居家照护工作——探访护士、理疗、在家抽血，她的大家庭在多方面给予她帮助，我又恢复了每月到她家里的出诊。我不再单独给她的护士、理疗师和侄女打电话，也不再让她每几个月艰难地借助小型救护车到我的诊室复诊。现在每月某个周五早上，我们聚合到她的床边，在她的家里，一起讨论。大家一起工作，与故事的女主角在一起，协同有效的工作为我们带来了真正的快乐。对我来说，真正重要的是我能够想象并了解她的渴望，并通过叙事归属采取行动。通过叙事的方法，为我和她一起成就的感到骄傲。

　　正如我为奥蒂斯先生、亨利女士、莫拉雷斯先生做的工作一样，我为奈尔森女士所做的工作丰富了我、提升了我，培养了一个令自己钦佩的自我。我和他们的关系已经超越了机构或职业的关系。通过服从于这些关系的需要——发展新的问诊技巧、经济上的资助、到患者家里出诊，我可以说，如果不是服从于这些需求的话，这个新的自我是不可见的。我发现了自己不曾知晓的一些品质，并对此我非常珍视。松动的螺钉实际上是作医生的决定性因素，至少决定了我自己成为现在这样的医生。除了感觉自己在临床上更有能力外，我还找到了获得叙事能力的方法，能够准确、善意地注意到他人的情境，以及自己在他们的生活中所起的作用。我发现自己成了患者生活中的行动者，这一行动者角色也使我自己感到更有活力。我参加了一个20多年老患者的葬礼，并在追思会上朗读了以下文字："内莉·特伦特女士永远活在侄女贝拉·爱德华兹、朋友海特·怀特和爱迪·高曼、医生丽塔·卡伦的心里。"这就是我—— 一个还活着的人，一个刚刚失去亲人的人。

我知道，我为奥蒂斯先生、莫拉雷斯先生和奈尔森女士所做的事情听起来有些极端，花在这些患者身上的时间超出了平常。一个患者涉及钱，另一个患者涉及费时的出诊。我并不是说所有医生都必须准备好被患者照护工作中的过分要求所湮没，我根本也不是经常到患者家出诊，除了这个特殊情况外，没有冲动地给过患者钱，也不会把每一个患者的故事都写下来。但我发现，书写几个患者能够强化我对所有患者的关注。我还没有对自己和他人的叙事医学实践进行过广泛的研究，因此还不知道每周或每月应该写多少才"足够"确保其结果有利于整个临床实践，但我坚信，叙事性地关注几个患者一定会给临床实践带来变化。

医务人员不会放弃对治疗过程的控制，不会被关注患者所湮没，也不会极端地奉献自己的时间满足患者的所有需求。在医疗照护中，这些方面可以被模块化，就像临床实践中其他的职业行为可以模块化一样，不同的医务人员可以根据自己的兴趣、天赋和能力从事不同的叙事行为。我自己在日常临床实践中找到了一些新方法，对此我感到很荣幸。我并没有感到付出巨大的时间成本，或超越了职业界限，相反，我在此描述的实践中重塑了我，给我带来额外的快乐。希望以上有关临床实践的描述没有给读者留下我是在牺牲自己、无私奉献的印象，刚好相反——这些新方法给我带来我无尽的快乐，提升了我，对此，我格外感恩。

建立团队

承担见证需要团队，见证一个人的苦难也会造就团队——在犹太大屠杀幸存者访谈中、在 2001 年 9 月 11 日袭击追思会上、在奈尔森女士家里照护她的过程中……叙事医学的一个职责就是要为个体患者承担见证，我们很自然就会发现并加入到这样的团队中。这里有苦难，更有疗愈。转向口述史和创伤研究寻求灵感，我们学会了关注团队，这些团队滋养了患者的自我，让他们找到归属感，并对未来重燃希望，因为在这里，他们才可以回归完整和健康。奥蒂斯先生哀叹他丧失了多米尼加文化的根，布鲁诺·莫拉雷斯和那些在美国"9·11 事件"袭击中死去的人同悲，鲁比·奈尔森不仅渴望回到哈莱姆的家，躺到自己的床上，更渴望有家人、邻居和朋友的陪伴。

为苦难承担见证有助于逾越疾病带来的有害分歧。我在第二章里列举了医患之间的多种分歧——对死亡、疾病的情境、病因的认识，羞耻、责备、恐惧等情感，这些分歧的顶点，就是患者和照护者之间的隔绝[23]，我们需要建立沟通的桥梁才可以达到有效的照护。正如本章描述的那样，承担见证的结果就是消除分歧。我们可以与患者居住的社区取得归属，这会带来健康相关效益。我们会了解到患者的疾病情境、对病因的认识、他们的恐惧和希望、对死亡的理解。教牧关怀在苦难中的个人与信仰的群体之间建立归属，创伤照护在个体创伤幸存者与其他幸存者和目击者之间建立归属，叙事医学则可以在患者、照护者和患者居住的自然社区之间建立归属。这种"在场"团队可以是一个小小的、局部的团队，就像围绕在奈尔森女士病床前的五位女性——护士、理疗师、侄女、邻居和内科医生，我们组成了一个有效的照护团队。这个团队的责任不仅是发现痛苦，更是减轻痛苦。我感到这样的在场团队在目前的临床实践中应该是很普遍的，只是需要我们的挖掘。

叙事医学实践的发展得到了其他健康照护形式的滋养，特别是社会工作、精神病学、叙事治疗和叙事心理学。家庭疗法、人类学、社会精神病学等领域演化出一系列基于叙事和讲故事的治疗方法[24]，这项工作的两个主要地点分别是以家庭治疗师迈克尔·怀特（Michael White）为代表的澳大利亚的阿德莱德，和以家庭治疗师大卫·埃普斯顿（David Epston）为代表的新西兰的奥克兰。在他们的著作和论文中，呈现了这些治疗的理论依据和越来越多的实践经验，用以指导社会工作者和心理治疗师在治疗中使用叙事方法[25]。他们写道："在把经历建构成故事的过程当中就产生了意义……讲述这些故事又构成了生活和人际关系。"[26] 怀特和埃普斯顿的理论根植于人类学家维克多·特纳、格列高里·贝特森（Gregory Bateson）的著作，以及哲学家米歇尔·福柯关于权力和知识的表述，他们利用写信、讲述家庭故事、与案主分享详细的谈话记录、发放证书庆祝案主里程碑式的成就等方法，不仅帮助案主记录了生活中的改变，更是促进了这些改变。叙事治疗持久的贡献彰显了团体见证和社会仪式在疗愈中的重要性。

叙事治疗和叙事医学的区别显而易见，但它们的目标是相似的，在传统方法上遇到的困难也是并行的，都可以直接应用丰富的叙事理论和实践。在第十一章中我会报告医务人员如何在他们服务的机构和社区建立团队。这些归属广泛的圈子放大了本章叙述的个体患者与医生之间的局部归属。隔绝和分歧困扰、削弱了目前的医疗实践，而叙事理论和实践则为此提出了一套很有希望的解决方案。通过不同临床工作者的努力——家庭治疗师、医院牧师、创伤心理学家、探访护士，我们能够有效地改善我们提供的照护。认识、倾听、接纳并尊重疾病的故事可以给医生、护士、社会工作者提供新的工具，他们可以借此建立与患者的归属感并减轻疾病带来的痛苦。

叙事医学的培训

　　医务人员除了要完成他们必须做的所有工作之外，还要对患者的痛苦承担见证，只提出这样的建议是不够的。他们的工作已非常劳累，处于超负荷运转，我们不能再强迫他们去做不知道如何去做的事。我相信医生、护士、社会工作者都愿意为患者提供叙事上有力、真实的医疗照护，但目前他们既没有资源，也没有时间和技巧去实现在每位患者面临疾病时提供理想的照护。

　　许多临床工作者发现，他们还没有准备好通过关注和再现来见证患者的苦难。想卷起袖子大干一场的冲动是不可抗拒的，但不幸的是，关注地倾听似乎不像是临床行为；幸运的是，我们可以从教牧关怀、口述史、创伤研究和心理分析中听到疾病的各个方面，不需要再去发明或发现这些领域的同事可教给我们的方法，我们只需要谦卑地和他们建立起融洽的同侪关系。

　　叙事医学的理论基础突出了来自于临床某些领域的见证模式，这些领域的从业者倾听患者，积极地接纳患者关于苦难的故事。对于想要加强见证技巧的医生、护士和社会工作者，现在已经有了一些这方面的培训，尽管有些培训是非传统的——位于波士顿的肯尼思·施瓦茨中心（The Kenneth B. Schwartz Center）针对医疗工作者开设了为期一年的密集的教牧关怀培训[27]；美国医患研究学院（American Academy on Physician and Patient，AAPP）主办了为期一周的问诊技巧培训和多种短期课程，内容包括问诊技巧、建立治疗性医患关系、增进医务人员的反思和健康[28]。雷切尔·雷曼在卡门维尔中心（The Commonweal Center）建立了福祉研究所（Institute for Well-Being），医务人员（不论有没有"受伤"）都可以聚集在此静思、上课，以及终身学习自我照护[29]。我们在哥伦比亚大学正在设计为期一年的叙事医学证书课程，也正在计划全年开设医疗卫生中的叙事技巧短期工作坊。此外，口述史、正念觉知训练（mindfulness）、创造性写作、精神分析等方面的训练，来自于心理健康专家的个别指导，以及文学、创造性写作和定性社会科学方面的学位课程等，都为医务人员提供了额外的渠道，使他们可以改善临床实践，更好地履行对患者的见证职责。新近发展起来的以医患关系为中心的医疗实践和以患者为中心的医学与叙事医学有异曲同工之处，都致力于承担见证、追求真实[30]。

　　叙事医学为我们在日常临床实践中寻求意义打开了大门，就像疾病已经为我们打开了大门一样。我们将继续向其他相关领域学习，以便履行因见证患者的痛苦而带来的义务。在一定程度上，我们学会了通过积极表达爱得到我们应该得到的信息，允许自己在临床实践中使用来自生活和家庭的启示，学会接受这些启示，并不将这种做法视为外行。我们会根据掌握的关注、再现和归属的知识，来发展、修订日常临床实践。如果可以用叙事训练强化临床实践，我们就会发现自己正在改变临床实践，其结果是遭受痛苦的人可以被听见，他们的照护也会更有效。

注释

1. http://www.narrativemedicine.org 网站上有如何加入讨论组、如何发帖的说明。
2. 见 Cathy Caruth 主编的 *Trauma: Explorations in Memory and Unclaimed Experience: Trauma, Narrative, and History*; Shoshana Felman 和 Dori Laub, *Testimony: Crises of Witnessing in Literature, Psychoanalysis, and History*; Geoffrey Hartman, "On Traumatic Knowledge and Literary Studies", Dominick LaCapra, *Representing the Holocaust: History, Theory, Trauma and Writing History, Writing Trauma*; Claude Lanzmann, *Shoah: An Oral History of the Holocaust*。关于创伤研究和历史的介绍，见 Pat Barker, *Regeneration*。关于口述史的方法和理论综述，见 Robert Perks 和 Alistair Thomson 主编的 *The Oral History Reader*。
3. Geoffrey Hartman, "Narrative and Beyond"。
4. Dori Laub, "An Event without a Witness: Truth, Testimony, and Survival", 78。
5. 关于法丽侬的位于 Andrew Solomon 的社区治理中心的描述，见 *The Noonday Demon*, 37。
6. Katrien De Moor, "The Doctor's Role of Witness and Companion: Medical and Literary Ethics of Care in AIDS Physicians' Memoirs"。
7. Cathy Risdon 和 Laura Edey, "Human Doctoring: Bringing Authenticity to our Care"。
8. Mark D. Sullivan, "Pain in Language: From Sentience to Sapience"。
9. 关于自我叙事、故事情节、自我再现，Roy Schafer 在 *Retelling a Life* 一书中的 "Narrative of the Self" 一章有复杂且有用的论述。关于真诚地倾听见证者会付出什么代价，见 Dori Laub, "Bearing Witness, or the Vicissitudes of Listening"。
10. Dominick LaCapra, *Representing the Holocaust*, 12。
11. David Morris, "How to Speak Postmodern: Medicine, Illness, and Cultural Change," 5。
12. Geoffrey Hartman, "On Traumatic Knowledge and Literary Studies", 541。
13. Henry James, *The Wings of the Dove, New York Edition*, 20:299, 302。
14. Rita Charon, "Narrative and Medicine"。
15. 我非常感谢作家 Melanie Thernstrom 和学生 Nora Gross 在 2003—2004 年与我一起出诊，并观察我与患者之间的互动，她们帮助我区分并描述了我与患者互动中的叙事成分。

16. John Berger 和 Jean Mohr, *A Fortunate Man*, 109。也请见 Fred Griffin 在面向内科医生的叙事医学讨论班上关于讲授 *A Fortunate Man* 的文章 "The Fortunate Physician: Learning from Our Patients"。

17. Richard Bayliss, "Pain Narratives," 75。

18. Michele Greene, 个人信件往来。

19. 这并不是什么新认识，例如 Richard Giglio 等的文章 "Encouraging Behavior Changes by Use of Client-Held Health Records" 和 Arnold Golodetz, Johanna Ruess, Raymond Milhous 的文章 "The Right to Know: Giving the Patient His Medical Record" 就是证据，说明医务工作者几十年来一直认为患者才是他们病历的保存者。这种做法之所以不普遍，也许反映了医务人员的脆弱感，以及一旦与患者成了平等伙伴之后，他们对丧失控制权的恐惧。

20. 我知道，给这个患者钱，我已经逾越了职业界限，但我自信我可以评估这一做法对我俩临床联盟的影响。关于临床实践中其他形式的越界，见 Neil Farber, "Love, Boundaries, and the Patient-Physician Relationship"。

21. Dori Laub, "Bearing Witness, or the Vicissitudes of Listening", 57。

22. Rita Charon, "The Seasons of the Patient-Physician Relationship", 46-47。

23. Patricia Stanley, "The Patient's Voice: A Cry in Solitude or a Call for Community"。

24. Christian Beels 的著作 "*A Different Story …":The Rise of Narrative in Psychotherapy* 总结了叙事治疗来自社会精神病学和社区精神健康的演变。关于健康和疾病的人类学维度阐明了身体状况的文化和社会表现，强调在任何形式的治疗或疗愈中都需要有群体和社会的合作，见 Cheryl Mattingly, *Healing Dramas and Clinical Plots*, Byron Good & Mary-Jo DelVecchio Good, "In the Subjunctive Mode: Epilepsy Narratives in Turkey", Bryon Good, *Medicine, Rationality, and Experience: An Anthropological Perspective*, Arthur Kleinman, *The Illness Narratives: Suffering, Healing, and the Human Condition*。

25. 见 Michael White & David Epston, *Narrative Means to Therapeutic Ends*, Epston & White, *Experience, Contradiction, Narrative, and Imagination: Selected Papers of David Epston and Michael White*, 1989-1991。

26. Michael White 和 David Epston, *Narrative Means to Therapeutic Ends*, 27。

27. 关于针对医务人员的临床教牧教育项目，请见肯尼思·施瓦茨中心网址的描述：http://www.theschwartzcenter.org/programs.asp#pastoral。

28. AAPP 网址：http://www.physicianpatient.org/。

29. 关于 Rachel Remen 的健康与疾病研究所（Institute for the Study of Health and Illness），见网址：http://www.meaninginmedicine.org/home.html。

30. 请参考 Richard Frankel, Timothy E. Quill 和 Susan H. McDaniel主编的 *The Biopsychosocial Approach: Past, Present*, Future; Anthony Suchman et al., "Toward an Informal Curriculum That Teaches Professionalism"; Thomas Inui, "What Are the Sciences of Relationship-Centered Primary Care?"; Moira Stewart et al., *Patient-Centered Medicine*。

10

叙事医学中的生命伦理学

疾病呼唤故事。不论是在患者的主诉、实习医生的病例报告、家庭成员经历外科手术的故事中，还是验尸官的死亡记录里，患者和医务人员都可以发现问题、评估病情进展，也为失败感到悲痛，这部分是通过讲述疾病并有人倾听讲述而实现的。在审视日常临床实践中讲故事和承担见证对疾病叙事的作用时，我们需要特别关注一种情况，这就是生命伦理学的实践。在疾病的危机时刻——通常是在生命末期，特别是有争议发生时，我们需要生命伦理学家。最近，伦理实践因叙事知识和叙事实践更加充满活力，并具有争议性[1]。正如叙事能力改变了医生和护士在诊室和病房的工作，叙事能力也从根本上改变了伦理学家面对患者、家属、医务人员和自身时的工作。

生命伦理学和临床实践的其他方面一样，都有很深厚的叙事根基。协助患者开始疾病道德航程的伦理学家发现，卫生法和道德原则方面的知识不足以履行对患者的伦理责任。他们认识到，必须要用可以吸收和解释复杂方面的疾病叙事的技巧武装自己，才能更好地倾听患者，在疾病的征途上陪伴他们，并协助他们做出符合自己价值观的健康照护选择。叙事实践强有力地改变了其他专业和职业，也改变和重新定义了生命伦理学。

生命伦理学的缘起

当代生命伦理学兴起于 20 世纪 60 年代，是针对医生和科学家的不道德行为和潜在的不道德行为应运而生的[2]。与前面几个章节中关于医生、护士、社会工作者的讨论不同，生命伦理学所回应的对抗关系是特别针对医生的。本章下面的内容主要关注的是医患之间棘手的伦理状况。在生命伦理学范围内，很大程度上说，护士和社会工作者是解决问题的办法，而不是问题本身。

1966 年哈佛麻醉学专家亨利·毕阙（Henry Beecher）揭发了一些医生和生物医学科学家没有征得患者同意就用他们做试验[3]。同时，由肾透析开始，医疗技术已经可以做到在器官衰竭时延长生命。公众焦虑地意识到，医生成了掌握生杀大权的人。阿尔伯特·琼森（Albert Jonsen）在《生命伦理学的诞生》（*The Birth of Bioethics*）一书中写道："新兴的高科技驱动下的医学在带来巨大益处的同时，也考验着医学的良知。"[4]医学伦理在希波克拉底时代就已存在，但在第二次世界大战前，抗生素、类固醇、化疗、抗精神病药物等重大医学突破的出现之前，伦理仅仅局限于不伤害、同行之间的礼貌、面向公众举止得体的原则等模糊誓言。许多记述当代生命伦理学兴起的学者指出，技术进步的无情脚步是伦理学家这一新兴职业产生的原动力。约翰·阿拉斯（John Arras）和邦尼·斯坦布克（Bonnie Steinbock）在一本重要的有关生命伦理学的选集里总结道："聪明的医生、科研人员和技术人员不断发明更新、更好的方法，但是不知不觉地，这些新的技术和服务开始具有了自己的生命形式，远远超出了它们一开始针对的问题和患者。"[5]发现和创新这两种驱动力甚至已经超越了专家们的掌控。

但是，随着 1972 年塔斯克吉梅毒实验（Tuskegee Syphilis Study）的曝光，再也不可能把医学的道德缺失归咎于对科学的过度热情或对患者缺少礼貌和尊重[6]。为了在活人和尸检中研究在不治疗的情况下梅毒的自然发展过程，研究人员对 600 多位亚拉巴马州塔斯克吉的黑人梅毒感染者有意不提供任何治疗——即使在青霉素成为治疗梅毒的有效武器后也不予治疗。科学的傲慢和种族主义的双重因素发酵了这一事件，引发了全美国长时间的关注。与塔斯克吉梅毒实验类似的还有其他一系列事件，如 1963 年位于布鲁克林的犹太人慢性病医院向老年患者注射癌症细胞，1956 年纽约威罗布鲁克州立医院的精神残疾儿童被故意感染上乙肝病毒，而这两起事件的受试者均未知情。这些事件使得 20 世纪中期的伦理学家在对立的医患关系中站在患者一边，保护患者的利益。哲学家特里斯塔·恩格尔哈特（H. Tristam Engelhardt）以自由主义的观点写道："当医务人员和患者作为陌生人相遇时，信息的披露和保护性措施通常要明确具体……为了避免误解的发生和权力的滥用，我们需要公正地实施规则。"[7] 因此，生命伦理学早期的主要关切，如知情同意、保护患者的自主性、资源分配，都是由对医生的怀疑引发——伦理学家担心，如果放任医生自行决定，他们就有可能利用患者，给患者造成伤害，因此患者需要防范医生。

"医患关系的对抗性"这一假设似乎统领了生命伦理学的一切，包括议题、训练、专业化和世界观，至少在北美是这样的。过度强调患者自主权只会令人认为医生会利用患者。伊齐基尔·伊曼纽尔（Ezekiel Emanuel）和琳达·伊曼纽尔（Linda Emanuel）在最近关于医疗决策的综述文章中写道："过去的二十多年里，针对医疗决策中患者的作用一直有争议。医疗决策一直被患者自主权和促进健康之间的冲突、患者价值和医生价值之间的冲突所困扰。为了削弱医生主导权，许多人提倡给患者更大的掌控权。"[8] 但"医生对患者的掌控"甚至不必归罪于医生的不良动机，"科学和研究的需要"就足以成为很好的理由。关于 20 世纪 60 年代生命伦理学的兴起，阿尔伯特·琼森在《生命伦理学的诞生》中的评述让人不寒而栗："医学研究不再是做一些不同寻常的事情以观察结果，而是把医患双方都纳入精心设计的项目中，通过置实验对象于风险之下而获得可靠有效的知识。"在结构上，医患双方存在于利益的两端，将知识归于一方，而把风险留给另一方。

在医患之间的生命伦理学地带谋生的"调解人"的职业训练背景一直是法律或偏向于司法的道德哲学。即使是作为伦理学家的医生和科学家，用戴维·罗斯曼（David Rothman）的话来说，也必须变成"床边的陌生人"，他们不关注临床本身，而是更关注临床政策的制定。[9] 关于生命伦理学的早期兴起，罗斯曼大胆地写道："医学界的这些改变一般是经历了医生们的强烈反对才得以实现的，这使得整个过程呈现出对抗性的特征……局外人介入到医学中来纠正他们认为是错误的东西。"这些发展变化可以看作是对不曾受约束的医生权威的最根本的挑战。

科学研究的冲动以及后现代多元社会的碎片化凸显出先前以专业为基础的控制系统的不足。汤姆·比彻姆（Tom Beauchamp）和勒鲁依·沃尔特斯（Leroy Walters）在《生命伦理学当代议题》（*Contemporary Issues in Bioethics*）的导言中呈现了一个不祥的图景："20 世纪 70 年代以前，咨询医学专业以外的人士不仅是不必要的，而且也是很危险的。如今，这种想法在现代社会的压力下已经坍塌，医疗职业道德被认为是不全面的、不一致的，对利益冲突不敏感的。人们逐渐意识到旧的伦理观已经过时，生命伦理学于是应运而生。"[10] 医生与患者的关系、医生与伦理学家的关系总是充满了冲突，医生和科学家的私利把患者和医学置于危险的边缘，这种危险就需要生命伦理学进行干预，以保护患者的利益和医学的美德。

一旦医患关系被认为是对立的，就会出现契约性的保护措施，以便双方互相提防。伦理关怀被谈判性工具所支配——生前预嘱、伦理委员会议定书、知情同意过程、利益冲突披露等。生命伦理学家与医师执照委员会、决策制定者、保险公司和住院特权监督者一起，创造了以民事侵权行为为基础、被神圣的法律所保护的体系，以便监督医生、保护患者。我们的确需要这些保护性措施，以监督医学界和生命科学界权力的滥用和贪婪行为。总体来说，医学也比没有这些措施更安全了。但是，把医患关系定义为对立关系对生命伦理学来说是要付出潜在代价的，并且这个代价已经开始显现。

生命伦理学一旦默默地、无意识地接受了"必须保护患者以免受医生伤害"的立场，那么它的视角和影响力就会受到限制，患者自主权就最能说明这一点。在保护患者自主权热情的推动下，一些伦理学家把医务人员个人意见或临床咨询的一切表达都看作是父权式作风，于是一些医生为了避嫌，不再表明自己的专业立场，而让困惑的患者和家属自己做出治疗选择。保护患者自主权的极端就是放弃患者。

医患关系不是、也不应该是对立关系。当然，在这种二元关系中，意见不一致、失望和失败总是有的，也会有误解，会导致医生和患者看到不同的现实。当然也不乏不够慷慨、没有能照顾到患者所有需求的时候，也会有我们没有意识到的贪婪，甚至偶尔会有滥用权威，面对临床情况也总会有意见不同的时候。但无论如何，医患关系不应是充满敌意、相互利用的，如果这样看待医患关系，就限制了它朝着真正关爱的方向发展。

仁慈的重要性

两天前我在诊室看了一位中年女性患者[11]。她是一位新患者，极度抑郁，不会说英语，患有一系列令人沮丧的疾病，包括心房纤颤，需要长期抗凝，以及保守疗法已不起作用的背痛。她独居在对贫困线下人口免收房租的小房间内，除了救济没有收入，医疗费用由政府承担。第一次门诊后，我成功地为她安排了一个会讲西班牙语的精神科医生，这在超负荷运转的门诊系统内非常不易。先前的心理门诊以一种贬低人格的方式对待她，治疗后她感觉更糟，因此也没有坚持治疗。有翻译在场，我开始了问诊。我特别想调整她的血液稀释剂的剂量并马上打发她走。但是这位患者的抑郁症如此具有威胁性、如此强大，迫使我不得不去面对她的存在。我很想在电脑上查查她最新的凝血试验结果，或看看药瓶上的日期以计算下次开药时间——一切都是要让自己与她的情绪保持距离，但我最终抵御住了这样的冲动。

她并不需要我做这些技术上的工作，至少问诊刚开始时不是，她需要我见证和理解她的绝望。虽然另一个医生负责治疗她的抑郁症，但我需要承认她面对的现实——充满了痛苦和黑暗的生活。上一次门诊时，我了解到她最近刚回拉丁美洲参加了母亲的葬礼。这一次，她告诉我一个年轻的表亲死于糖尿病并发症，她害怕自己也会患上糖尿病。我发现，对疾病的恐惧加重了她的抑郁。我还了解到，她很喜欢这个新的精神科医生，一周两次的治疗小组对她很有帮助。

在之后与她的关系中，我为自己找到了坚实的土地，这土地不会坍塌，不会使我无助地坠入她抑郁的深渊中。我会跟她一起感恩我们找到了一个更好的精神科医生，我也会直截了当地询问她的情绪。现在，承认她的抑郁不再使我感到无助或恐慌，因为我们做了实实在在的事情，可以使我们一起面对抑郁这个事实。我可以倾听她哀悼身边时时发生的死亡；我可以迅速乐观地让她做血糖检验，以证明她没有患糖尿病；同时我也看到她面对令人痛不欲生的抑郁时坚强活下去的勇气。虽然饱受抑郁折磨，她早上仍然能够穿戴整齐，离开住所，按时来到诊室，遵医嘱吃药。她显示了对生活何等的认真啊！在门诊过程中，我会告诉她我对她能做到这些事情感到敬佩。

只有这时，我才可以转而讨论如何处置她的心脏疾病和背痛——我没有因为害怕讨论她的灵魂而转向讨论她的躯体。关于化验结果和心电图的讨论简短而高效，因为之前我们已经讨论了她的生活、情绪和恐惧。实际上，我们的医疗过程得以高效进行，是因为我知道她对疾病和死亡极度恐惧，因此，会安排一些化验治疗当作她保持健康的护身符。我认为，在形成有效治疗联盟的过程中，医学技术不是最重要的，更重要的是我能够容忍她无边的抑郁、不逃避——因为逃避她的感受，就等于逃避她。

回顾过去，当我努力镇定下来迎接下一位患者的时候，我很满意地意识到，我没有抛弃她，虽然抛弃她的想法很强烈。我找到了一种与她同在的方法，来践行因听到她的故事而带来的责任——或更简单地说，这一责任是因政府医疗救助计划把她分派到我的名下而产生的。这份满足感是内科医生的满足感，不是伦理学家或是叙事学者的满足感（虽然我也同时两者都是），因为至少在今天，我找到了作为她的医生的有效方式。

我想上述我的门诊一瞥能够传达我想表达的医患二元关系，我想引起读者关注我们每天都可以实施的善行，在临床实践中我们可以选择去实施这些善行，也可以将其省略。这种善行不仅仅是表现友好，它与临床有效性直接相关，忽略这些行为则有可能导致临床失败。这就是合乎伦理的医学行为——不仅仅是签署生命末期要不要抢救的预先指令，也不是谈论重症监护室徒劳、无效果的行动，而是那些需要勇气和临床常识的行动。我感到，在日常门诊平常的一天，我能够给这位女性患者提供我认为她所需要的东西，这是我的荣幸。这样做，我要付出的代价很小（门诊时间延长一点，以及因她而想到我们共同结局时的悲哀），但是，她走后，我感到比她刚来时好了一些。

如果我们不把医患关系仅仅看作是以契约为基础的、潜在的对立关系，而是以信任为基础、饱含脆弱和信任、并为临床善行提供了契机的主体间的关系，那么生命伦理学又会是什么样呢？如果我们把医学理解为一个主体进入到另一个主体、二者共同建构的主体间性，相互映照彼此的目标、希望、渴求、恐惧，并彼此关心、信任，为对方带来勇气，这样的生命伦理学又如何去践行呢？

叙事重新定义了生命伦理学

过去十年里，传统的生命伦理学在自己的原则中挣扎，却发现自身过于单薄而无法充分面对疾病中现实的价值冲突[12]。虽然原则主义生命伦理学可以判决谁可以代替绝症患者行使决定权，评估临床试验中受试者的风险，但在下面的情形中却无能为力——指导内科医生照护患有抑郁症的心脏病患者、帮助儿科医生去跟两岁自闭症患儿的父母讨论孩子的病意味着什么。这是因为，原则主义伦理学的兴起是为了解决临床关系中的对立，而非为了提高或加强关爱性的医患关系。

讨论医疗卫生中的伦理学问题还有很多其他路径——女性主义伦理

学、共产主义伦理学、解放伦理学、诠释主义伦理学、案例法、美德伦理学和关怀伦理学，这些都改变了生命伦理学的概念版图[13]。这些复杂的、各不相同的伦理学方法具有相同之处，那就是对叙事真理的追求，以及讲述和倾听的能力。它们并非根植于法律或盎格鲁/大陆道德哲学，而是根植于个体的独特性、信仰的特殊性、真理的相对性，以及主体间性的义务。这些方法意识到人类生命中的意义不是来自于既定的规则，而是来自鲜活的、厚重的个人经历，情境、视角、文化、时间都可以决定什么是好的、对的。

这些方法并不是臆断患者必须被保护，以免受到医生的伤害。相反，它们都以不同的方式把患者及其家属置于医者左右。这些方法不是强调（因而强化）患者和医务人员的分歧，而是寻找联合——人们都被死亡所限、被文化定义、被语言展现、被痛苦折磨，要强调的不是有些人患病，有些人健康，而是所有人都不能逃脱死亡。这些方法在 20 世纪 80年代自发地、并几乎是同时出现，但每一种方法实际上都根植于某个复杂的叙事理论和实践，如文学研究、解放神学、文化研究、女性主义研究、后殖民主义研究、人本主义心理学、现象学等，它们共同创造出了叙事伦理的大家庭。我们现在所谓的叙事伦理学从这些方法中借鉴了很多，在它们的共同性中找到了实践的核心因素[14]。我们应该用"叙事伦理学簇"这样一个更包容的词汇（这里我想用的是一个复数词汇）来描述这些建立在独特性、时间性和主体间性基础上的各种伦理体系。这些不同的伦理学方法凸显了原则主义伦理学的不足，也许我们可以把这些方法看作是一个拥有多个房间的建筑群，由认可、慷慨和愿望所构建，居住其中的是我们的努力，我们不仅努力地在面临疾病和死亡时判断彼此的行动，更努力在疾病过程中谦卑地彼此陪伴。

这里我不想讨论关怀伦理学、共产主义伦理学、美德伦理学的区别，也不想逐一论述每种方法对伦理探究的具体贡献。这些伦理学方法都以自己的方式、以各自的优势和能力，认识到进入疾病当中的每个人都是独特的，疾病对每个人的意义都不尽相同，每一个死亡都是那个生命的终结。"叙事伦理学簇"的共同之处在于，它们都坚信个人的疾病故事对于个体的痛苦是至关重要的，对社群、性别、两性关系和文化而言都是如此。一些实践表明，经历必须在被讲述之后才能被理解，因而，陪伴患者走过疾病历程的医务人员就有责任倾听患者的讲述。这些伦理学方法的原则就是要求听到方方面面的声音，把事件置于情境当中，尊重所有的声音，并为痛苦中的人承担见证，因此，为这样的伦理学实践所进行的训练就是文本性和内在的，即需要培养理解能力、反思性洞察力、自我知识，以及专注而准确的倾听能力 [15]。

这些新兴的伦理学实践无论未来如何发展，不可否认的是，今天的生命伦理学从叙事理论和实践中获得了启迪——这既体现在其"生命"领域（医学实践）叙事能力的发展，也体现在其"伦理学"（伦理实践）领域叙事使用的日渐增加。随着医生、护士和其他医务人员对叙事的熟悉，患者照护中就会有叙事医学的空间，生命伦理学的实践也会随之发生改变。经过叙事训练的医务人员能够了解患者及其家人的观点，知晓患者关于临终是否需要抢救的信仰和愿望（这只是他们了解到的患者时间性的一部分）。他们会更频繁地与患者进入到健康的主体间性关系，比其他医生更准确、真实地了解每一位患者的生命里什么是有意义的；通过为患者的痛苦承担见证，他们会认可，甚至加入为某个患者组建的照护团队或"在场"团队。也就是说，叙事医学的伦理性因其实践而直接地、有机地出现，并不需要额外附加一个"生命伦理学"功能。叙事医学实践本身就充满了自身内在的伦理性，这将改变目前生命伦理学的实践，虽然我们还不清楚改变的途径是什么。

在医务人员叙事能力发展的同时，伦理学家自身的实践也开始受到叙事影响，在文化和学术领域感受到的叙事转向在一向尊重故事的伦理学中回响更大。例如，在其他领域关注到叙事转向之后，宗教学者斯坦利·豪尔瓦斯（Stanley Hauerwas）的著作获得了新的权威地位[16]；理查德·詹纳（Richard Zaner）的现象学充满了对叙事方法和兴趣的尊重与坚持[17]；律师兼伦理学家乔治·安纳斯（George Annas）开始转向剧本写作；受到具有重要意义的文本的启发，如阿拉斯戴尔·麦金太尔（Alasdair MacIntyre）的《追求美德》（*After Virtue*）和伯纳德·威廉（Bernard William）的《道德运气》（*Moral Luck*），哲学生命伦理学家正在努力理解道德思想中的故事元素以及人类困境的不可还原性[18]。尽管原则主义生命伦理学仍然关注患者自主、无行为能力和知情同意，但是一些伦理学家逐渐意识到，他们不是法官而是倾听者，衡量的不是亲属的能力，而是他们失去亲人的悲伤的深度。

叙事生命伦理学通过和文学研究中的叙述伦理学结盟而日臻成熟，它公开宣称与叙事学家如亚当·牛顿（Adam Zachary Newton）、约瑟夫·希利斯·米勒、韦恩·布斯等人的作品直接有关，从而为叙事生命伦理学这一"杂交"领域找到了叙事学的学科之家[19]；也通过建立可以阐述和传授的基础概念和临床实践而成熟。生命伦理学领域的叙事学家一直在"床旁"，理解特定的疾病经历和身体折磨，并在此过程中获得临床权威。当阿瑟·弗兰克（Arthur Frank）书写照护患者的慷慨之心、深化"用故事思考"的理论、强调故事对我们生活的影响时，他向我们展示了叙事医学成熟复杂的原则，并敦促我们跟他一起在时间的历程中掌握这些原则[20]。陶德·钱伯斯可以批判性地关注生命伦理学家书写的临床案例，是因为他以文学学者的身份在教学医院里为医生和医学生讲授生命伦理学。他不仅以读者的视角"凝视"这些临床问题，同时也能解决这些问题[21]。他的研究认为伦理学和医学都需要文学研究和叙事能力，没有它们，伦理学和医学很难开展工作。

在叙事生命伦理学内，我们发现了我称之为叙事医学的三个要素，即关注、再现和归属。理查德·詹纳举例说明了在照护患者及其家属时他所给予的叙事关注，他慢慢地意识到，生命伦理学家的作用是在"发生简单的讲述行为时去倾听，因为讲述具有强大的、神奇的净化功能……也许在讲述的过程中，会有魔法发生；那么，倾听就是**让人自然地讲述他们自己**。"[22] 打动我的不是理查德·詹纳所描述的患者或家属向他所讲述的故事，而是他自己如何一次又一次地讲述这些临床故事，他自己通过关注而吸收到故事的精髓，他会一遍遍完整、准确地讲述出来，这就体现了他对这些故事的关注。理查德·詹纳在数十年里许多次讲述同样的故事（就像我一再"讲述"奈尔森女士的故事），再现他所看到事件的职责似乎从未停止，因为每一次再现都促成了螺旋式的朝着新的关注、新的见证、新的职责和新的故事上升。

阿瑟·弗兰克加深了我们对关注的理解——关注就是把自己作为礼物，并且除了关注之外不求回报。弗兰克写道："慷慨始于欢迎，这是一种主人倾其所有款待客人的热情，并务求满足客人的需要……所展现是面对他人时开放心灵……对于受苦难的客人，主人的欢迎就是见面时承诺的安慰。"弗兰克已经超越了再现，而把故事当作我们自身的一部分，我们不仅读故事、写故事，而且故事也融入我们的意识中，成为思考的习惯，默默地引导着我们的行动。弗兰克用一个神经生物学的隐喻展现了故事的强大力量，帮助我们认识到我们的故事是友好的文化因子，是开阔思维的框架，是自我定义的范例。

叙事伦理学越来越急切地寻求叙事医学中的归属关系。哲学家弥迦·海斯特（Micah Hester）提倡医疗卫生领域的社区伦理。他写道："疾病的经历越复杂、越危险,疾病就越剧烈地撕裂了患者的生活。相反,疾病越剧烈地撕裂患者生活中的关系,它就会被越剧烈地感受到,因此,在医疗卫生中,要把建立和维护患者的社群关系提升到重要的位置。"[23] 一些生命伦理学家虽然没有意识到自己是叙事伦理学家,但他们意识到了伦理干预中归属的重要性。富有影响力的律师兼伦理学家南希·杜伯乐(Nancy Dubler)已经转向调解。她意识到生命伦理学中的一些两难问题,"需要一种环境,在此,不同的文化价值得以表达并受到尊重,不同的语言和交流得以认识并能沟通,传统上被剥夺权利的患者及其家属的声音得以倾听。"[24] 不论这些伦理学家如何实现了他们的叙事立场——通过哲学、宗教研究、个人疾病、法律等,在弥合医疗卫生的分歧、追求具有疗愈作用的社区的归属上,他们是一致的。

认识并阐明叙事在生活中的地位,我们就可以认识叙事在医学界和伦理学界的地位(同理,这也帮助我们认识到医学和伦理学也只不过是生活中的事例)。在描写伊朗伊斯兰革命及随之而来自由的丧失时(特别是对伊朗妇女更是如此),文学学者阿扎尔·纳非西(Azar Nafisi)讲述了她和学生如何依靠叙事和小说应对压迫[25]。通过讲授《傲慢与偏见》(*Pride and Prejudice*)和《黛西·米勒》(*Daisy Miller*)等文学作品,纳非西在她和学生中依然保持着鲜活的同理心、想象力和勇气。这些作品都需要读者把自己置于陌生的地域,接纳和尊重互相矛盾的观点,它们都体现出主人公追求自由的勇气。文学作品的批评不可替代的结果就是,它迫使读者意识到故事映照现实,并理解我们创作意义的最基本方式就是把生活的碎片编织成情节,而每个人都必须选择他/她的情节。我们以最基本、最原始、最本真的方式来编织我们的情节,不是通过科学测量或对照实验捕捉身边业已存在的真理,也不是超然、客观、可复制性地再现外在的东西,不是的。相反,我们把自己的感觉、认知、意愿、想法融入某种形式，先讲给自己，而后也可能讲给他人。身份——即关于自我的感觉——源自于婴儿在摇篮里的喃喃自语，藏在青少年的日记里，来自我们向精神分析师表达的联想，同样也来自我们交友、生病、受到指责、反思以及想象时关于自我的表述[26]。我们讲的故事和听的故事融合在一起，小说、童话、家族传奇和圣典里的故事与我们自己的故事相渗透，形成了宏大的情节库，构成了我们认知、寻根、自我陶冶的情节和根基[27]。倾听和讲述故事对我们的重要性就像呼吸氧气和血液循环一样，它们都是把外在非我的东西代谢进来，从而建立和维持自我，然后再把自我贡献给外部陌生的环境，从而把它变成自我之家。

本书中讨论的医学的叙事特征在生命伦理学家的实践中其实是很显而易见的。为了哪怕暂时性地解决目前医疗卫生行业的伦理矛盾，伦理学家需要探究、尊重、再现和直面时间性、独特性、主体间性、因果性/偶然性和伦理性。生命伦理学和临床实践目前所缺乏的正是成熟的叙事实践可以提供的视野，特别是以上五大方面展现的叙事视角。

花园街南6号

现在我们去花园街南 6 号，几个月前我在这里管理过病房。我与住院医师和医学生们一起面对因晚期癌症、晚期肾衰竭、心力衰竭、肝衰竭而住进长老会医院的患者，他们都不会好转。在这一个月当中，我们遇到了很多严重的伦理矛盾，使用了叙事的方法去面对这些矛盾。

B 夫人因乳腺癌晚期入院[28]。她只有 48 岁，生的欲望强烈，但肿瘤科医生已经无能为力了。住院医师抱怨说她的儿子们太不现实，要求医生"做一切能做的"，而她儿子们执拗地要求进行高密度的医疗。这就像灼热的火焰煎烤着住院医师,他感到内疚,因为已经无计可施了,但儿子们对此很愤怒。"我们需要一个伦理顾问,"他们满腔怒火地说,似乎伦理顾问可以充当他们的斗犬。我轻轻地建议儿子们,也许他们可以请社会工作者召集一个家庭会议。第二天,患者的两个儿子、儿媳以及主管她的住院医师、实习医生、医学生和社会工作者全部到场。因为有社工在场,住院医师大胆地说出继续治疗已经没有意义了,他强调,重点是要减轻患者的疼痛和不舒适感。毫无疑问,儿子们悲伤地意识到母亲的生命就要终结了,他们一再要求医生"做一切能做的",只不过到那时为止,那是他们唯一来表达对母亲福祉的无尽忠诚和爱的方式。一旦住院医师请他们承认母亲的生命就要走到尽头,他们就放弃了敌对和责备的立场,开始准备走上悼念母亲的漫漫长路。

A 先生有长期酗酒史,因肝衰竭入院。另一位住院医师和实习医生熟练地给他使用了利尿剂、抽取腹水、补充酗酒者缺乏的营养物质,但是他还是陷入越来越深的昏迷状态。他的母亲坐在他的床边,摇晃他并不停地祈祷,虽然患者已经听不到了。住院医师和实习医生没有放弃,虽然有怀疑说他们峻猛的治疗使患者情况恶化。当常规方法失效时,他们与肝病专家会诊,认真思考晚期肝衰竭相关的生理学机制,并设计了新的治疗方案。最让我印象深刻的就是他们的不放弃。每天早上查房时,他们一丝不苟地汇报这位患者的给药、化验和检查结果。一天早上,患者醒来了!他已深度昏迷一周,表现出不可逆转的植物人状态,但是他醒来了!那天早上,我用磕磕巴巴的西班牙语同他说话,我希望我说的是"感谢上帝你活过来了!"他朝我眨眨眼睛。他眨了眼睛!试想如果我们放弃了治疗!

一位女性患者因发烧和细菌性败血症从附近的透析中心转到长老会医院,很可能是透析接触部位感染。另外一位女性患者手术后出现并发症，导致肺和神经功能受损。这两个病例使我的医疗团队再次思考医学的风险，这些年轻的医生被迫追问自己："对患者来说，医生究竟是福还是祸？"虽然并发症已被很好地理解，并被当作是可以接受的风险，但当并发症出现时，我们仍然不禁会陷入自责。主管这两位患者的住院医师和实习医生在向患者及家属告知实情时，显示了巨大的智慧和职业精神，但同时，他们还要面对自己内心深处关于风险益处的困惑。

关于生命伦理学，我的团队学到了什么呢？我们学到类似"做一切能做的"这样的话可能包含多重的、互相矛盾的含义，而合乎伦理的医学要求积极的主体间性过程，摒弃不同程度的自满、传统、冷漠，以发现话语的意义。我们还学到了责任——面对自我伤害引发的疾病、面对自己的不足、面对仍然处于低级阶段医学带来的合并症，我们都要负起责任来。这样的责任不是监督委员会或专家组指定的，而是来源于经年谦卑地生活在疾病周围，并理解试图干预疾病的后果。我的团队拒绝向虚无主义和欺骗投降，他们履行了自己的伦理责任，丰富了自己的医学知识，加深了对这门年轻科学的热爱，也坚定了他们照护每个患者的信心。

短短一个月里，我们目睹了奇迹的发生，为什么 A 先生会苏醒过来，我们从来不知也无从知晓，但我们依然为他奇迹般的苏醒而欣喜若狂。我们知道当面对下一个肝衰竭的患者时，我们会做得更好。同时我们也在问自己：在他昏迷的过程中，究竟发生了什么事。也许若干年后，他们当中有人会说："我曾经有个患者，昏迷时间比你现在的患者时间还长，但最后还是醒了过来。坚持给他输液，轻轻地为他导尿，别放弃。"

在花园街南 6 号，我们并没有单一地强调临床实践中的伦理性，而忽略了时间性、因果性、独特性和主体间性。伦理性只是动态的叙事医学的一个方面，主体间性展示了彼此的独特性，在时间中寻找到了因果

性。我们可以从新的角度看待医学和伦理，试想一下，如果伦理不再把
医学看成是一个医患之间日益对抗的过程，而是面对患者的脆弱和信任
时不断构建的主体间的承诺，那么当下的医学临床实践会是什么样的前
景呢？

叙事生命伦理学的实践

　　实践这样的伦理需要实践者，这些实践者可以是医务人员，也可以
不是，他们必须时刻准备着把自我当作治疗工具。这些伦理工作者必须
亲临临床现场，愿意在过程中承受痛苦。也许有另一类伦理工作者以下
面的方法完成工作——他们在相对安全的会议室里倾听患者困境的报告，
尔后判断后续应该采取的适当行动。叙事伦理工作者则不同，他们走进
临床，坐在患者身边，靠近遭受痛苦折磨的人，努力做患者可以倾诉的
对象，努力理解疾病的过程。叙事生命伦理工作者以这种方式完成了他
们的工作，关注和理解个体患者的困境，征集各方不同的观点，并将之
整合，使这些不同的观点朝着平衡状态融合。这种做法不能解决所有的
问题，解决方法也不是这样的伦理学渴望的唯一终点。相反的，我们包
容讲述的一切以及倾听到的一切，使之沉淀下来，归于沉寂。叙事生命
伦理学的实践者确信，因为对他人的困境给予了爱心和勇气，自己得到
了升华。革命性的、创新性的叙事再次证明：因为故事，一切皆可改变。

　　下面我要再现一个三年级的医学生在她的平行病例中所写的故事，
作为本章的结束：

　　　　阿尔塔格兰西亚。她的名字让我着迷……对我来说，她的名字闪耀

着灵性、浪漫和神秘的色彩。

"我知道我将在医院里死去，"她说。她满脸皱纹，左脸的皮肤已经松弛下垂，双手干瘪，青筋暴出，透过爪子般的手指缝看着我们。她像孩子一样，躲着我们。

她知道自己无法康复，拒绝进食；又踢又打，紧紧抓着旁人的手，把人家的手指都弄弯了。没有人能够令她睁开双眼，无法令她敞开心扉。她躲着我们，深深地躲在自己的躯壳里。

她正在慢慢地离开这个世界，她的大脑已经运行了 79 年，有梗死，或许已经痴呆，但是我却宁愿相信由于她即将与这个世界告别，内心深处存在着悲伤，这种悲伤既复杂又透露着一种尊严。她躺在床上悲伤着、痛苦着，哀叹她那神秘而又不那么神秘的生命的逝去。

我们轻轻地走进她的病房，窃窃地看着她。我用西班牙语轻轻地说："你好，你好。"她猛地挥动双臂，捂住脸。我不停地想着她对自己的预言："我将在医院里死去。"我真的亲耳听见她这样说了吗？还是我想象她能够开口说话？主治医生说话了："插上胃管，把她送到养老院。"

阿尔塔格兰西亚，她优雅，又好像离我们很远，无法触及，假装我们不在那里。

这位医学生带着谦卑和优雅亲历了这位女士所体现出的人性奥秘，用优美的文字记录了她所经历的这次临床实践。这样的临床实践对这位学生作者，也许还有患者来说，都意味深长。通过对阿尔塔格兰西亚的描述，这位医学生思考了她对患者的关心、忠诚以及对自己和患者未来的希望。医学生公开了自己的意愿——相信患者的尊严，给予患者神秘性，这把她与那位冷漠的主治医生区分开来。这位主治医生是在描述中唯一使用了过去时态的人。这位医学生用大胆的想象力填补了老年痴呆已经抹去的东西，并且带着尊敬对待这位患者。对这位无法沟通的患者，这位学生没有假装自己目前知道的比以前要多。她只是完成了一项朴素的工作，即使是对即将逝去的生命，也赋予其完整性。

通过对词语、意象、时间进程和故事情节的搜索和选择，作者用自己特殊的方式理解了这位患者住院治疗的一系列事件。对那位麻木的主治医生而言，患者只是一个需要插上胃管送到养老院的患者，而在这位医学生眼中，患者是一个充满神秘色彩、有力量、复杂的个体。这位患者一系列令人费解的行为可以被理解为是坚决的、有隐含意义的。患者是这个故事中有至高尊严的主人公，而非疾病的牺牲品，知道旁人不知道的事情。在她瘦弱的躯体里，隐藏着过往巨大的生命力。以这样的视角理解个体患者，这个医学生会更自然地带着爱心照护患者，而她的照护工作也会更加有效。

这样的伦理学是可以通过叙事训练教给学生的，它依然处在医学伦理学范畴之内，而非之外。这样的伦理学是不可以"外包"的，不能交给另一个人去做；也不是在发生无效治疗时，或科研中需要保护受试者等问题出现时才适用。叙事生命伦理学可以统领所有的临床行动，它让实践者持续意识到人类的脆弱性，以及对自我和他人的信任。叙事医学中的生命伦理学把医生、护士、社会工作者和伦理学家浸淫在丰富的情感和技能中，使他们认识并履行其责任。这种责任是由主体间的亲近、共有的独特性、对因果和偶然性的理解、对时间流逝的认识所带来的。如果说疾病离不开故事，那么治疗疾病就需要带着仁慈之心，愿意接受这些故事，成为故事中的一部分，并欣然接受故事带给我们的变革性的力量。

注释

1. 关于叙事伦理的介绍，请见 Hilde Nelson 主编的 *Stories and Their Limits*，以及 Rita Charon 和 Martha Montello 主编的 *Stories Matter*。

2. "生命伦理学"一词几乎在同时由两个人创造。Sargent Shriver 用这个词表述肯尼迪家族在乔治敦大学新建的一个研究"医学中的伦理"的机构；Shrive 的这个词具有工具性，即运用法律和哲学原则解决医学研究和实践中的两难问题。Van Rensselaer Potter 医生也创造了这个词，但他表述的却是"生存的科学"，即作为人类，我们必须要努力采用一种在环境上包容的生活方式，与宇宙和谐共存，要认识到生物性的生活与道德生活是相互作用的。显然，第一种定义胜出了，而第二种则来自对宇宙的认识。详见 Robert Martensen, "Thought Styles among the Medical Humanities: Past, Preset, and Near-term Future"。

3. Henry Beecher, "Ethics and Clinical Research"。

4. Albert R. Jonsen, *The Birth of Bioethics*, 11。

5. John Arras、Bonnie Steinbock 和 Alex John London, "Moral Reasoning in the Medical Context", in *Ethical Issues in Modern Medicine*, edited by John Arras & Bonnie Steinbock, 3。

6. Jean Heller, "Syphilis Victims in US Study Went Untreated for 40 Years"。

7. H. Tristam Engelhardt Jr., *The Foundations of Bioethics*, 299。

8. Ezekiel J. Emanuel 和 Linda L. Emanuel, "Four Models of the Physician-Patient Relationship", 2221。

9. David Rothman, *Strangers at the Bedside*。

10. Tom L. Beauchamp 和 LeRoy Walters, *Contemporary Issues in Bioethics*, 1。

11. 为了说明我的观点，我把某天早上看的几个患者合而为一，我的这篇描述没有征得他们的同意，因为这个描述不"属于"任何一个单独的患者。

12. Edwin R. Dubose、Ronald P. Hamel、Laurence J. O'Connell 主编的 *A Matter of Principles? Ferment in U.S. Bioethics*。

13. 这一广阔的研究领域有一些重要的文献，请见 Mary Urban Walker, *Moral Understandings: A Feminist Study in Ethics*; Helen B. Holmes 和 Laura Purdy 主编的 *Feminist Perspectives in Medical Ethics*; Nel Noddings, *Caring: A Feminist Approach to Ethics and Moral Education*; Joan Tronto, *Moral Boundaries: A Political Argument for an Ethic of Care*; Edmund Pellegrino 和 David Thomasma, *For the Patient's Good: The Restoration of Beneficence in Health Care*; Alasdair

MacIntyre, *After Virtue: A Study in Moral Theory;* Albert Jonsen 和 Stephen Toulmin, *The Abuse of Casuistry*。

14. 对于该领域在世纪之交的状况，请参见 David Morris 在 *Illness and Culture in the Postmodern Age* 一书中的重要一章 "Conclusion: Narrative Bioethics"（247-278 页），他对此有出色的、视野广阔的评论。

15. Jerome Bruner, *Making Stories: Law, Literature*, Life; Stanley Hauerwas和 L. Gregory Jones 主编 的 *Why Narrative? Reading in Narrative Theology*；以及 Theodore Sarbin 主编的 *Narrative Psychology*。

16. David Burrell 和 Stanley Hauerwas, "From System to Story"。

17. Richard Zaner, "Sisyphus without Knees: Exploring Self-Other Relationships through Illness and Disability"。

18. Bernard Williams, *Moral Luck: Philosophical Papers*, 1973-1980。

19. 关于叙事伦理学的文学分支，请参考我在本书第三章关于伦理性部分的论述。

20. Arthur Frank, *The Renewal of Generosity: Illness, Medicine, and How to Live*。

21. Tod Chambers, *The Fiction of Bioethics*。

22. Richard Zaner, *Conversations on the Edge*, 15。

23. Micah Hester, *Community as Healing*, 70。

24. Nancy N. Dubler 和 Carol B. Liebman, *Bioethics Mediation*, 218。

25. Azar Nafisi, *Reading Lolita in Tehran: A Memoir in Books*。

26. Paul John Eakin, *How Our Lives Become Stories*；Anthony Paul Kerby, *Narrative and the Self*。

27. Jerome Bruner, *Actual Minds, Possible Worlds*；Lionel Trilling, *The Liberal Imagination*。

28. 这些患者是我的团队在几个月的时间中所照护过的许多患者的"融合"，因而是无法辨认出来的。

II 回

医疗卫生的叙事愿景

叙事具有颠覆性的本质。叙事与列表或公式不同，它不可预测、不谦恭遵循、不整齐划一。叙事创造自己的通路，打破自己的局限，削弱自己的模式，就像在梦境中或贝克特（Samuel Beckett，1906—1989，爱尔兰小说家、剧作家、诗人、散文家）的作品里那样，叙事总能推陈出新，在线性进程中创造混沌，但同时可以颠覆性地在看似不相干的方面暴露出新的关联。叙事同时有排列秩序和打乱秩序的冲动，有助于我们以全新的视角第一次看到隐藏的、覆盖的或某些以"密码"形式存在的东西。

叙事对医疗卫生的功效与它在其他领域的功效是一致的，在卫生领域的获益与其他无数领域的获益一样，如教育、政治、宗教、婚姻，都是以讲述、倾听、聚集在某种形式的"篝火"旁互相关注等强有力的方式弥合鸿沟。在叙事医学的实践中，我们已经知晓共同的叙事行为会建立一个共同体。叙事医学三要素中的归属正在被慢慢地认可为通过关注和再现行为螺旋式地到达的终极目标。归属可以使个体的临床工作者和个体的患者团结起来，也可以在疾病开启的基础上为医务人员和患者建立平等的团体，因此，本章讨论的可以构建共同体的归属行为在实现为所有人提供平等、可及、有尊严的照护方面具有实际的、政治的意义[1]。

在《仪式过程》（*The Ritual Process*）一书中，有一章名为"阈限与交融"，人类学家维克多·特纳把许多社会现象描述为阈限的（即边缘性的）、跨界的，如非洲的部落、北美印第安人社群、方济会修士、20世纪60年代末的嬉皮士等。在人从一个阶段向另一阶段"过渡"的过程中，"通过仪式"抹去了社会地位的标志，不论是从儿童步入成年，从新皈依的教徒到修士，还是从享受特权的大学生到坚定的和平激进分子。之所以选择拉丁文 *communitas* 而没有用英文词 community（在特纳看来，英文的 community 是社会性或政治性的归类，而非他想要讨论的基本的人类聚集），特纳借此表示，仅仅因为人类的共同性，人们之间就是共通的。这种交融是完整的、不受时间限制的、超越国家的、无差别的，它"承认了最本质和最普遍的人类关联，没有它，就没有社会"[2]。这与马丁·布伯关于人类相连性的观点类似："不再是彼此平行……而是与人群共同在一起……是从我到你的流动。"[3] 特纳写到，阈限交融现象"是人类全身心关注的产物"，它可以暴露人性的全部[4]。

临床实践中的危重患者是被放逐于两种稳定状态之间的人，他们不再被工作角色、家庭角色和国家角色所定义，但也尚未被列为只能等死的人。因为同样的棉质住院服、塑料手环，他们与其他处于疾病地带的人也无法区分。我们这些选择了与患病的人共度一生的人必须"全身心地去关注"，必须"与他们同在"，必须开放自己，作为他们疾病旅途上过渡性的"吸收孔"，同时还要建立我们自己的集体去完成我们的工作。面对疾病的不稳定性和医疗体系内的等级制度，也许是为了抵御这种不稳定性，通过严格的叙事工作建立起来的交融可以帮助我们完成非常实际的工作。叙事工作先于我们各自在医疗卫生领域的职业位置和专业分工，它通过夷平权力差异，展现共同的使命，帮助我们认识到彼此间是平等的，并明确了我们对彼此和患者提供有效照护的承诺。

肿瘤叙事

　　叙事医学实践使个体医务工作者与个体患者的关系以及医务工作者与学生之间的联系更为密切，同时也在提升某些专科实践的职业精神、加强医务工作团队的有效性、应对医疗卫生系统内的不平等和不公正方面起到了积极的作用。不久前，哥伦比亚大学恶性血液病项目主管格温·尼克尔斯医生（Gwen Nichols）来向我寻求帮助。在成人肿瘤病房，一位患者的死亡让人心碎——一位孕妇死于脑瘤，胎儿也没保住。那个月轮转到肿瘤病房的一名内科住院医师因此想要放弃从医。"我干不了这个，"她断然地说，"这不是我能干的了的。"尼克尔斯医生意识到，他们在承认失败、认识痛苦方面为肿瘤团队的成员提供的帮助和支持是多么微不足道。她认为我所教授的反思性写作也许会有所帮助。

　　于是我们利用午休时间，开始了每月两次的肿瘤叙事写作讨论班，目的是为了减轻从业者的职业倦怠，找到应对工作中悲伤和失败的方法，在跨学科的团队中建立同侪支持。我们提供三明治和曲奇饼，参加者带来他们所写的关于患者的诗歌和散文。（讨论班开始前我们咨询了医院的法律顾问，并听从了他的建议，在写作中，避免提及患者的姓名和病房号，或其他任何可以识别患者身份的信息。法律顾问警告说，临床工作者写的任何可以识别的患者都可能会被认出来，如果这些书写的材料对在法庭上出具没有帮助的话，就不要保存。）每次有4到20名不等的护士、社会工作者、肿瘤科医生、研究员、住院医师和医学生参加。采用平行病历的方式，每个人都应邀朗读各自的作品，大家一起讨论文本的体裁、叙事情境、隐喻和选词等，然后延伸到讨论它们的情感、临床和职业方面的意义。

从一开始，参加者就带来了沉重和令人动容的材料。到这时，我对这种情境激发的写作能力已不再惊讶。肿瘤叙事的诗歌和散文的质量更加印证了我的假设——当试图再现工作中目睹的重大疾病事件时，即使没有经验的写作者都可能用复杂的文学结构达到庄严而高尚的写作风格。参加者带着包容和洞见倾听彼此，倾听者为作者书写的发现增加了新的知识。

共事多年的护士、社会工作者和医生在此发现了彼此不曾了解的新维度，这种新发现涉及各个层面——从"化疗护士还做这个？"到"我死的时候想让你做我的护士。"任何在医院工作的人都知道医院里棘手的等级制度，医生和护士永远意见不合，捍卫患者个人需求和愿望的社会工作者感到孤独无援。一次，一位高年资的肿瘤医生朗读了她的经历：某个周末她代替同事接收同事的患者住院，周一那个患者的主管医生上班了，但患者仍然找她寻求临床建议和帮助。"我对这种情况感到很不高兴，因为我不想在没有权威感的情况下承担这些责任，"护士长说，"你现在知道护士一直都是什么感受了吧。"这是多么令人兴奋的真心话时刻啊！

一位社会工作者写作并朗读了关于一个即将死于四期乳腺癌患者的文本：

在这个阴冷、荒凉的环境中，你就像早春的番红花般开放，外表具有欺骗性的柔弱，但你是那么坚强。你纤弱的美丽显而易见，即便是穿着病号服打着点滴。在我探究你内心想法的时候有些退缩——是的，这非常折磨人，这个癌症。你身子晃了晃，深呼吸，重新站稳。你擦去泪水，依然微笑。你说："我不是个爱哭的人。"但这种悲伤无可避免。你的仪态显示了本质上你的内心不可动摇。但怎么会这样呢？这个疾病如此丑陋又如此强大——或者也许不是。也许你的精神不会被击垮。我说"再见"，你冲我眨眨眼——好像你读懂了我的心思。

　　我们讨论了作者所选择的比喻——番红花，她宣告春天的到来，是冰雪过后勇敢的奇迹、果实累累的开始。这个意象自然浮现，作者接受了这个意象，认识到这个意象，凭借这个意象，运用詹姆斯"同时表达"的意义，作者能够表达与这个患者相遇的意义。通过这个比喻，作者认识到患者的潜力和她身上生的希望——无论她的生长季节多么短暂。作者也意识到医院阴冷和了无生气的环境与患者绽放的勇气之间的对比。

　　我们也讨论了这里的叙事情境。谁在报告谁的想法？谁在说？"我"是指谁？在社工探究患者内心想法的时候，患者有些退缩，但这一段也描写了作者／社工的退缩。谁在摇晃、深呼吸？按理说应该是患者，但是在词语的讲述者和故事的讲述者之间存在着一个边缘地带。对谁来说悲伤无可避免？最后一句"好像你读懂了我的心思"是一个令人惊叹的腹语——因为作者了解这位了解她想法的患者的想法！跨境的混乱通过突出工作中与患者的认同帮助了作者，标志着她在情感上"成为"了这位患者，她在患者面前也感受到了痛苦。

　　一位怀孕的护士书写了一位即将死于卵巢癌的年轻女性：

　　从腹围看她已经快 40 周了——今天医生会给她实施穿刺，晚上她会生下一个不健康的 7 升。

　　当我走进病房，与她计划出院安排时，我对自己 26 周的肚子感到不自在，这已经无法隐藏了。她微笑着说看上去我有好消息啊——就这样，我开始了我的工作，默默地感激她让我能够自然地工作。

　　在讨论这个文本的情感或临床内容之前，我们首先讨论它的形式。"怀孕"一词从未在这段文字中出现过。文学研究中称之为"难点"（aporias），在文本中某词的缺失往往指示着这是重要或令人恐惧的事情，太危险了甚至不能提及这个词。怀孕在文中仅仅用"it"来表示。我们注意到文本里动词的时态和语态很奇怪、具体。"从腹围看她已经快 40 周了""晚上她会生下一个不健康的 7 升"，这些表述把作者书写时已经明了的事情置于有条件性的将来。怀孕，以及死亡，当然是条件性的未来事件，可预测，有局限，暂时可知。事实上，这个患者怀的是自己的死亡。审视动词形式等具体细节，我们认识到这位怀孕的年轻护士是未来导向的——生物的、情感的、家庭的未来，而这位悲伤的年轻女患者的未来就是终结。她们经历过的未来其冲突是不可言说的，需要这位患者的宽容和认可。

这位有经验的护士是第一次怀孕，她害怕自己的妊娠状态对这位将要死去的患者是一种伤害，因此感到无助、困惑。通过朗读这段文字，她获得了高年资护士的帮助，包括她的上司。她们教给她如何面对自己的生命与患者生死的交汇。

肿瘤叙事把我们作为平等的人聚集到一起，思考我们的患者和工作。当我读到人类学家维克多·特纳的"阈限的交融"时，我感到宽慰，因为他的理论告诉我们：当人们所处的社会地位被削弱或不稳定时，他们就有相互关联的可能性。讨论班上大家有机会不受等级的限制，一起思考医疗实践对人的消耗，以及所从事工作的长远意义。讨论班的益处还体现在严格提升了参与者关注和再现临床工作的技巧。这不仅是相互安慰的心理支持小组——也许参与者的确体验到了心理上的安慰，但因为讨论班提升了关注和再现技巧，使参与者可以更加准确地看待和理解日常的临床现实，因此，与之前相比，他们更有能力去衡量消耗、认识现实、联合起来给患者提供有效的照护。

我们的肿瘤叙事工作不仅加强了某个医院内某个肿瘤团队成员之间的联系，同时也显示了我们与其他广泛的医务人员之间的交融。他们经常是默默地承受着临床实践的压力和消耗。整个项目从始至终都有访客和嘉宾参与——从其他医学院来的实习医生、其他机构来的交换学者以及对这些新的教学方法感兴趣的研究者和教育者。下面的文字是来自外单位的访问学者[5]，我彻底忘了他具体来自哪个机构，他利用在此一个月的时间，认真地与同事们一起阅读、写作：

我认识弗兰妮时她27岁。21岁时她被诊断为慢性骨髓性白血病。很久以前干扰素就不起作用了，当时也没有其他有效的疗法。我当实习医生的时候，曾两次收治她入院，一次是因为继发性贫血，另一次是因为气促。两次我们都把她抢救过来让她出院，但两次出院后她都没有按时复查。她很忧伤、疲惫，一副听天由命的样子，但仍是一位可爱的姑娘。她感激我们为她所做的一切，但厌倦了生病，因面对死亡而疲惫。

我当初级住院医师时，又一次收她住院，她已经有好几个星期没来复查了。她元气大伤——上身骨瘦如柴，下身大面积水肿，已经神志不清，处在白血病的急变期，因诱导而急变。私人医生从未与她讨论过要不要进行心肺复苏。几周后我把她编码为要复苏。在她姐姐对我的咒骂声和她对上帝的赞美声中，我压断了弗兰妮的肋骨，把她的心脏恢复到正常节奏，然后把她送到重症监护室。几小时后她在那里死去，陌生人按压着她脆弱的胸腔。

以上文字以第一人称讲述，用平淡、实事求是的语言讲述了一位年轻女孩患病和死亡的经历，掩饰了深重但没有表达的情感。这位患病姑娘的命运同年轻医生的成长交织在一起，年轻医生职业能力提升的每一步都伴随着患者临床境况的恶化。最后一次住院，句子结构很简单："她神志不清，处在白血病的急变期，因诱导而急变。"即便读者不懂"诱导"的意思，也能从电报般有序、无修饰的陈述句中判断出没有时间可以浪费了。

弗兰妮的私人医生从来没有跟她提及病危时的决定，所以当弗兰妮心跳停止时，作者感到有责任实施心肺复苏，尽管他知道进一步治疗是徒劳的。在倾听时，我们感到，他为自己这个临床决定深感懊悔，对三四年前发生的事情仍痛苦不已、记忆犹新。在书写的过程中，这位医生能够把视角从自己的立场转移到患者和患者姐姐的立场。他从年轻的患者和她虔诚的姐姐的视角描述这个事件，捕捉到她们的悲痛和愤怒，姐姐把无效的心肺复苏看作暴力。书写是认知和富有想象力的举动，它使这位悲伤的年轻医生接受了濒死患者姐姐的立场和判断，通过与弗兰妮姐姐声音的融合而咒骂自己，他的自责和懊悔最终可以言说。他臣服于患者姐姐的判断，不是把心肺复苏时自己的临床举动描述为重症护理，而是将其描述为殴打。他不是在为自己辩解，而似乎是在为自己的行为寻求宽恕。

面对这个哭泣的医生，我们并没有提供赦免，我们与他一起哭泣，告诉他我们理解他的文字展示的东西，帮助他更清楚地看到他的叙事做出的成就。我们告诉他，下一次面临类似的临床情况时，他会是个不一样的医生。虽然在他作为医生的自我里，他希望弗兰妮死去，但她会活着，为下一位将要死去的患者提供安慰。

一月两次的肿瘤叙事讨论班已经进行了三年，不断有新面孔参与进来，始创人员也开始协助我在其他医院开设类似的叙事训练研讨班。儿童肿瘤科团队在得知成人肿瘤叙事项目的成效后，也来寻求帮助，希望能在儿童医院开设肿瘤叙事项目。我们正在寻求资金支持，以记录和研究这些叙事干预的成效。我们的假设是：肿瘤叙事提升了职业幸福感，加强了团队凝聚力，提高了患者对医疗服务的满意度。

从医是一个叙事行为

肿瘤叙事以越来越大的同心圆向我们展示了叙事医学的潜在益处，我们不仅发展了教授医学生和同事叙事能力的手段，这些临床能力的叙事通路也可以弥合巨大的分歧，这些分歧限制了广大医务人员的效率。把叙事医学置于跨学科的医疗卫生实践中，我们逐渐发现，在一起阅读和书写，在医生、护士和社会工作者之间产生了强大、持久的归属联系。

随着医务人员对自身实践洞察力的发展，以及关注和再现技能的提高，我们还发现自己在诚实、利他、同侪关系和承担责任方面都有所提高，这正是医疗卫生职业精神的标志[6]。当我们用新的叙事实践审视并试图更好地理解临床工作时，我们发现自己与同行的联系越来越深入，他们具体的专业学科并不重要——我们都在疾病与健康、工作与生活、他人与自我的边缘挣扎。我感兴趣的是我们通过后门——也许更准确地说是通过开放的门——实现了职业精神的目标。我们不是通过淡漠的、急切的或外在的努力试图去变得真切、尽职、不贪婪。叙事探索是真实的，可以实现更好的同侪关系，为患者最大利益着想并从工作中得到喜悦，这些都是我们日益增长的叙事能力带来的自然益处和归属感。这个过程进一步说明，职业精神需要团队，不仅仅是孤独的医务人员必须要践行利他主义和承担责任，作为同侪团体的成员，我们都要发展、重视和实践这些要求。

在哥伦比亚大学附属的爱伦亭（Allen Pavilion）社区医院的住院部，

家庭医学住院医师培训项目每月举行一次叙事伦理查房。实习医生和住院医师书写给他们带来复杂的伦理或情感问题的患者，然后朗读，这样就从不同的方面暴露了相同的问题。还是在这家医院，职业病治疗师、老年科护士以及心血管科的医生一起来训练内科学的实习医生如何得到患者的生活史叙事，这是老年科轮转的必需部分[7]。他们去拜访老人们，让老人们在真实的生活情境下详细讲述自己的健康和疾病，然后，这些住院医师像口述史学家那样，再与老人们分享自己书写的这些叙事记录，一是为了确保信息准确，二是把这些见证回归到其源头[8]。在儿童医院，项目教师和社会工作者们一起参与密集的叙事写作研讨会，其中很多社工的工作对象是受虐待儿童。艾滋病服务部门也请求我们帮助开设了一个写作工作坊。在这个项目中，医生、护士和社会工作者寻求建设一个长期的写作项目，不必要完全与照护艾滋病患者相关。一些一年级的医学生、社会工作学院、新生儿重症监护室等都在开设叙事医学培训方面寻求过我们的帮助。

除了写作工作坊，我们还开设了细读文学讨论班。工作中的文学（Literature@Work）是一个每月两次的研究生水平的小说和诗歌讨论班，对医学中心的全体教职工开放。我们的驻校作家项目曾邀请到迈克尔·翁达杰（Michael Ondaatje）和苏珊·桑塔格来校做一个学期的密集文学讨论班。讨论班汇集了哥伦比亚大学许多教师和学生，来做严肃的跨学科的文本研究。这些课程与英文系的比较文本课程不同，我们愿意探讨阅读对个人的意义，寻求文学阐释的内部根源，思考可以从文本中得到的个人化信息。我们意识到，我们在哥伦比亚大学医学中心所做的工作对我们个人探求生活的意义有重要的影响，我们对自己的工作场所产生了认同，它不仅是工资发放场所，也是帮助我们理解自己的场所。

叙事医学不仅受到纽约其他医院和医学院校的青睐，美国全国甚至国外同行也来咨询，请求与我们合作设计和实施叙事医学项目。由于需求日益增长，我们设立了叙事医学咨询服务部（Narrative Medicine Consultation Service），也正在筹划开设叙事医学培训工作坊，为想要提高叙事能力的人或是想在各自机构率先开设叙事课程的人提供密集的培训。对叙事医学的认可让我们认识到哥伦比亚大学所开发的模式的可用性。

这些在哥伦比亚大学、丹佛、蒙特利尔、纳什维尔、费城的探索，不是为医学镀金的零星尝试，我相信哥伦比亚大学的课程也适用于其他情境。我们的讨论班有高年资、权威的教师和管理者参加，内科学系作为课程的开设单位，课程设计严谨并有挑战性。因为采取了这些措施，叙事医学研讨班和项目绝不是可有可无的，而是严肃认真的；不是为了消磨时间，也不是为了娱乐，而是实实在在的事情。的确，在医学中心这样的环境中，阅读和写作常被看作是消除疲劳的补充性活动，但我们把这些活动作为临床训练的主流而非调剂呈现出来。我们坚信，叙事医学有能力改变我们这个环境中的文化和智识模式。通过人文内容的讲授、教学中跨学科的发现，叙事医学的努力可以产生持续的、有针对性的力量，以实现平等、谦卑、开放、对彼此立场的尊重，我们会深切感受到临床实践赋予我们的特权，同时更加珍视临床实践赋予我们的责任——为彼此的痛苦承担见证，并通过我们的在场，减轻这些痛苦。

在医务人员之外

医学中心得到的经验引领我们跨越更广阔的分歧。一开始，叙事医学项目只是面向专业医生、全体教师和学生。随着我们见到叙事医学培训所带来的积极效果，我们越发感觉到它的强大力量，其受益者不仅局限于医生、护士和社会工作者。本书前面描述过的转移性胃癌患者的病历提醒我，非专业人士（如私人陪护）也许比医生和护士更靠近患者的经历，因此对临床照护的有效性也会起到重要作用[9]。为什么不把病房勤杂工、转运工、营养助理等非专业人士和医生、护士、社会工作者一起纳入我们的叙事小组呢？我们都处在"人类都会死亡的残酷环境中"[10]。——《柳叶刀》杂志的主编理查德·霍顿在控诉当代医学时如此写道。无论我们的技能和职责是什么，在治疗患者的努力中我们是一致的，我们在一起就有能力赋予患者的生命以尊严。可以说，需要我们所有人投身到为患者提供有尊严的照护的事业中。

患者从门诊前台接待员那里因轻视而受到的伤害并不比从资深外科医生那里所受的伤害小，同时也可以从医院清洁工和护士长的善举中得到安慰。马修·杰勒（Matthew Geller）在《困难的吞咽》（*Difficulty Swallowing*）中关于其心爱的人在 1979 年死于血癌的描述至今仍印在我的脑海里。艾莉在勇敢奋斗后濒临死亡："傍晚我打开灯，点燃一支蜡烛。我坐在她身边，她已经睡着了，一个胖胖的穿着蓝色门卫制服的黑人老妪安静地走进来。没有敲门，她站在门口看着艾莉。起初我不喜欢她在那儿盯着艾莉看，问她有什么事吗？她说：'我在这工作，只是想看这个姑娘一眼。'这些话使她的来访变成一个恰当的姿态，在今天看来，好像来自圣殿一样。"[11]

正在发展的叙事医学项目已经开始和医院的建设计划交织在一起，我们医院一位主管临床事务的副总裁已经认识到叙事医学方法对员工发展的广阔潜力。叙事医学工作坊不仅在专业教育上大有裨益，同时也可用以提升员工对机构的身份认同感和忠诚度。实际上，近期关于医疗卫生质量提升的研究都把我们的叙事医学工作列入可以提高工作质量的工具范围内。如唐纳德·贝维克（Donald Berwick）领导的哈佛医疗卫生质量提升研究所（Institute for Healthcare Improvement）和大卫·史蒂文斯（David Stevens）领导的美国医学院协会新创建的提升临床照护质量研究所（Institute for Improving Clinical Care）都已经把叙事医学直接纳入可用来提高工作质量的领域[12]。近期员工发展领域的医学活动，如叙事的生活史方法、专业训练方法、公司使用创意写作等都反映出叙事性反思和工作认同以及效率的联系，这些都有助于我们构想如何更广泛地吸引医院各层员工加入叙事医学的实践中来[13]。

　　医学研究所下属的美国医疗卫生质量委员会（Committee on Quality of Health Care）在最近的两篇文章《孰能无过》（To Err is Human）和《跨越质量的鸿沟》（Crossing the Quality Chasm）里，明确提出医疗卫生领域需要重新审视医疗的过程和原则以减少错误，控制浪费、提高医疗卫生各方面的效率。该委员会提出了指导医疗卫生实践的非常重要的六大目标：安全、有效、以患者为中心、及时、高效、公平[14]。《跨越质量的鸿沟》详尽地列出了为实现这一理想，医疗机构、联邦政府部门、每一位医务人员和患者所要采取的方法。两份报告都强调要系统地考察问题并提出解决方法，要求我们动员医疗卫生机构的所有成员，以实现提高医疗卫生效果的目标。我们并不清楚是否我们医院会出台更多的报告来指导我们如何去做，但是我们的确看到，在如何评价质量、如何寻求改变、如何改变根深蒂固的旧体系以提高医疗卫生的有效性方面，我们的专业知识在不断增加。

　　我们相信，叙事医学训练，例如肿瘤叙事和平行病例，通过提供有效性价比的、完整统一的、跨界的方法，在信任和合作的气氛中审视和评价医务人员的工作，在构建以患者为中心、为患者提供及时的医疗卫生服务方面可以做出贡献。叙事训练可以提升每个医务人员的福祉、团队的凝聚力、对患者及其家属立场的持续认可，并在传统的医疗卫生领域外，促进知识和信息的流通，为医院工作人员提供新的临床技能，提升个人成就感，增加使命感，强化团队信任。同时，叙事培训有助于削弱医疗卫生体制内的等级制度。叙事能力的增长让我们认识到医院内权力关系的害处，有助于建立公平和公正的专业间合作，共同照护患者。

肿瘤叙事、叙事伦理、老人项目和文学讨论班都是在相对同质的急性医院照护的背景下展开的。我们已认识到，叙事医学的方法有能力跨越更深的分歧——如医学中心工作人员和城市邻里居民之间的文化分歧。由儿科医生萨亚泰尼·达斯古普塔（Sayantani DasGupta）带领开设的社区卫生中心的阅读小组把年轻的儿科医生和预防儿童虐待项目的社区卫生工作者联系起来[15]。哥伦比亚大学的内科实习生和住院医师一直坚持到社区中虚弱的患者家出诊。他们用自然的语言描写出诊情况，通过把医疗照护的地点转移到患者家中，他们收益良多[16]。这些项目把叙事医学的训练和文化能力的培养融和在一起，产生了归属感，实现了在照护少数族裔人群时文化的敏感性，减少了卫生领域的不平等[17]。

卫生系统内有无数这样的机会去建立连接医务工作者、患者和社区之间的纽带，减少系统内不可避免的分歧。归根结底，疾病会光顾所有的人，并不可避免地带来损失，而这些损失有潜力带来平等，我们不要放弃这样的机会。叙事方法在沟通各种不同的人群方面非常有效，我们希望它可以为实现公平有效的医疗做出卓越贡献。

通向社会公平的叙事之路

通过叙事手段实现的归属感，在医疗卫生领域永远不会停止。医生与患者之间、护士与患者之间的亲密的、私人的交融也会在师生间、医生和护士之间、社区患者之间、为患者服务的卫生从业者之间再现。在医疗卫生事业的各个层面，无论是一次临床相遇或是全球公共卫生事业的努力，娴熟地运用叙事技巧都有助于了解彼此真实的需求、愿望和痛苦。以叙事为基础的医疗卫生可以重新规划医学的目标，同时拥抱对健康、团结和公平的渴望。叙事实践绝不是解决困扰医疗卫生领域所有难题的万能药，这是一套可以出于任何原因、应用于任何任务的技能和方法，在实践中有自己的风险和益处，但叙事方法可以帮助我们跨越边界，站在他人立场思考问题，实现为所有人提供有效照护的目标。

在越来越广阔的框架下理解健康和健康照护方面，叙事方法和其他运动一起做出努力，如患者利益倡导团体、卫生行动者组织、国际卫生组织、公共卫生组织等。在过去的十年间，联合国和世界卫生组织等机构从社会公平的角度来理解医疗卫生的目标，或者说是以其中的一个作为标准来衡量另一个的成就。例如，世界卫生组织宏观经济和健康委员会设立了国家管理的标准——没有腐败、暴力冲突以及种族和性别压迫——作为实现卫生事业使命的必需条件[18]。也就是说，消除腐败、暴力和压迫的原因是它们妨碍了医疗卫生服务的提供和健康目标的实现。印度经济学家、诺贝尔奖获得者阿马塔亚·森（Amartya Sen）在其富有影响的著作《发展是自由》（Development as Freedom）中指出，发展的首要的、最基本的目标是自由，不是财富，甚至不是自给自足，而是自由——包括远离贫穷和疾病的自由[19]。如果我们认为贫穷是对基本生活质量和基本自由的剥夺，那么不健康也是贫穷的体现，是贫穷的构成部分。早死、无法控制的发病率以及营养不良都是贫穷的表现。我认为健康被剥夺是贫穷最中心的体现[20]，因此，不生病的自由差点被封装成"特殊利益"而无法与其他的自由相结合，如不受种族歧视、厌女现象、贫穷、剥削和宗教压迫的自由。

从受拉丁美洲解放神学启迪的激进的社区卫生项目，到美国创新的监狱健康项目，我们感到健康权益倡导者越来越致力于社会和政治公平，我想以后他们会致力于实现健康的目标，获得公平、有尊严的医疗卫生保健的目标包含在社会公平的目标之中。为了实现所有人获得平等的医疗保健，我们必须努力反对剥削。医生兼人类学家、政治活动家保罗·法默尔（Paul Farmer）致力于用自己的传染病学专业知识在海地、东欧、非洲帮助贫困的肺结核和艾滋病患者。法默尔写道："既患病又贫穷的那些人的经历（而生病常常是因为贫穷）提醒我们，现代医学最主要的问题是在可及性和结果方面的不平等。"[21] 作为美国的医务人员，我们不能忽视在面对不公平时的责任，因为不公平既包括了生物性疾病，也超越了生物性疾病。法默尔接着写道："正因为穷人更容易生病，并且被剥夺了享受医疗卫生的机会，他们更容易被剥夺人权，不管你如何定义人权。"

有多种因素都可以导致不健康，如随机发生的生物性疾病、不卫生的个人行为、事故、环境危害、食物匮乏、缺少住所、卫生保健不可及、自然灾害、个人的暴力行为、战争、压迫、国家行为引起的创伤等。除了第一种情况外，与更有资源的人群相比，贫困人群更有可能经历不健康[22]。如果我们比较美国对随机的生物性疾病的资源投入以及对其他所有原因导致的疾病的投入，我们会发现，大部分维护健康的努力——如美国国立卫生研究院（National Institutes of Health，NIH）的研究、个体的医疗卫生保健、学术性医学中心的成果、大部分药品、大部分内外科干预，都不是指向因贫穷而引发的疾病，而是指向了同时困扰富有人群和贫困人群的疾病。

根据保罗·法默尔的观点，穷人的苦难来自于社会的"结构暴力"。当谈到海地中部高原地区的患者时，他写道："政治和经济因素增加了患艾滋病、肺结核、其他传染性疾病和寄生虫病的结构性风险，社会因素也增加了穷人遭受极端苦难的结构性风险，如饥饿、肉体折磨或强奸。"法默尔描述了一名死于艾滋病的海地女子和一名支持阿里斯蒂德而被海地军人殴打致死的男子的苦难："成千上万生活在相同境遇下的人面临着相同的命运。无论是过去的还是现在的受害者，他们的共同之处不是个人的或心理的特性，也不是某个种族共有的语言或文化，而是在不平等的社会中处于最底层的经历。"

保罗·法默尔是一位人类学家，在定性的人种学研究方面训练有素，这不是巧合。他之所以对贫穷和疾病的关联知晓甚多，原因是他有过系统、严格的通过对患者的问诊和参与式地观察患者生活的田野式研究经验。他能把从个体患者的叙事得到的知识和他"历史上纵深""地理上广阔"的关于政治现实、社会力量和全球经济状况的知识联系起来。他把海地患者的困境置于18世纪的奴隶制和西方世界对糖的需求的框架下；他尊重那些导致目前不平等的、随时间显现的推动力量；他关注事情的原因，寻找最可能的方法把事件按顺序梳理，形成有意义的情节。他渴望表达患者、他的国家、那些与他一起为公平的医疗卫生而奋斗的国人的愿望，以及他自己渴望使贫困者生活得更好的意愿。保罗·法默尔运用了所有的叙事工具，包括为个体患者的创伤叙事承担见证，以及从被压迫者的视角把历史的广阔进程情节化，展现了只有通过叙事的认识论方法才可以获得的知识。统计学、流行病学、政策说明、科学证据不能够提供并无法从结构上忽略保罗·法默尔这样的人知道的关于健康、疾病和公正的信息。

保罗·法默尔建立的归属关系丰富、有力，是与苦难的被压迫人群、医务人员、全球公共卫生行动者建立起来的归属关系。通过叙事认知方法，他不仅发现为帮助个体患者必须要知道什么，而且通过实践这些认知方法，他认同了苦难者和帮助者的联盟。凭借这种联盟，他作为一个改变行动者的权力得以放大。

　　另一个例子与上面的例子不尽相同，但也是以叙事能力建立归属关系，从而将为苦难者呼吁的能力放大。文学学者兼姑息治疗专家大卫·莫里斯（David Morris）调查了美国贫困患者不成比例地承受痛苦的状态。在"叙事、伦理和疼痛"一文中，大卫·莫里斯介绍了美籍墨西哥人查韦斯女士的故事。在她生产的时候，麻醉师不给她实施硬膜外阻滞麻醉，因为医疗补助制度不报销此项。查韦斯女士说："麻醉师在没有拿到钱之前，甚至都不愿走进产房……我躺在那儿，子宫不断收缩，他们也不给我打麻药，我感到我像个动物一样。"[23] 莫里斯总结道："生命伦理学应该讨论全球范围内不能给穷人提供足够的药品解除疼痛的问题，并且这种讨论应该从叙事中找到解决资源，叙事既可以暴露统计数字隐藏的痛苦，也可以暴露使疼痛舒缓不可及的各种复杂的责任。我们需要面对这样的认识——疼痛不仅是医学和神经科学的问题，也是不可和解的生物文化问题。"[24]

　　法默尔和莫里斯的工作提供了很好的证据，表明通过把叙事作为寻求自由的力量，由叙事获得的关于他者的知识，特别是遭受疼痛和创伤的他者的知识，可以在最广泛的全球框架下为提高健康做出贡献，就像阿扎尔·纳非西（Azar Nafisi）在伊朗为她的学生所做的那样。广泛地运用叙事能力可以为医疗卫生呈现认识健康和疾病的复杂性所需的独特现实。听到他人讲述的创伤或疼痛要求我们为此承担相应的伦理责任，以这样的认知方式建立起来的社群是道德社群和临床社群。创伤研究领域的同仁让我们明白为他人的痛苦承担见证所要承担的责任。文学学者、创伤研究学者凯西·卡鲁斯向倾听者提出了挑战："如何去倾听不可能的事情？当然，这种倾听的挑战是，它已不仅仅是一个选择；也就是说，去倾听不可能的事情，就是被它选择，在用知识理解它、掌握它之前即被选择。这就是危险所在，如有些人所言，这种危险就是创伤对倾听者具有'传染性'，但这也是让创伤得以被知晓的唯一途径。"[25]

　　这样的倾听在医疗卫生行业中每天都在发生，只不过并非所有的医务工作者都能认识到它的重要性。不论是在海地中部高原的小茅屋为结核患者出诊的保罗·法默尔、因读到穷人不能享有足够的镇痛措施而愤怒的大卫·莫里斯，还是访谈犹太大屠杀幸存者并接受其见证的口述史学家，这样的倾听者都在同时履行着道德和社会责任。（乔治·米德说我们的道德感围绕着社会行为展开。如同我们是社会动物一样，我们也是道德动物[26]。）倾听者代表他人履行责任，包括讲述者及围绕在他们周围所建立起来的归属社群，被改变的不仅是重新讲述过的个体经历，还有这个经历涉及的所有的人类行动者。

　　奇怪的是，在审视临床叙事实践的结果时，我们发现，私人叙事行为与公共叙事行为是一致的。布鲁诺·莫拉雷斯向我讲述了他在2011年9月11日那天的劫难传递的信息，与关于海地的抗多种药物结核病大流行听证会、关于卢旺达和解审判听证会所传递的信息是一致的[27]。如果说在规模和范围上我们来回变动——从定焦一对一的医患关系到广角度的全球卫生事务，那是因为它们运用的是同样的原则和实践。在不同范围内应用叙事产生同样效果的共通性巩固了叙事医学的基础——通过讲述、倾听并完成由此所带来责任，疗愈就会发生。

　　个人的创伤讲述了社会的不公正，大规模的创伤给个人带来痛苦。任何个体都是社会的一部分，创伤不仅给当事人带来伤害，也给其背后的家庭成员、邻里和城市带来伤害，因此，任何社会性的改变会毫不例外地在个体层面造成影响。乔治·恩格尔的生物 - 心理 - 社会模式和大卫·莫里斯的生物文化模式帮助我们掌握小和大之间生动的、动态的相互作用，双方都对对方的健康与否造成影响。要想影响健康，就必须同时在各个层面开展工作。

叙事医学带来的归属关系具有重大影响，因为这些归属关系发生在疾病和道德范围内，因此，社群共同采取的行动不是没有意义或可有可无的，它为社群打上了自己的良心观、价值观和公正观的烙印。在思考叙事对社会公平、正义的潜在贡献时，我们必须注意讲述痛苦时不可避免地带来的脆弱感等可能的危险。罗伊·谢弗在其文章"叙事、关注、共情"（Narrating, Attending, and Empathizing）中提醒我们，不要忽略叙事工作中权力关系的力量："（叙事、关注、共情）三要素可以被看作是对主要权力关系的屈从、包容或反抗。"[28] 无论谁是倾听者——从相对健康的人，到遭受疾病或创伤折磨的人——倾听者都负担有重大的责任，也就是不能为个人目的而利用他人的叙事。

必须要记住，在我们的道德社群，也就是我们在其中讲出道德责任的社群，总有排除和纳入规则。大卫·莫里斯警告说，道德社群"总是依赖排除"，譬如许多道德社群都把动物、罪犯、痴呆者或精神病患者排除在外，因为他们被认定是没有自主权的道德主体。詹纳（Zaner）愤慨地问道："难道那些理性的主体，他们一部分的工作就是置权利于不顾，来定义什么是'道德的'，从而决定谁可以被纳入进来，谁在社群中有道德地位？痴呆者就没有不痴呆的人重要吗？这种广泛的、深切的'他们不算数、不需要考虑'的想法凸显了当代社会的问题。"[29] 如果痛苦发生在某人的道德社群之外，大卫·莫里斯继续写道，那么这个痛苦就有可能被漠然对待或忽视，但是叙事文本和技巧可以抵消这种回避的冲动。"文学一个重要的功能是挑战和延伸，甚至逾越某个道德社群的边界，强迫我们去承认我们通常看不到的痛苦。"[30]

见证他人苦难的倾听者在为自己获得重要益处的同时，也极有可能为他人提供有意义的服务。詹纳曾描述了一位重病住院患者唤起了他的

"道德意识"，让他认清自己的角色不仅是医疗卫生从业者，同时也是一个道德主体行动者。"一个悖论是似乎帮助者与被帮助者关系的结构性失衡被彻底改变了。这个经历埋葬了带来强烈责任感的基本道德认定。"[31]本书前几章引用的加布里埃尔·马塞尔和艾瑞丝·默多克描述的关注不仅适用于临床工作，也适用于道德以及深切有力的归属关系。保罗·法默尔指出："在充斥着不公平的社会里，医学可以被视为体现社会正义的工作。事实上，医生这个职业比大多数当代的其他职业更加幸运，因为我们尚有一线希望为被压迫者提供有意义、有尊严的服务。"[32]当我们选择医学这个职业时，我们可曾意识到它会带给我们的回报——不仅仅是治病救人，它同时会充实我们，改变我们，给我们带来无法估量的意外收获。

2001年9月11日之后，纽约心理分析师唐纳德·莫斯为许多受世贸中心袭击影响的患者承担了见证，同时他自己也在承受那个事件对自己造成的痛苦，这些经历的威胁是它有时会让唐纳德·莫斯和他的患者保持沉默。"我感觉自己既陷于缄默，又被表达。似乎最后的审判已经做出，文明的契约被削弱……我和患者一样无助。"[33]但是唐纳德·莫斯的临床责任感促使他去实现心理分析的目标："心理分析理论的承诺是结构和连贯性、针对性和持久性。它更大的雄心是以亲密的、保护式的、不损毁的方式去接触全部的人类现实状况……我们能够、应该或者说有必要理解恐怖分子的所思所想吗？并因此理解现在被称为'地球上最该死的人'他们的意愿和愤怒吗？"

唐纳德·莫斯的思考展示了我们讨论的两个方面——为某个痛苦的人承担见证的个人能力，以及为广义的道德社群中所有的人（包括袭击者）承担见证的开放性和不排斥性，以实现一种完全的评定，一种广义、慷慨的理解。不是所有的人都可以做到这种广度，这个例子对我们所有的临床工作者都是一个范例和理想。我们需要关注自己面前这个痛苦的人，满足他的需要，但同时我们也要认识到他作为一个人的全部——他同时还是一个父亲、兄弟、坎托-菲茨杰拉德公司的股票经纪人、纽约人、美国人、民主国家的公民，所有这些角色都会影响到他个人的命运和潜在的幸福感。我们听到一个人的讲述，同时也听到他背后逐渐升高的声音，这些声音也许与他的讲述一致，也许冲突，它们都在见证着各自的痛苦。窃窃私语变成嘈嘈杂音，形成和谐或不和谐的声音，E.M 福斯特把交响乐比作小说："不是完结，不是完美结束，而是延展。当交响乐结束时，我们感到那些组成乐曲的音符和曲调获得了解放，它们在整体的节奏中得到了个体的自由……难到《战争与和平》给我们的不是这种感觉吗？……当我们阅读这部小说时，难道没有感到宏伟的乐章在身后回荡吗？读完以后，书中每个章节的存在难道不比开始阅读的时候更伟大吗？"[34] 正如詹姆斯·乔伊斯小说《亡者》中无处不在的雪象征着不可避免的死亡，我们的痛苦让我们团结起来，痛苦越深，团结越紧。我们感到维克多·特纳的整体理论环绕着我们，在我们以真心和慷慨之心相互理解时，我们就实现了"从我到你"的流动。作为他人痛苦的见证人，我们把自己暴露在痛苦之下，因此自己也感到痛苦。在这个庄严的任务面前平等是我们谦卑的希望。

结束语

我们继承了没有完成的任务，从事着前所未有的事业，承担着不可预见的责任，在这样的实践中，患者不仅是我们医疗小组的患者，也是我们效忠的对象。当我们的叙事能力发展到一定水平时，我们就可以真心关注并准确再现患者的痛苦，就可以真正进入归属关系，这是为患者利益奋争的必要条件。

　　理想的叙事医学实践应该包含广泛延展的道德社群，这个社群对个体患者、同事、学生、服务的机构、本地区和国家负责。我在曼哈顿华盛顿高地的内科学实践使我有能力作为一名公民参加到诸如国民医疗保险、制药公司和保险公司的责任、医疗卫生体系重新设计等议题的讨论中。我们完全可以把自己投身于以提供安全、有效、以患者为中心、及时、公平为目的的医疗卫生体系的建设中来。在我们的临床 - 道德社群中，我们还要致力于帮助美国因不规范管理而遭受职业病折磨的人们，也可以帮助非洲撒哈拉以南地区受艾滋病感染的人群，以及所有受不必要的疾病折磨或是生病时未能接受治疗的患病人群。

　　叙事技巧激发了人与人之间就最深的恐惧和最大的希望进行深层的交流和沟通，因此，在叙事技能方面训练有素的医疗卫生工作者可以支持对卫生保健的结果、仁慈、正义等的探索，这都是我们这个国家迫切需要的。我们不能再继续支持现有的医疗体系。在目前的体系中，只有当患者快要死去时，我们才开始讨论生命的意义，只有在讨论濒死患者是否要终止治疗时，才开始让家属加入治疗讨论。我们不再支持现有的医疗体系，也因为现在医疗讨论仅仅限于国际疾病分类第 9 版（International Classification of Diseases-9，ICD-9）的内容，并认为关注患者情感是社会工作者的事情，探究价值观是伦理学家的事情。我们不再支持现有的医疗体系，还因为它在私营保险公司的费用上又加上了官僚成本，医疗卫生支出的控制权屈服于大公司的控制，没有医疗保险的人数激增，个体患者的权利和选择却在减少。

　　叙事医学能够帮我们找到一些途径，以激励医生、护士、社会工作者、患者共同努力，塑造公平、人道、有效的医疗卫生体系。阿马塔亚·森（Amartya Sen）说："这需要公众积极地讨论医疗卫生的供给，需要持续关注和警惕医院质量、护理和医疗服务质量。公开的讨论和批评有助于实现这些目标[35]。"作为医生、护士、社会工作者，我们可以推动这种公开的讨论，可以是这些讨论的火花。我们目前没有这么做，这并不是说明医务工作者缺乏勇气、投入、智慧和决心，只是说明我们还没有发出自己的声音，并且低估了公众想倾听我们声音的紧迫性；说明了我们还没有意识到我们可以发声，并且必须发声的正当性。

我们发声的正当性是什么？是因为我们目睹了痛苦和死亡，见证了穷困患者的痛苦，见证了濒死患者的绝望和孤独。与疾病如此近距离的接触，我们每日也充满了恐惧，担心自己和所爱之人的健康；夜不能寐的日子，错过的家庭聚会，夜班的折磨——不是因为我们所付出的代价（医院实习尽管像世界末日，但毕竟只有一年），而是因为这些经历令我们见证并理解了疾病所带来的困境，这就是我们必须发声的原因。

通过叙事能力武装自己，我们把自己当作治疗工具——这不仅是因为我们对人体生物学知识的掌握，更是因为我们的想象力，对他人勇气的尊重，对自身脆弱性的认识，因而我们愿意原谅他人并希望被他人原谅。因为叙事能力关注时间性，我们会在意时间的流逝，带着紧迫感和耐心为那些来日不多的患者服务；我们会前瞻、回顾，只为帮助他们找到生命和疾病的意义；我们会在自己和患者的生命中留出空间，思考人类无法回避的死亡。通过运用描述、措辞、隐喻等叙事工具，我们能够再现——并因此认可、钦佩在不同情境下独特的个体，他们不是一般现象中的实例，而是不可简化的，故而极具价值的个体。通过叙事努力，我们首先实现了主体位置，如果幸运的话，还会实现与他人主体间的关联，由此形成有效的治疗关系。通过叙事情节（这样做经常需要克服重重困难），我们试图理解随机事件的因果关系，或谦卑地承认某些事件的偶然性，这使得我们可以诊断疾病、容忍弥漫于疾病过程中的不确定性。

通过叙事行为和技巧，我们认识到自己的伦理责任，并不辜负这样的责任——这种责任来自于彼此倾听和被他人倾听时所怀的感激。这种照护没有耗尽我们的精力，相反充实了我们，因为我们经历了痛苦才能帮助患者承受他们的痛苦，而意义、恩典、勇气、喜悦就是这种照护带给我们的回报。

注释

1. 最近有一些著作审视了社会上医疗卫生的不公平和不合理现象，请参见 Paul Farmer, *Pathologies of Power*; Howard Waitzkin, *At the Front Lines of Medicine*; 以及 Richard Horton, *Health Wars*。

2. Victor Turner, *The Ritual Process*, 97。

3. Martin Buber, *Between Man and Man*, 51（转引自 Turner, *Ritual Process*, 127）。

4. Victor Turner, *The Ritual Process*, 128。

5. 为了让非临床读者可以看懂，我对他的文本稍作了修改，用定义取代了文本中无处不在的简写和缩略语。

6. 在此，我将不再详述数量庞大且日益增多的关于医师职业精神的文献。初次接触该领域的读者可以参考 Thomas Inui 的专著 *A Flag in the Wind*；此外，*Academic Medicine* 杂志还就该主题出版了一期特刊，由 Michael Whitcomb 主编。

7. Patricia Miller et al., "Infusing a Geriatric Intern Program with Narrative Medicine: The Columbia Cooperative Aging Program" 及 N. R. Kleinfield, "Old Patients, Making Doctors Better: Myths Explode as Physicians Get to Know the Elderly"。另请参见 2004 年 Miller 和 Maurer 两位医生呈现的"叙事医学查房"。他们报告的流媒体视频档案在下面网址可以找到：http:// www. narrativemedicine.org。

8. 关于口述史的方法，请参见 Robert Perks 和 Alistair Thomson 主编的论文集 *The Oral History Reader*。特别要参考其中 Charles T. Morrissey 的文章 "On Oral History Interviewing"。该文提出的口述史指导原则要求研究者将口述记录返还给被访谈人进行编辑、修改、确认。

9. 正是在这一认识的基础上，Howard Brody 提出了理想的伦理委员会构成的建议。见 Howard Brody, "Narrative Ethics and Institutional Impact"。

10. Richard Horton, *Health Wars*, 501。

11. Matthew Geller, *Difficulty Swallowing*, 未标注页码，页上日期为 1979 年 4 月 16 日。

12. Donald M. Berwick、A. Blanton Godfrey 和 Jane Roessner, *Curing Health Care*; Donald M. Berwick, *Escape Fire: Designs for the Future of Health Care*; Molla S. Donaldson 和 Julie J. Mohr, *Exploring Innovation and Quality Improvement in Health Care Micro-Systems: A Cross-Case Analysis* 等著作都介绍了如何为不同的医疗卫生情境量身定制提高质量的方法。

13. Michael P. Sipiora 和 Frank Lehner, *Work, Identity, Coaching*。关于员工发展的叙事方法，也请参见 http://www.psychoguys.com 以获取更多信息。

14. Committee on Quality of Health Care in America, Institute of Medicine, *Crossing the Quality Chasm*, 6。

15. Sayantani DasGupta、Dodi Meyer、Ayexa Calero-Breckheimer、Alex Costley 和 Sobeida Guillen, "Teaching Cultural Competency through Narrative Medicine: Community as Classroom, Classroom as Community" 手稿，待发表。

16. Eileen Moroney, "Home Is Where the Residents Visit"。

17. 关于文化能力的定义和概念框架，请参见 Terry Cross and M. Isaacs, *Toward a Culturally Competent System of Care*; Melissa Walsh, *Teaching Diversity and Cross-Cultural Competence in Health Care*; Michael Whitcomb, ed., "Cultural Competence in Medical Education and Practice"。

18. Richard Horton, *Health Wars*, 特别是第 17 章 "The Health of Peoples" 令人信服地讨论了这些最新的国际性卫生发展趋势。

19. Amartya Sen, *Development as Freedom*。

20. Adrea Mach, "Amartya Sen on Development and Health," 1。

21. Paul Farmer, *Pathologies of Power*, 164。

22. Michael Marmot 的 *The Status Syndrome: How Social Standing Affects Our Health and Longevity* 用数据显示了健康和社会、经济、政治地位之间的关联。

23. Robert Pear, "Mother on Medicaid Overcharged for Pain Relief", 刊登在 *New York Times* 上, 转引自 David Morris "Narrative, Ethics, and Pain", 205。

24. David Morris, "Narrative, Ethics, and Pain", 206。

25. Cathy Caruth, "Trauma and Experience: Introduction", in *Trauma*, edited by Caruth, 10。

26. George Mead, *Mind, Self, and Society*, 386. 转引自 Micah Hester, *Community as Healing*, 50。

27. Phuong N. Pham、Harvey M. Weinstein 和 Timothy Longman, "Trauma and

PTSD Symptoms in Rwanda"。

28. Roy Schafer, "Narrating, Attending, and Empathizing," 248。

29. Richard Zaner, *Conversations on the Edge*, 80-81。

30. David Morris, "Voice, Genre, and Moral Community," 39-40。

31. Richard Zaner, "Power and Hope in the Clinical Encounter: A Meditation on Vulnerability" , 270。

32. Paul Farmer, *Pathologies of Power*, 157-158。

33. Donald Moss, "Does It Matter What the Terrorists Meant?" in *Hating in the First-Person Plural*, edited by Donald Moss, 327。

34. E. M. Forster, *Aspects of the Novel*, 169。

35. Adrea Mach, "Amartya Sen on Development and Health", 2。

参考文献

Abbott, H. Porter. *The Cambridge Introduction to Narrative*. Cambridge: Cambridge University Press, 2002.

Alcorn, M. W., and M. Bracher. "Literature, Psychoanalysis, and the Re-formation of the Self: A New Direction for Reader-Response Theory." *PMLA* 100 (1985): 342–54.

Allen, Guy. "The 'Good-Enough' Teacher and the Authentic Student." In *A Pedagogy of Becoming*, edited by Jon Mills, 141–76. Amsterdam: Rodopi Press, 2002.

Anderson, Charles, ed. "Writing and Healing." Special issue of *Literature and Medicine* 19 (2000): 1–132.

Anderson, Charles, and Martha Montello. "The Reader's Response and Why It Matters in Biomedical Ethics." In *Stories Matter: The Role of Narrative in Medical Ethics*, edited by Rita Charon and Martha Montello, 85–94. New York: Routledge, 2003.

Aring, Charles. "Sympathy and Empathy." *Journal of the American Medical Association* 167 (1958): 448–52.

Aristotle. *Poetics*. In *Aristotle's Poetics: A Translation and Commentary for Students of Literature*, translated by Leon Golden and O. B. Hardison Jr. Englewood Cliffs, N.J.: Prentice-Hall, 1968.

Arras, John D., and Bonnie Steinbock, eds. *Ethical Issues in Modern Medicine*. 5th edition. London: Mayfield, 1999.

Ashley, Kathleen, Leigh Gilmore, and Gerald Peters, eds. *Autobiography and Postmodernism*. Amherst: University of Massachusetts Press, 1994.

Bal, Mieke. *Narratology: Introduction to the Theory of Narrative*, 2nd edition. Toronto: University of Toronto Press, 1997.

Balint, Michael. *The Doctor, His Patient, and the Illness*. London: Tavistock, 1957.

Banks, Joanne Trautmann, and Anne Hunsaker Hawkins, eds. "The Art of the Case History." Special issue of *Literature and Medicine* 13 (1992): 1–180.

Barker, Pat. *Regeneration*. New York: Penguin, 1993.

Barondess, Jeremiah. "Medicine and Professionalism." *Archives of Internal Medicine* 163 (2003): 145–49.

Barr, Marleen S., and Carl Freedman, eds. Special topic: "Science Fiction and Literary Studies: The Next Millennium." *PMLA* 119 (2004): 429–546.

Barry, Michael, Floyd Fowler, Albert G. Mulley Jr., et al. "Patient Reactions to a Program Designed to Facilitate Patient Participation in Treatment Decisions for Benign Prostatic Hyperplasia." *Medical Care* 33 (1995): 771–82.

Barthes, Roland. *Camera Lucida*. Translated by Richard Howard. New York: Hill and Wang, 1981.

————. *Image-Music-Text.* Translated by Stephen Heath. New York: Hill and Wang, 1988.

————. *The Pleasures of the Text.* Translated by Richard Miller. New York: Hill and Wang, 1975.

————. *S/Z.* Translated by Richard Miller. New York: Hill and Wang, 1974.

Bauby, Jean-Dominique. *The Diving Bell and the Butterfly: A Memoir of Life in Death.* New York: Vintage, 1998.

Bayliss, Richard. "Pain Narratives." In *Narrative Based Medicine: Dialogue and Discourse in Clinical Practice,* edited by Trisha Greenhalgh and Brian Hurwitz, 75–82. London: BMJ Books, 1998.

Beauchamp, Tom L., and James F. Childress. *The Principles of Biomedical Ethics.* 4th edition. New York: Oxford University Press, 1994.

Beauchamp, Tom L., and LeRoy Walter. *Contemporary Issues in Bioethics.* Belmont, Calif.: Wadsworth, 2003.

Beauvoir, Simone de. *The Second Sex.* Translated by H. M. Parshley. New York: Alfred A. Knopf, 1975.

————. *A Very Easy Death.* Translated by Patrick O'Brian. New York: Pantheon Books, 1965.

Beckman, Howard, and Richard Frankel. "The Effect of Physician Behavior on the Collection of Data." *Annals of Internal Medicine* 101 (1984): 692–96.

Beecher, Henry. "Ethics and Clinical Research." *New England Journal of Medicine* 74 (1966): 1354–60.

Beels, C. Christian. *"A Different Story . . .": The Rise of Narrative in Psychotherapy.* Phoenix, Ariz.: Zeig, Tucker and Theisen, 2001.

Benjamin, Walter. *Illuminations.* Translated by Harry Zohn, edited by Hannah Arendt. New York: Schocken Books, 1988.

Benner, Patricia, and J. Wrubel. *The Primacy of Caring.* Menlo Park, Calif.: Addison-Wesley, 1989.

Berger, John. *Ways of Seeing.* London: Penguin Books and British Broadcasting Corporation, 1972.

Berger, John, and Jean Mohr. *A Fortunate Man.* New York: Pantheon Books, 1967.

Bergson, Henri. *Time and Free Will: An Essay on the Immediate Data of Consciousness.* London: G. Allen, 1913.

Berland, Lauren, ed. *Compassion: The Culture and Politics of an Emotion.* New York: Routledge, 2004.

Berlinger, Nancy. "Broken Stories: Patients, Families, and Clinicians after Medical Error." *Literature and Medicine* 22 (2003): 230–40.

Berwick, Donald. *Escape Fire: Designs for the Future of Health Care.* San Francisco: Jossey-Bass, 2003.

Berwick, Donald M., A. Blanton Godfrey, and Jane Roessner. *Curing Health Care: New Strategies for Quality Improvement.* San Francisco: Jossey-Bass, 2002.

Bloom, Harold. *The Anxiety of Influence: A Theory of Poetry.* New York: Oxford University Press, 1997.

Bolton, Gillie. *The Therapeutic Potential of Creative Writing.* London: Jessica Kingsley, 2000.

Bonebakker, Virginia. "Literature and Medicine: Humanities at the Heart of Health Care: A Hospital-Based Reading and Discussion Program Developed by the Maine Humanities Council." *Academic Medicine* 78 (2003): 963–67.

Booth, Wayne. *The Company We Keep: An Ethics of Fiction.* Berkeley: University of California Press, 1988.

————. "The Ethics of Medicine, as Revealed in Literature." In *Stories Matter: The Role of Narrative in Medical Ethics*, edited by Rita Charon and Martha Montello, 10–20. New York: Routledge, 2002.

————. *The Rhetoric of Fiction*, 2nd edition. Chicago: University of Chicago Press, 1983.

Borkan, Jeffrey M., Shmuel Reis, D. Steinmetz, and Jack H. Medalie, eds. *Patients and Doctors: Life-Changing Stories from Primary Care*. Madison: University of Wisconsin Press, 1999.

Bosk, Charles. *Forgive and Remember: Managing Medical Failure*. 2nd edition. Chicago: University of Chicago Press, 2003.

Brady, D. W., G. Corbie-Smith, William T. Branch. "'What's Important to You?' The Use of Narratives to Promote Self-Reflection and to Understand the Experiences of Medical Residents." *Annals of Internal Medicine* 137 (2002): 220–23.

Branch, William T. *Office Practice of Medicine*. 3rd edition. Philadelphia: Saunders, 1994.

Branch, William T., R. J. Pels, Robert Lawrence, and Ronald Arky. "Becoming a Doctor: Critical-Incident Reports from Third-Year Medical Students." *New England Journal of Medicine* 329 (1993): 1130–32.

Brock, Dan. "The Ideal of Shared Decision-Making between Physicians and Patients." *Kennedy Institute Ethics Journal* 1 (1991): 28–47.

Brody, Howard. "Narrative Ethics and Institutional Impact." In *Stories Matter: The Role of Narrative in Medical Ethics*, edited by Rita Charon and Martha Montello, 149–53. New York: Routledge: 2003.

————. *Stories of Sickness*. New Haven: Yale University Press, 1987.

Brooches, Joseph. "Black Autobiography in Africa and America." *Black Academy Review* 2 (1971): 61–70.

Brooks, Cleanth. *The Well-Wrought Urn*. New York: Harcourt and Brace, 1947.

Brooks, Peter. *Psychoanalysis and Storytelling*. Oxford, UK: Blackwell, 1994.

————. *Reading for the Plot: Design and Intention in Narrative*. New York: Vintage Books, 1984.

Brown, Phil. *Perspectives in Medical Sociology*, 3rd edition. Long Grove, Ill.: Waveland Press, 2000.

Broyard, Anatole. *Intoxicated by My Illness, and Other Writings on Life and Death*. Edited by Alexandra Broyard. New York: Clarkson and Potter, 1992.

Bruner, Jerome. *Acts of Meaning*. Cambridge: Harvard University Press, 1990.

————. *Actual Minds, Possible Worlds*. Cambridge: Harvard University Press, 1986.

————. *Making Stories: Law, Literature, Life*. New York: Farrar, Straus and Giroux, 2002.

Bruss, Elizabeth. *Autobiographical Acts: The Changing Situation of a Literary Genre*. Baltimore: Johns Hopkins University Press, 1976.

Buber, Martin. *Between Man and Man*. Translated by Ronald Gregor Smith. London: Routledge and Kegan Paul, 1949.

————. *I and Thou*. 2nd edition. Translated by Ronald Gregor Smith. New York: Charles Scribner's Sons, 1958.

Burrell, David, and Stanley Hauerwas. "From System to Story: An Alternative Pattern for Rationality in Ethics." In *Knowledge, Value, and Belief*, edited by H. T. Engelhardt Jr. and Daniel Callahan, 125. Hastings-on-Hudson, N.Y.: Hastings Center, 1977.

Butler, Judith. *Bodies That Matter: On the Discursive Limits of "Sex."* New York: Routledge, 1993.

Butterfield, Stephen. *Black Autobiography in America*. Amherst: University of Massachusetts Press, 1974.

Cadava, Eduardo, Peter Connor, and Jean-Luc Nancy, eds. *Who Comes after the Subject?* New York: Routledge, 1991.

Cameron, Sharon. *Beautiful Work: A Meditation on Pain*. Durham: Duke University Press, 2000.

———. "The Practice of Attention: Simone Weil's Performance of Impersonality." *Critical Inquiry* 29 (2003): 216–52.

Campo, Rafael. *The Desire to Heal: A Doctor's Education in Empathy, Identity, and Poetry*. New York: W. W. Norton, 1997.

Carson, Ronald A, Chester R. Burns, and Thomas R. Cole, eds. *Practicing the Medical Humanities*. Hagerstown, Md.: University Publishing Group, 2003.

Caruth, Cathy. *Unclaimed Experience: Trauma, Narrative, and History*. Baltimore: Johns Hopkins University Press, 1996.

———, ed. *Trauma: Explorations in Memory*. Baltimore: Johns Hopkins University Press, 1995.

Cassell, Eric. *Doctoring: The Nature of Primary Care Medicine*. New York: Oxford and Milbank Memorial Fund, 1997.

———. "The Nature of Suffering and the Goals of Medicine." *New England Journal of Medicine* 306 (1982): 639–45.

———. *The Nature of Suffering and the Goals of Medicine*. 2nd edition. New York: Oxford University Press, 2004.

Chambers, Ross. *Story and Situation: Narrative Seduction and the Power of Fiction*. Minneapolis: University of Minnesota Press, 1984.

Chambers, Tod. *The Fiction of Bioethics: Cases as Literary Texts*. New York: Routledge, 1999.

Chambers, Tod, and Kathryn Montgomery. "Plot: Framing Contingency and Choice in Bioethics." In *Stories Matter: The Role of Narrative in Medical Ethics*, edited by Rita Charon and Martha Montello, 77–84. New York: Routledge, 2002.

Charon, Rita. "The Life-Long Error, or John Marcher the Proleptic." In *Margin of Error: Mistakes in Ethics Practice and Clinical Medicine*, edited by Laurie Zoloth and Susan B. Rubin, 37–57. Hagerstown, Md.: University Publishing Group, 2000.

———. "Medical Interpretation: Implications of Literary Theory of Narrative for Clinical Work." *Journal of Narrative and Life History* 3 (1993): 79–97.

———. "Medicine, the Novel, and the Passage of Time." *Annals of Internal Medicine* 132 (2000): 63–68.

———. "Narrative and Medicine." *New England Journal of Medicine* 350 (2004): 862–64.

———. "Narrative Medicine: A Model for Empathy, Reflection, Profession, and Trust." *Journal of the American Medical Association* 286 (2001): 1897–902.

———. "The Narrative Road to Empathy." In *Empathy and the Practice of Medicine: Beyond Pills and the Scalpel*, edited by Howard Spiro et al., 147–59. New Haven: Yale University Press, 1993.

———. "The Seasons of the Patient-Physician Relationship." *Clinics in Geriatric Medicine* 16 (2000): 37–50.

———. "To Build a Case: Medical Histories as Traditions in Conflict." *Literature and Medicine* 11 (1992): 115–32.

Charon, Rita, and Joanne Trautmann Banks, Julia Connelly, Anne Hunsaker Hawkins, Kathryn Montgomery Hunter, Anne Hudson Jones, Martha Montello, and Suzanne Poirier. "Literature and Medicine: Contributions to Clinical Practice." *Annals of Internal Medicine* 122 (1995): 599–606.

Charon, Rita, and Martha Montello, eds. *Stories Matter: The Role of Narrative in Medical Ethics*. New York: Routledge, 2002.

Chatman, Seymour. *Story and Discourse: Narrative Structure in Fiction and Film*. Ithaca: Cornell University Press, 1978.

Childress, Marcia Day. "Of Symbols and Silence: Using Narrative and Its Interpretation to Foster Physician Understanding." In *Stories Matter: The Role of Narrative in Medical Ethics*, edited by Rita Charon and Martha Montello, 119–25. New York: Routledge, 2002.

Close, William T. *A Doctor's Life: Unique Stories*. Marbleton, Wyo.: Meadowlark Springs Productions, 2001.

Cohn, Dorrit. *The Distinction of Fiction*. Baltimore: Johns Hopkins University Press, 1999.

Coles, Robert. *The Call of Stories: Teaching and the Moral Imagination*. Boston: Houghton Mifflin, 1989.

———. "Medical Ethics and Living a Life." *New England Journal of Medicine* 301 (1979): 444–46.

Committee on Quality of Health Care in America, Institute of Medicine. *Crossing the Quality Chasm: A New Health System for the 21st Century*. Washington, D.C.: National Academy Press, 2001.

——— *To Err Is Human: Building a Safer Health System*. Washington, D.C.: National Academy Press, 2000.

Connelly, Julia E. "Being in the Present Moment: Developing the Capacity for Mindfulness in Medicine." *Academic Medicine* 74 (1999): 420–24.

———. "In the Absence of Narrative." In *Stories Matter: The Role of Narrative in Medical Ethics*, edited by Rita Charon and Martha Montello, 138–40. New York: Routledge, 2002.

Conrad, Joseph. *Great Short Works of Joseph Conrad*. New York: Harper and Row, 1966.

Conway, Kathlyn. *Ordinary Life: A Memoir of Illness*. New York: W. H. Freeman, 1996.

Cooper-Patrick, Lisa, Joseph J. Gallo, Junius J. Gonzales, Hong Thi Vu, Neil R. Powe, Christine Nelson, and Daniel E. Ford. "Race, Gender, and Partnership in the Patient-Physician Relationship." *Journal of the American Medical Association* 282 (1999): 583–89.

Coulehan, Jack. "Empathy." In *Teaching Literature and Medicine*, edited by V. Gilchrist and Delese Wear, 128–44. Kansas City, Mo.: Society of Teachers of Family Medicine, 1995.

———. "The First Patient: Reflections and Stories about the Anatomy Cadaver." *Teaching and Learning in Medicine* 7 (1995): 61–66.

Coulehan, Jack, and Marian Block. *The Medical Interview: A Primer for Students of the Art*. Philadelphia: F. A. Davis, 1987.

Coulter, Harris L. *Divided Legacy: A History of the Schism in Medical Thought*, vol. 1. Washington, D.C.: Weehawken, 1975.

Couser, G. Thomas. *Recovering Bodies: Illness, Disability, and Life Writing*. Madison: University of Wisconsin Press, 1997.

———. *Vulnerable Subjects: Ethics and Life-Writing*. Ithaca: Cornell University Press, 2004.

Couser, Thomas G., and Joseph Fichtelberg, eds. *True Relations: Essays on Autobiography and the Postmodern*. Westport, Conn.: Greenwood Press, 1998.

Cousins, Norman. *Anatomy of an Illness as Perceived by the Patient: Reflections on Healing and Regeneration*. Toronto and New York: Bantam, 1979.

Crawford, T. Hugh. "The Politics of Narrative Form." *Literature and Medicine* 11 (1992): 147–62.

Crookshank, F. G. "The Importance of a Theory of Signs and a Critique of Language in the Study of Medicine." In *The Meaning of Meaning*, C. K. Odgen and I. A. Richards, Supplement 2, 337–55. New York: Harcourt, Brace and World, 1923.

Cross, Terry, and M. Isaacs. *Toward a Culturally Competent System of Care*. Washington, D.C.: Georgetown University Child Development Center, 1989.

Culler, Jonathan. "Omniscience." *Narrative* 12 (2004): 22–34.

———. *Structuralist Poetics: Structuralism, Linguistics, and the Study of Literature.* Ithaca: Cornell University Press, 1975.

Currie, Mark. *Postmodern Narrative Theory.* New York: St. Martin's Press, 1998.

Damasio, Antonio R. *Descartes' Error: Emotion, Reason, and the Human Brain.* New York: G. P. Putnam, 1994.

———. *The Feeling of What Happens: Body and Emotion in the Making of Consciousness.* New York: Harcourt Brace, 1999.

———. *Looking for Spinoza: Joy, Sorrow, and the Feeling Brain.* Orlando, Fla.: Harcourt, 2003.

Dan, B. B., and Rosemary Young. *A Piece of My Mind: A Collection of Essays from the Journal of the American Medical Association.* New York: Ballantine, 1990.

Danto, Arthur. *Narration and Knowledge.* New York: Columbia University Press, 1985.

DasGupta, Sayantani, and Rita Charon. "Personal Illness Narratives: Using Reflective Writing to Teach Empathy." *Academic Medicine* 79 (2004): 351–56.

Davis, Cortney, and Judy Schaeffer, eds. *Between the Heartbeats: Poetry and Prose by Nurses.* Iowa City: University of Iowa Press, 1995.

———, eds. *Intensive Care: More Poetry and Prose by Nurses.* Iowa City: University of Iowa Press, 2003.

De Lauretis, Teresa. "Statement Due." *Critical Inquiry* 30 (2004): 365–68.

Delbanco, Thomas L. "Enriching the Doctor-Patient Relationship by Inviting the Patient's Perspective." *Annals of Internal Medicine* 116 (1992): 414–18.

Deleuze, Gilles. *Negotiations.* Translated by Martin Joughin. New York: Columbia University Press, 1990.

De Man, Paul. *Allegories of Reading: Figural Language in Rousseau, Nietzsche, Rilke, and Proust.* New Haven: Yale University Press, 1979.

———. "Autobiography as De-Facement." *MLN* 94 (1979): 919–30.

———. *Blindness and Insight: Essays in the Rhetoric of Contemporary Criticism.* Minneapolis: University of Minnesota Press, 1983.

De Moor, Katrien. "The Doctor's Role of Witness and Companion: Medical and Literary Ethics of Care in AIDS Physicians' Memoirs." *Literature and Medicine* 22 (2003): 208–29.

Dennett, Daniel. *Kinds of Minds: Toward an Understanding of Consciousness.* New York: Basic Books, 1996.

Derrida, Jacques. "La différance." In *Théorie d'Ensemble.* Paris: Seuil, 1968.

———. *Of Grammatology.* Translated by Gayatri Chakravorty Spivak. Baltimore: Johns Hopkins University Press, 1997.

———. *Writing and Difference.* Translated by Alan Bass. Chicago: University of Chicago Press, 1978.

DeSalvo, Louise. *Breathless: An Asthma Journal.* Boston: Beacon Press, 1997.

Donaldson, Molla S., and Julie J. Mohr. *Exploring Innovation and Quality Improvement in Health Care Micro-Systems: A Cross-Case Analysis.* Washington, D.C.: Institute of Medicine, National Academy Press, 2000.

Donne, John. *Devotions upon Emergent Occasions.* Ann Arbor: University of Michigan Press, 1959.

Downing, Christine. "Re-Visioning Autobiography: The Bequest of Freud and Jung." *Soundings* 60 (1977): 210–28.

Dubler, Nancy N., and Carol B. Liebman. *Bioethics Mediation: A Guide to Shaping Shared Solutions.* New York: United Hospital Fund of New York, 2004.

Dubose, Edwin R., Ronald P. Hamel, Laurence J. O'Connell, eds. *A Matter of Principles? Ferment in U.S. Bioethics.* Valley Forge, Penn.: Trinity Press International, 1994.

Duplessis, Rachel Blau. *Writing beyond the Ending: Narrative Strategies of Twentieth-Century Women Writers*. Bloomington: Indiana University Press, 1985.

Eakin, Paul John. *Fictions in Autobiography: Studies in the Art of Self-Invention*. Princeton: Princeton University Press, 1985.

———. *How Our Lives Become Stories: Making Selves*. Ithaca: Cornell University Press, 1999.

———. *Touching the World: Reference in Autobiography*. Princeton: Princeton University Press, 1992.

Edelman, Gerald M. *Bright Air, Brilliant Fire: On the Matter of the Mind*. New York: Basic Books, 1992.

Edson, Margaret. *Wit*. New York: Faber and Faber, 1993.

Ehrenreich, Barbara, and Deirdre English. *Witches, Midwives, and Nurses: A History of Women Healers*. 2nd edition. Old Westbury, N.Y.: Feminist Press, 1973.

Eliot, T. S. *Four Quartets*. London: Faber and Faber, 1959.

Elliott, Carl. *Better than Well: American Medicine Meets the American Dream*. New York: W. W. Norton, 2003.

Emanuel, Ezekiel, and Linda Emanuel. "Four Models of the Physician-Patient Relationship." *Journal of the American Medical Association* 2267 (1992): 2221–26.

Empson, William. *Seven Types of Ambiguity*. Harmondsworth, UK: Penguin, 1961.

Engel, George. "The Need for a New Medical Model: A Challenge for Biomedicine." *Science* 196 (1977): 129–36.

Engelhardt, H. Tristam, Jr. *The Foundations of Bioethics*. 2nd edition. New York: Oxford University Press, 1996.

Epstein, Ronald M. "Mindful Practice." *Journal of the American Medical Association* 282 (1999): 833–39.

Epston, David, and Michael White. *Experience, Contradiction, Narrative, and Imagination: Selected Papers of David Epston and Michael White, 1989–1991*. Adelaide, South Australia: Dulwich Centre, 1992.

Ernaux, Annie. *I Remain in Darkness*. Translated by Tanya Leslie. New York: Seven Stories Press, 1999.

Fadiman, Anne. *The Spirit Catches You and You Fall Down: A Hmong Child, Her American Doctors, and the Collision of Two Cultures*. New York: Farrar, Straus and Giroux, 1997.

Farber, Neil. "Love, Boundaries, and the Patient-Physician Relationship." *Archives of Internal Medicine* 157 (1997): 2291–94.

Farmer, Paul. *Pathologies of Power: Health, Human Rights, and the New War on the Poor*. Berkeley: University of California Press, 2003.

Felman, Shoshana, ed. *Literature and Psychoanalysis: The Question of Reading, Otherwise*. Baltimore: Johns Hopkins University Press, 1982.

Felman, Shoshana, and Dori Laub. *Testimony: Crises of Witnessing in Literature, Psychoanalysis, and History*. New York: Routledge, 1992.

Felski, Rita. *Literature after Feminism*. Chicago: University of Chicago, 2003.

Fireman, Gary D., Ted E. McVay Jr., and Owen J. Flanagan, eds. *Narrative and Consciousness: Literature, Psychology, and the Brain*. New York: Oxford University Press, 2003.

Fish, Stanley. *Is There a Text in This Class? The Authority of Interpretive Communities*. Cambridge: Harvard University Press, 1980.

Fleischman, Avrom. *Figures of Autobiography: The Language of Self-Writing in Victorian and Modern England*. Berkeley: University of California Press, 1983.

Fludernik, Monika. "The Diachronization of Narratology." *Narrative* 11 (2003): 331–48.

Forster, E. M. *Aspects of the Novel*. San Diego: Harcourt Brace Jovanovich, 1985.

Foucault, Michel. "What Is an Author?" In *Textual Strategies: Perspectives in Post-*

Structuralist Criticism, edited and translated by Josue Harari, 141–60. Ithaca: Cornell University Press, 1979.

Frank, Arthur W. "Asking the Right Question about Pain: Narrative and Phronesis." *Literature and Medicine* 23 (2004): 209–25.

———. *The Renewal of Generosity: Illness, Medicine, and How to Live*. Chicago: University of Chicago Press, 2004.

———. *The Wounded Storyteller: Body, Illness, and Ethics*. Chicago: University of Chicago Press, 1995.

Frankel, Richard M., Timothy E. Quill, and Susan H. McDaniel, eds. *The Biopsychosocial Approach: Past, Present, Future*. Rochester, N.Y.: University of Rochester Press, 2003.

Freedman, Benjamin. *Duty and Healing: Foundations of a Jewish Bioethic*. New York: Routledge, 1999.

Freud, Sigmund. "Creative Writers and Daydreaming." In *Standard Edition of the Complete Psychological Works of Sigmund Freud*, vol. 9, edited by James Strachey, 141–53. London: Hogarth Press, 1959.

———. "The Ego and the Id." In *Standard Edition of the Complete Psychological Works of Sigmund Freud*, vol. 19, edited by James Strachey, 3–66. London: Hogarth Press, 1961.

———. "Mourning and Melancholia." In *Standard Edition of the Complete Psychological Works of Sigmund Freud*, vol. 14, edited by James Strachey, 237–58. London: Hogarth Press, 1957.

———. "The Unconscious." In *Standard Edition of the Complete Psychological Works of Sigmund Freud*, vol. 14, edited by James Strachey, 161–215. London: Hogarth Press, 1957.

Gawande, Atul. *Complications: A Surgeon's Notes on an Imperfect Science*. New York: Picador, 2003.

Geller, Matthew. *Difficulty Swallowing: A Medical Chronicle*. New York: Works Press, 1981.

Genette, Gérard. *Narrative Discourse: An Essay in Method*. Translated by Jane Levin. Ithaca: Cornell University Press, 1980.

Gerrig, Richard. *Experiencing Narrative Worlds: On the Psychological Activities of Reading*. New Haven: Yale University Press, 1993.

Giglio, Richard, B. Spears, David Rumpf, and Nancy Eddy. "Encouraging Behavior Changes by Use of Client-Held Health Records." *Medical Care* 16 (1978): 757–64.

Gilbert, Pamela K. *Disease, Desire, and the Body in Victorian Women's Popular Novels*. Cambridge: Cambridge University Press, 1997.

Gilbert, Sandra. *Wrongful Death: A Medical Tragedy*. New York: W. W. Norton, 1995.

Gilbert, Sandra, and Susan Gubar. *The Madwoman in the Attic: The Woman Writer and the Nineteenth-Century Literary Imagination*. 2nd edition. New Haven: Yale University Press, 2000.

Gilman, Sander. "Collaboration, the Economy, and the Future of the Humanities." *Critical Inquiry* 30 (2004): 384–90.

Goleman, Daniel. *The Meditative Mind: The Varieties of Meditative Experience*. New York: G. P. Putnam's Sons, 1988.

Golodetz, Arnold, Johanna Ruess, and Raymond L. Milhous. "The Right to Know: Giving the Patient His Medical Record." *Archives of Physical Medicine and Rehabilitation* 57 (1976): 78–81.

Good, Byron. *Medicine, Rationality, and Experience: An Anthropological Perspective*. Cambridge: Cambridge University Press, 1994.

Good, Byron, and Mary-Jo DelVecchio Good. "In the Subjunctive Mood: Epilepsy Narratives in Turkey." *Social Science and Medicine* 38 (1994): 835–42.

Grealy, Lucy. *Autobiography of a Face*. New York: HarperCollins, 1994.

Greenhalgh, Trisha, and Brian Hurwitz, eds. *Narrative Based Medicine: Dialogue and Discourse in Clinical Practice.* London: BMJ Books, 1998.

Gregory, Marshall. "Ethical Engagements over Time: Reading and Rereading *David Copperfield* and *Wuthering Heights.*" *Narrative* 12 (2004): 281–305.

Griffin, Fred L. "The Fortunate Physician: Learning from Our Patients." *Literature and Medicine* 23 (2004): 280–303.

Groopman, Jerome. *The Measure of Our Days: A Spiritual Exploration of Illness.* New York: Penguin, 1998.

Grosz, Elizabeth. *Volatile Bodies: Toward a Corporeal Feminism.* Bloomington: Indiana University Press, 1994.

Gusdorf, Georges. "Conditions and Limits of Autobiography." In *Autobiography: Essays Theoretical and Critical,* translated and edited by James Olney, 28–48. Princeton: Princeton University Press, 1980. Originally published as "Conditions et limites de l'autobiographie." In *Formen der Selbstdarstellung: Analekten zu einer Geschichte des literarishcen Selbstportraits,* edited by Gunther Reichenkron and Erich Haase. Berlin: Duncker and Humblot, 1956.

Guyot, Felix. *Yoga: The Silence of Health.* Berlin: Schocken Books, 1937.

Hafferty, Fred. "Beyond Curriculum Reform: Confronting Medicine's Hidden Curriculum." *Academic Medicine* 73 (1998): 403–7.

Halpern, Jodi. *From Detached Concern to Empathy: Humanizing Medical Practice.* New York: Oxford University Press, 2001.

Harper, Ralph. *On Presence: Variations and Reflections.* Philadelphia: Trinity Press International, 1991.

Hartman, Geoffrey H. *A Critic's Journey: Literary Reflections, 1958–1998.* New Haven: Yale University Press, 1999.

———. "Judging Paul de Man." In *Minor Prophesies: The Literary Essay in the Culture Wars.* Cambridge: Harvard University Press, 1991.

———. "Narrative and Beyond." *Literature and Medicine* 23 (2004): 334–45.

———. "On Traumatic Knowledge and Literary Studies." *New Literary History* 26 (1995): 537–63.

———. *Scars of the Spirit: The Struggle against Inauthenticity.* New York: Palgrave/Macmillan, 2002.

Hatem, David, and Emily Ferrara. "Becoming a Doctor: Fostering Humane Caregivers through Creative Writing." *Patient Education and Counseling* 45 (2001): 13–22.

Hauerwas, Stanley, and L. Gregory Jones, eds. *Why Narrative? Readings in Narrative Theology.* Eugene, Oreg.: Wipf and Stock, 1997.

Hawkins, Anne Hunsaker. *Reconstructing Illness: Studies in Pathography.* 2nd edition. West Lafayette, Ind.: Purdue University Press, 1999.

Hawkins, Anne Hunsaker, and Marilyn Chandler McEntyre, eds. *Teaching Literature and Medicine.* New York: Modern Language Association, 2000.

Heller, Jean. "Syphilis Victims in US Study Went Untreated for 40 Years." *New York Times,* July 26, 1972, A1, A8.

Heller, Joseph. *Catch-22.* New York: Dell, 1970.

Henderson, Cary Smith, Ruth D. Henderson, Jackie Henderson Main, and Nancy Andrews. *Partial View: An Alzheimer's Journal.* Dallas: Southern Methodist University Press, 1998.

Herman, David. *Narratologies: New Perspectives in Narrative Analysis.* Columbus: Ohio State University Press, 1999.

———. "Story Logic in Conversational and Literary Narratives." *Narrative* 9 (2001): 130–37.

————. *Story Logic: Problems and Possibilities of Narrative.* Lincoln: University of Nebraska Press, 2002.

Hester, Micah. *Community as Healing.* Landham, Md.: Rowman and Littlefield, 2001.

Hilfiker, David. "Facing Our Mistakes." *New England Journal of Medicine* 310 (1984): 118–22.

————. *Healing Our Wounds: A Physician Looks at His Work.* New York: Pantheon, 1985.

Hirsch, E. D. *Validity in Interpretation.* New Haven: Yale University Press, 1967.

Holland, Norman. *The Dynamics of Literary Response.* New York: Columbia University Press, 1989.

————. *5 Readers Reading.* New Haven: Yale University Press, 1975.

Holman, Halsted, and Kate Lorig. "Patients as Partners in Managing Chronic Disease: Partnership Is a Prerequisite for Effective and Efficient Health Care." *BMJ* 7234 (2000): 526–27.

Holmes, Helen B., and Laura M. Purdy, eds. *Feminist Perspectives in Medical Ethics.* Bloomington: Indiana University Press, 1992.

Horace. *Ars Poetica.* Translated by Burton Raffel. Albany: State University of New York Press, 1974.

Horowitz, C. R., Anthony Suchman, William T. Branch, and Richard M. Frankel. "What Do Doctors Find Meaningful about Their Work?" *Annals of Internal Medicine* 138 (2003): 772–75.

Horton, Richard. *Health Wars: On the Global Front Lines of Modern Medicine.* New York: New York Review of Books, 2003.

Hudson, Robert. *Disease and Its Control: The Shaping of Modern Thought.* Westport, Conn.: Greenwood Press, 1983.

Hull, John. *Touching the Rock: An Experience of Blindness.* New York: Vintage Books, 1990.

Hunter, Kathryn Montgomery. *Doctors' Stories: The Narrative Structure of Medical Knowledge.* Princeton: Princeton University Press, 1991.

Hunter, Kathryn Montgomery, Rita Charon, and John L. Coulehan. "The Study of Literature in Medical Education." *Academic Medicine* 70 (1995): 787–94.

Hurwitz, Brian, Trisha Greenhalgh, and Vieda Skultans, eds. *Narrative Research in Health and Illness.* London: BMJ Books, 2004.

Husserl, Edmund. *Cartesian Meditations: An Introduction to Phenomenology.* Translated by Dorion Cairns. The Hague: Martinus Nijhoff, 1929.

Inui, Thomas S. *A Flag in the Wind: Educating for Professionalism in Medicine.* Washington D.C.: Association of American Medical Colleges, 2003.

————. "What Are the Sciences of Relationship-Centered Primary Care?" *Journal of Family Practice* 42 (1996): 171–77.

Iser, Wolfgang. *The Implied Reader: Patterns of Communication in Prose Fiction from Bunyan to Beckett.* Baltimore: Johns Hopkins University Press, 1974.

————. *The Range of Interpretation.* New York: Columbia University Press, 2000.

James, Henry. "The Art of Fiction." In *Selected Literary Criticism,* edited by Morris Shapira, 49–67. Cambridge: Cambridge University Press, 1981.

————. *The Art of the Novel: Critical Prefaces.* Boston: Northeastern University Press, 1984.

————. *Autobiography.* Edited by Frederick Dupee. Princeton: Princeton University Press, 1983.

————. "The New Novel." In *Selected Literary Criticism,* edited by Morris Shapira, 49–67. Cambridge: Cambridge University Press, 1981.

————. *The New York Edition: The Novels and Tales of Henry James.* New York: Charles Scribner's Sons, 1909.

————. "The Novels of George Eliot." First printed in *Atlantic Monthly*, 1866. Reprinted in *Discussions of George Eliot*, edited by R. Stang. Boston: D. C. Heath, 1960.

Jameson, Fredric. "The End of Temporality." *Critical Inquiry* 29 (2003): 695–718.

Jay, Paul. *Being in the Text: Self-Representation from Wordsworth to Roland Barthes*. Ithaca: Cornell University Press, 1984.

Johnson, Barbara. *The Critical Difference: Essays in the Contemporary Rhetoric of Reading*. Baltimore: Johns Hopkins University Press, 1980.

Jones, Anne Hudson. "Literary Value: The Lesson of Medical Ethics." *Neohelicon* 14 (1987): 383–92.

————. "Literature and Medicine: Traditions and Innovations." In *The Body and the Text: Comparative Essays in Literature and Medicine*, edited by Bruce Clarke and Wendell Aycock , 11–23. Lubbock: Texas Tech University Press, 1990.

Jonsen, Albert R. *The Birth of Bioethics*. New York: Oxford University Press, 1998.

Jonsen, Albert R., and Stephen Toulmin. *The Abuse of Casuistry: A History of Moral Reasoning*. Los Angeles: University of California Press, 1988.

Joyce, James. "The Dead." In *Dubliners*, 175–224. New York: Viking Press, 1961.

Kafka, Franz. "A Country Doctor." In *The Complete Stories*, edited by Nahum N. Glatzer. New York: Schocken Books, 1976.

Kearney, Michael. *Mortally Wounded: Stories of Soul Pain, Death, and Healing*. New York: Simon and Schuster, 1996.

Kearns, Michael. *Rhetorical Narratology*. Lincoln: University of Nebraska Press, 1999.

Kerby, Anthony Paul. *Narrative and the Self*. Bloomington: Indiana University Press, 1991.

Kermode, Frank. *The Genesis of Secrecy: On the Interpretation of Narrative*. Cambridge: Harvard University Press, 1979.

————. *The Sense of an Ending: Studies in the Theory of Fiction*. London: Oxford University Press, 1968.

Klass, Perri. *A Not Entirely Benign Procedure: Four Years as a Medical Student*. New York: Putnam, 1987.

Klein, Joan. "Narrative Oncology: Medicine's Untold Stories." *Oncology Times*, February 25, 2003, 10,13.

Kleinfield, N. R. "Old Patients: Making Doctors Better: Myths Explode as Physicians Get to Know the Elderly." *New York Times*, July 17, 2004.

Kleinman, Arthur. *The Illness Narratives: Suffering, Healing, and the Human Condition*. New York: Basic Books, 1988.

Kleinman, Arthur, Veena Das, and Margaret Lock, eds. *Social Suffering*. Berkeley: University of California Press, 1997.

Konner, Melvin. *Medicine at the Crossroads: The Crisis in Health Care*. New York: Pantheon, 1993.

Koopman, Richelle J., Arch G. Mainous, Richard Baker, James M. Gill, and Gregory E. Gilbert. "Continuity of Care and Recognition of Diabetes, Hypertension, and Hypercholesterolemia." *Archives in Internal Medicine* 163 (2003): 1357–61.

Kreiswirth, Martin. "Trusting the Tale: The Narrativist Turn in the Human Sciences." *New Literary History* 23 (1992): 629–57.

Kroenke, Kurt. "Studying Symptoms: Sampling and Measurement Issues." *Annals of Internal Medicine* 134 (2001): 844–53.

LaCapra, Dominick. *Representing the Holocaust: History, Theory, Trauma*. Ithaca: Cornell University Press, 1994.

————. *Writing History, Writing Trauma*. Baltimore: Johns Hopkins University Press, 2000.

Laine, Christine, and Frank Davidoff. "Patient-Centered Medicine: A Professional Evolution." *Journal of the American Medical Association* 275 (1996): 152–56.

Lakoff, George, and Mark Johnson. *Metaphors We Live By*. Chicago: University of Chicago Press, 2003.

Lantos, John. "Reconsidereing Action: Day-to-Day Ethics in the Work of Medicine." In *Stories Matter: The Role of Narrative in Medical Ethics*, edited by Rita Charon and Martha Montello, 154–59. New York: Routledge, 2002.

Lanzmann, Claude. *Shoah: An Oral History of the Holocaust*. New York: Pantheon, 1985.

Laqueur, Thomas W. "Bodies, Details, and the Humanitarian Narrative." In *The New Cultural History*, edited by Lynn Hunt, 176–204. Berkeley: University of California Press, 1989.

Latour, Bruno. "Why Has Critique Run out of Steam? From Matters of Fact to Matters of Concern." *Critical Inquiry* 30 (2004): 225–48.

Laub, Dori. "Bearing Witness, or the Vicissitudes of Learning." In *Testimony: Crises of Witnessing in Literature, Psychoanalysis, and History*, edited by Shoshana Felman and Dori Laub, 57–74. New York: Routledge, 1992.

———. "An Event without a Witness: Truth, Testimony, and Survival." In *Testimony: Crises of Witnessing in Literature, Psychoanalysis, and History*, edited by Shoshana Felman and Dori Laub, 75–92. New York: Routledge, 1992.

Lazare, Aaron. "Shame and Humiliation in the Medical Encounter." *Archives of Internal Medicine* 147 (1987): 1653–58.

LeBaron, Charles. *Gentle Vengeance: An Account of the First Years at Harvard Medical School*. New York: Marek, 1981.

Leder, Drew. *The Absent Body*. Chicago: University of Chicago Press, 1990.

Lejeune, Philippe. *Le pacte autobiographique*. Paris: Seuil, 1975.

———. *On Autobiography*. In *Theory and History of Literature*, vol. 52, edited by Paul John Eakin, translated by Katherine Leary. Minneapolis: University of Minnesota Press, 1989.

Lentricchia, Frank, and Andrew DuBois, eds. *Close Reading: The Reader*. Durham: Duke University Press, 2003.

Lerner, Barron. *The Breast Cancer Wars: Hope, Fear, and the Pursuit of a Cure in Twentieth-Century America*. New York: Oxford University Press, 2001.

Lévinas, Emmanuel. *Time and the Other*. Translated by Richard A. Cohen. Pittsburgh: Duquesne University Press, 1987.

———. *Totality and Infinity*. Translated by Alphonso Lingis. Boston: M. Nijhoff, 1979.

Levinson, Wendy, Debra Roter, J. P. Mulhooly, V. T. Dull, and Richard M. Frankel. "Physician-Patient Communication: The Relationship with Malpractice Claims among Primary Care Physicians and Surgeons." *Journal of the American Medical Association* 227 (1997): 553–59.

Lewis, R. W. B. *The American Adam: Innocence, Tragedy, and Tradition in the Nineteenth Century*. Chicago: University of Chicago Press, 1955.

Lifton, Robert J. *The Genocidal Mentality: Nazi Holocaust and Nuclear Threat*. New York: Basic Books, 1990.

———. *The Nazi Doctors: Medical Killing and the Psychology of Genocide*. New York: Basic Books, 1986.

Lipkin, Mack, Jr., Samuel Putnam, and Aaron Lazare, eds. *The Medical Interview: Clinical Care, Education, and Research*. New York: Springer-Verlag, 1995.

Lorde, Audre. *The Cancer Journals*, special ed. San Francisco: Aunt Lute Books, 1997.

Lovrod, Marie. "'Art/i/fact' Rereading Culture and Subjectivity through Sexual Abuse Survivor Narratives." In *True Relations: Essays on Autobiography and the Postmodern*, edited by G. Thomas Couser and Joseph Fichtelberg, 23–32. Westport, Conn.: Greenwood Press, 1998.

Lown, Bernard. *The Lost Art of Healing: Practicing Compassion in Medicine.* New York: Ballantine, 1996.

Lubbock, Percy. *The Craft of Fiction.* New York: Jonathan Cape and Harrison Smith, 1931.

Ludmerer, Kenneth. *Time to Heal: American Medical Education from the Turn of the Century to the Era of Managed Care.* New York: Oxford University Press, 1999.

Lukács, Georg. *The Theory of the Novel: A Historico-Philosophical Essay on the Forms of Great Epic Literature.* Cambridge: MIT Press, 1971.

Mach, Adrea. "Amartya Sen on Development and Health." *To Our Health—The Internal Newsletter of the World Health Organisation.* (1997): http://www.who.int/infwhat52/to_our_health/amartya.html.

MacIntyre, Alasdair. *After Virtue: A Study in Moral Theory,* 2nd edition. Notre Dame, Ind.: Notre Dame University Press, 1984.

Mairs, Nancy. *Waist-High in the World: A Life among the Nondisabled.* Boston: Beacon, 1996.

Mancuso, James C., and Theodore Sarbin. "The Self-Narrative in the Enactment of Roles." In *Studies in Social Identity,* edited by Theodore Sarbin and Karl E. Scheibe, 233–53. New York: Praeger, 1983.

Mann, Thomas. *The Magic Mountain.* Translated by H. T. Lowe-Porter. New York: Vintage Books, 1969.

Marcel, Gabriel. *Mystery of Being,* 2 vols. South Bend, Ind.: Gateway Editions, 1978.

———. *The Philosophy of Existence.* London: Harvill Press, 1948.

Marmot, Michael. *The Status Syndrome: How Social Standing Affects Our Health and Longevity.* New York: Times Books/Henry Holt, 2004.

Marshall, Patricia, and John O'Keefe. "Medical Students' First-Person Narratives of a Patient's Story of AIDS." *Social Science and Medicine* 40 (1995): 67–76.

Martensen, Robert. "Thought Styles among the Medical Humanities: Past, Present, and Near-Term Future." In *Practicing the Medical Humanities: Engaging Physicians and Patients,* edited by Ronald Carson, Chester Burns, and Thomas Cole, 99–122. Hagerstown, Md.: University Publishing Group, 2003.

Martin, Wallace. *Recent Theories of Narrative.* Ithaca: Cornell University Press, 1986.

Mates, Susan. *The Good Doctor.* Iowa City: University of Iowa Press, 1994.

Mattingly, Cheryl. *Healing Dramas and Clinical Plots: The Narrative Structure of Experience.* Cambridge: Cambridge University Press, 1998.

Mattingly, Cheryl, and Linda C. Garro. *Narrative and the Cultural Construction of Illness and Healing.* Berkeley: University of California Press, 2000.

Mayfield, James F. "Memory and Imagination in William Maxwell's *So Long, See You Tomorrow.*" *Critique* 24, no. 1 (1982): 21–37.

McCann, Richard. "The Resurrectionist." In *The Best American Essays of 2000,* edited by Alan Lightman, 101–9. Boston: Houghton Mifflin, 2002.

Mead, George. *Mind, Self, and Society.* Edited by Charles W. Morris. Chicago: University of Chicago Press, 1962.

Mechanic, David. *Medical Sociology,* 2nd edition. New York: Free Press, 1978.

Mehlman, Jeffrey. *A Structural Study of Autobiography: Proust, Leiris, Sartre, Lévi-Strauss.* Ithaca: Cornell University Press, 1974.

Meier, Diane, and Anthony Beck. "The Inner Life of Physicians and the Care of the Seriously Ill." *Journal of the American Medical Association* 286 (2001): 3007–14.

Metzl, Jonathan. *Prozac on the Couch: Prescribing Gender in the Era of Wonder Drugs.* Durham, N.C.: Duke University Press, 2003.

Michaels, Walter Benn. *The Shape of the Signifier: 1967 to the End of History*. Princeton: Princeton University Press, 2004.

Middlebrook, Christina. *Seeing the Crab: A Memoir of Dying*. New York: Basic Books, 1996.

Miller, J. Hillis. *The Ethics of Reading: Kant, de Man, Eliot, Trollope, James, and Benjamin*. New York: Columbia University Press, 1987.

Miller, Patricia A., Sigrid McCabe, Shelly Dubin, Barry Gurland, and Mathew Maurer. "Infusing a Geriatric Intern Program with Narrative Medicine: The Columbia Cooperative Aging Program." *Journal of the American Geriatrics Society*, Supplement, Annual Scientific Meeting Abstract Book, 52 (2004): 115.

Mishler, Elliot G. *The Discourse of Medicine: Dialectics of Medical Interviews*. Norwood, N.J.: Ablex Press, 1984.

————. *Research Interviewing: Context and Narrative*. Cambridge: Harvard University Press, 1986.

Mitchell, W. J. T. "The Commitment to Form; or, Still Crazy after All These Years." *PMLA* 118 (2003): 321–25.

————. The Future of Criticism—A Critical Inquiry Symposium. *Critical Inquiry* 30 (2004): 324–479.

————, ed. *On Narrative*. Chicago: University of Chicago Press, 1981.

————, ed. *The Politics of Interpretation*. Chicago: University of Chicago Press, 1983.

Moi, Toril. *Sexual/Textual Politics: Feminist Literary Theory*. 2nd edition. New York: Routledge, 2002.

————, ed. *What Is a Woman? and Other Essays*. New York: Oxford University Press, 2001.

Montello, Martha. "Narrative Competence." In *Stories and Their Limits*, edited by Hilde Nelson, 185–97. New York: Routledge, 1997.

Morantz-Sanchez, Regina. *Sympathy and Science: Women Physicians in American Medicine*. New York: Oxford University Press, 1985.

Moroney, Eileen. "Home Is Where the Residents Visit." *P & S Journal* 22, no.2 (2002): 23–26.

Morris, David. "How to Speak Postmodern: Medicine, Illness, and Cultural Change." *Hastings Center Report* 30 (2000): 7–17.

————. *Illness and Culture in the Postmodern Age*. Berkeley: University of California Press, 1998.

————. "Narrative, Ethics, and Pain: Thinking with Stories." In *Stories Matter: The Role of Narrative in Medical Ethics*, edited by Rita Charon and Martha Montello, 196–218. New York: Routledge, 2002.

————. "Voice, Genre, and Moral Community." In *Social Suffering*, edited by Arthur Kleinman, Veena Das, and Margaret Lock. Berkeley: University of California Press, 1997.

Morrissey, Charles T. "On Oral History Interviewing." In *The Oral History Reader*, edited by Robert Perks and Alistair Thomson, 107–13. London and New York: Routledge, 1998.

Moss, Donald. *Hating in the First Person Plural: Psychoanalytic Essays on Racism, Homophobia, Misogyny, and Terror*. New York: Other Press, 2003.

Mullan, Fitzhugh. *White Coat, Clenched Fist: The Political Education of an American Physician*. New York: Macmillan, 1976.

Murdoch, Iris. *The Sovereignty of Good*. London and New York: Routledge, 2001.

Murphy, Robert F. *The Body Silent: The Different World of the Disabled*. New York: W. W. Norton, 1990.

Nafisi, Azar. *Reading Lolita in Tehran: A Memoir in Books*. New York: Random House, 2003.

Nalbantian, Suzanne. *Aesthetic Autobiography: From Life to Art in Marcel Proust, James Joyce, Virginia Woolf, and Anaïs Nin*. New York: St. Martin's Press, 1994.

Nelson, Hilde Lindemann, ed. *Stories and Their Limits: Narrative Approaches to Bioethics*. New York: Routledge, 1997.

Nelson, Katherine. "Narrative and the Emergence of a Consciousness of Self." In *Narrative and Consciousness: Literature, Psychology, and the Brain*, edited by Gary D. Fireman, Ted E. McVay Jr., and Owen J. Flanagan. New York: Oxford University Press, 2003.

———. *Narratives from the Crib*. Cambridge: Harvard University Press, 1989.

Neugeboren, Jay. *Open Heart: A Patient's Story of Life-Saving Medicine and Life-Giving Friendships*. New York: Houghton Mifflin, 2003.

Neuman, Shirley. "'An appearance walking in a forest the sexes burn': Autobiography and the Construction of the Feminine Body." In *Autobiography and Postmodernism*, edited by Kathleen Ashley, Leigh Gilmore, and Gerald Peters, 293–316. Amherst: University of Massachusetts Press, 1994.

Newton, Adam Zachary. *Narrative Ethics*. Cambridge: Harvard University Press, 1999.

Noddings, Nel. *Caring: A Feminist Approach to Ethics and Moral Education*. Berkeley: University of California Press, 1984.

Novack, Dennis, Anthony Suchman, William Clark, Ronald Epstein, Edith Najberg, and Craig Kaplan. "Calibrating the Physician: Personal Awareness and Effective Patient Care." *Journal of the American Medical Association* 278 (1997): 502–9.

Nuland, Sherwin. *How We Die: Reflections on Life's Final Chapter*. New York: Knopf, 1994.

Nussbaum, Martha. *Love's Knowledge: Essays on Philosophy and Literature*. New York: Oxford University Press, 1990.

O'Farrell, Mary Ann. "Self-Consciousness and the Psoriatic Personality: Considering Updike and Potter." *Literature and Medicine* 20 (2001): 133–50.

Olney, James. *Memory and Narrative: The Weave of Life-Writing*. Chicago: University of Chicago Press, 1998.

———. *Metaphors of Self: The Meaning of Autobiography*. Princeton: Princeton University Press, 1972.

———, ed. *Autobiography: Essays Theoretical and Critical*. Princeton: Princeton University Press, 1980.

———, ed. *Studies in Autobiography*. New York: Oxford University Press, 1988.

Ozick, Cynthia. *Metaphor and Memory: Essays*. New York: Knopf, 1989.

Pascal, Roy. *Design and Truth in Autobiography*. Cambridge: Harvard University Press, 1960.

Paulos, John Allen. *Once upon a Number: The Hidden Mathematical Logic of Stories*. New York: Basic Books, 1998.

Pellegrino, Edmund, and David Thomasma. *For the Patient's Good: The Restoration of Beneficence in Health Care*. New York: Oxford University Press, 1988.

Perks, Robert, and Alistair Thomson, eds. *The Oral History Reader*. London and New York: Routledge, 1998.

Pham, Phuong N., Harvey M. Weinstein, and Timothy Longman. "Trauma and PTSD Symptoms in Rwanda: Implications for Attitudes toward Justice and Reconciliation." *Journal of the American Medical Association* 292 (2004): 602–12.

Phelan, James. "Dual Focalization, Retrospective Fictional Autobiography, and the Ethics of *Lolita*." In *Narrative and Consciousness: Literature, Psychology, and the Brain*, edited by Gary D. Fireman, Ted E. McVay Jr., and Owen J. Flanagan. New York: Oxford University Press, 2003.

————. *Living to Tell about It: A Rhetoric and Ethics of Character Narration.* Ithaca: Cornell University Press, 2005.

————. *Narrative as Rhetoric: Technique, Audiences, Ethics, Ideology.* Columbus: Ohio State University Press, 1996.

Phillips, Susan S., and Patricia Benner, eds. *The Crisis of Care: Affirming and Restoring Caring Practices in the Helping Professions.* Washington, D.C.: Georgetown University Press, 1994.

Poirier, Suzanne, William Ahrens, and Daniel Brauner. "Songs of Innocence and Experience: Students' Poems about their Medical Education." *Academic Medicine* 73 (1998): 473–78.

Poirier, Suzanne, and Daniel J. Brauner. "The Voices of the Medical Record." *Theoretical Medicine* 11 (1990): 29–39.

Poses, Roy M., and A. M. Isen. "Qualitative Research in Medicine and Health Care: Questions and Controversy." *Journal of General Internal Medicine* 13 (1998): 32–38.

Poulet, Georges. "Criticism and the Experience of Interiority." In *Reader-Response Criticism: From Formalism to Post-Structuralism,* edited by Jane Tompkins. Baltimore: Johns Hopkins University Press, 1980.

————. "Phenomenology of Reading." *New Literary History* 1 (1969): 53–67.

Price, Reynolds. *A Whole New Life: An Illness and a Healing.* New York: Atheneum, 1994.

Prince, Gerald. *A Dictionary of Narratology,* rev. ed. Lincoln: University of Nebraska Press, 2003.

Proust, Marcel. *A la recherce du temps perdu.* 3 vols. Paris: R. Laffont, 1987.

Quill, Timothy. *Death and Dignity: Making Choices and Taking Charge.* New York: W. W. Norton, 1993.

Reifler, Douglas "'I Actually Don't Mind the Bone Saw': Narratives of Gross Anatomy." *Literature and Medicine* 15 (1996): 183–99.

Reiser, Stanley Joel. "Creating Form out of Mass: The Development of the Medical Record." In *Transformation and Tradition in the Sciences: Essays in Honor of I. Bernard Cohen,* edited by Everett Mendelsohn, 303–16. Cambridge: Cambridge University Press, 1984.

Remen, Rachel. *Kitchen Table Wisdom: Stories That Heal.* New York: Berkley, 1997.

————. *My Grandfather's Blessings: Stories of Strength, Refuge, and Belonging.* New York: Riverhead Books, 2000.

Renza, Louis. "The Veto of the Imagination: A Theory of Autobiography." In *Autobiography: Essays Theoretical and Critical,* translated and edited by James Olney, 268–95. Princeton: Princeton University Press, 1980.

Reverby, Susan. *Ordered to Care: The Dilemma of American Nursing, 1850–1945.* New York: Cambridge University Press, 1987.

Reynolds, P. P. "Reaffirming Professionalism through the Education Community." *Annals of Internal Medicine* 120 (1994): 609–14.

Richards, I. A., and C. K. Ogden. *The Meaning of Meaning: A Study of the Influence of Language upon Thought and of the Science of Symbolism.* New York: Harcourt, Brace and World, 1923.

Richardson, Brian. *Narrative Dynamics.* Columbus: Ohio State University Press, 2002.

Ricoeur, Paul. *Time and Narrative.* 3 vols. Translated by Kathleen McLaughlin and David Pellauer. Chicago: University of Chicago Press, 1984–88.

Rimmon-Kenan, Shlomith. *Narrative Fiction: Contemporary Poetics.* 2nd edition. London: Routledge, 2002.

————. "The Story of 'I': Illness and Narrative Identity." *Narrative* 10 (2002): 9–27.

————, ed. *Discourse in Psychoanalysis and Literature*. London: Methuen, 1987.

Risdon, Cathy, and Laura Edey. "Human Doctoring: Bringing Authenticity to Our Care." *Academic Medicine* 74 (1999): 896–99.

Rosenblatt, Louise M. *Literature as Exploration*. New York: Modern Language Association, 1995.

Rothman, David. *Strangers at the Bedside: A History of How Law and Bioethics Transformed Medical Decision-Making*. New York: Basic Books, 1991.

Rothman, Sheila, and David Rothman. *The Pursuit of Perfection: The Promise and Perils of Medical Enhancement*. New York: Pantheon, 2003.

Royle, Nicholas. *The Uncanny*. New York: Routledge, 2003.

Russell, Diana. *The Secret Trauma: Incest in the Lives of Girls and Women*. New York: Basic Books, 1986.

Ryan, Marie-Laure. *Narrative as Virtual Reality: Immersion and Interactivity in Literature and Electronic Media*. Baltimore: Johns Hopkins University Press, 2004.

Sacks, Oliver. *The Man Who Mistook His Wife for a Hat and Other Clinical Tales*. New York: Summit Books, 1985.

Sarbin, Theodore R., ed. *Narrative Psychology: The Storied Nature of Human Conduct*. New York: Praeger, 1986.

Sarbin, Theodore R., and Karl E. Scheibe, eds. *Studies in Social Identity*. New York: Praeger, 1983.

Sartre, Jean Paul. *What Is Literature? and Other Essays*. Translated by Bernard Frechtman. Cambridge: Harvard University Press, 1988.

Savett, Laurence A. *The Human Side of Medicine: Learning What It's Like to Be a Patient and What It's Like to Be a Physician*. Westport, Conn.: Auburn House, 2002.

Schafer, Roy. *The Analytic Attitude*. New York: Basic Books, 1983.

————. "Generative Empathy in the Treatment Situation." *Psychoanalytic Quarterly* 28 (1959): 343–73.

————. "Narrating, Attending, and Empathizing." *Literature and Medicine* 23 (2004): 241–51.

————. *Retelling a Life: Narration and Dialogue in Psychoanalysis*. New York: Basic Books, 1992.

Scheier, Michael F., and Charles S. Carver. "Effects of Optimism on Psychological and Physical Well-Being: Theoretical Overview and Empirical Update." *Cognitive Therapy and Research* 16 (1992): 201–28.

Scheier, Michael F., Karen A. Matthews, June F. Owens, Richard Schulz, Michael W. Bridges, George J. Magovern, and Charles S. Carver. "Optimism and Rehospitalization after Coronary Artery Bypass Graft Surgery." *Archives of Internal Medicine* 159 (1999): 829–35.

Schnell, Lisa. "Learning How to Tell." *Literature and Medicine* 23 (2004): 265–79.

Schön, Donald. *The Reflective Practitioner*. Boston: MIT Press, 1986.

Schweickart, Patricinio. "Reading Ourselves: Toward a Feminist Theory of Reading." In *Speaking of Gender*, edited by Elaine Showalter, 17–44. New York: Routledge, 1989.

Searles, John. *Strange but True*. New York: Morrow, 2004.

Seeley, Karen M. *Cultural Psychotherapy: Working with Culture in the Clinical Encounter*. Northvale, N.J.: Jason Aronson, 2000.

Selwyn, Peter. *Surviving the Fall: The Personal Journey of an AIDS Doctor*. New Haven: Yale University Press, 1998.

Sen, Amartya. *Development as Freedom*. New York: Oxford University Press, 1999.

Shelley, Percy Bysshe. "Defence of Poetry." In *The Critical Tradition: Classic Texts and*

Contemporary Trends, edited by David H. Richter, 323–40. New York: Bedford Books, 1989.

Shem, Sam. *The House of God.* New York: Dell, 1978.

Sidney, Philip. "An Apology for Poetry" In *The Critical Tradition: Classic Texts and Contemporary Trends*, edited by David H. Richter, 134–59. New York: Bedford Books, 1989.

Siebers, Tobin. *The Ethics of Criticism.* Ithaca: Cornell University Press, 1988.

Sipiora, Michael P., and Frank Lehner. *Work, Identity, Coaching: Welcome to Your Success Story!* Pittsburgh: PsychoGuys, 2004.

Sisson, Larry. "The Art and Illusion of Spiritual Autobiography." In *True Relations: Essays on Autobiography and the Postmodern*, edited by G. Thomas Couser and Joseph Fichtelberg. Westport, Conn.: Greenwood Press, 1998.

Skott, C. "Caring Narratives and the Strategy of Presence: Narrative Communication in Nursing Practice and Research." *Nursing Science Quarterly* 14 (2001): 249–54.

Skura, Meredith. *The Literary Use of the Psychoanalytic Process.* New Haven: Yale University Press, 1981.

Smith, Barbara Herrnstein. "Narrative Versions, Narrative Theories." In *On Narrative*, edited by W. J. T. Mitchell, 209–32. Chicago: University of Chicago Press, 1981.

Smith, Paul. *Discerning the Subject.* In *Theory and History of Literature*, vol. 55, edited by Wald Godzich and Jochen Schulte-Sasse. Minneapolis: University of Minnesota Press, 1988.

Smith, Robert C. *The Patient's Story: Integrated Patient-Doctor Interviewing.* Boston: Little, Brown, 1996.

Smith, Sidonie. *Subjectivity, Identity, and the Body: Women's Autobiographical Practices in the Twentieth Century.* Bloomington: Indiana University Press, 1993.

Smith, Sidonie, and Julia Watson. *Reading Autobiography: A Guide for Interpreting Life Narratives.* Minneapolis: University of Minnesota Press, 2001.

Solomon, Andrew. *The Noonday Demon: An Atlas of Depression.* New York: Touchstone, 2001.

Sontag, Susan. *Illness as Metaphor.* New York: Vintage, 1979.

———. *On Photography.* New York: Picador, 2001.

———. *Regarding the Pain of Others.* New York: Farrar Straus and Giroux, 2002.

Spacks, Patricia Meyer. "Reflecting Women." *Yale Review* 63 (1973): 26–42.

———. "Women's Stories, Women's Selves." *Hudson Review* 30 (1977): 29–46.

Spengemann, William. *The Forms of Autobiography: Episodes in the History of a Literary Genre.* New Haven: Yale University Press, 1980.

Sprinker, Michael. "Fictions of the Self: The End of Autobiography." In *Autobiography: Essays Theoretical and Critical*, translated and edited by James Olney, 321–42. Princeton: Princeton University Press, 1980.

Stafford, Jean. "The Interior Castle." In *The Interior Castle*, 194–217. New York: Harcourt, Brace, 1953.

Stanley, Patricia. "The Patient's Voice: A Cry in Solitude or a Call for Community." *Literature and Medicine* 23 (2004): 346–63.

Stewart, Moira. "Towards a Global Definition of Patient Centred Care." *BMJ* 322 (2001): 444.

Stewart, Moira, Judith B. Brown, Wayne W. Weston, Ian R. McWhinney, Carol L. McWilliams, and Thomas Freeman. *Patient-Centered Medicine: Transforming the Clinical Method.* Abingdon, UK: Radcliffe Medical Press, 2003.

Stewart, Moira, and Debra Roter, eds. *Communicating with Medical Patients.* Newbury Park, Calif.: Sage, 1989.

Stoeckle, John, ed. *Encounters between Patients and Doctors—An Anthology.* Cambridge: MIT Press, 1987.

Stone, John. *In the Country of Hearts: Journeys in the Art of Medicine.* New York: Delacorte Press, 1990.

Sturrock, John. "The New Model Autobiographer." *New Literary History* 9 (1977): 51–63.

Styron, William. *Darkness Visible: A Memoir of Madness.* New York: Vintage, 1992.

Suchman, Anthony L., Penelope R. Williamson, Debra K. Litzelman, Richard M. Frankel, David L. Mossbanger, Thomas S. Inui, and the Relationship-Centered Care Initiative Discovery Team. "Toward an Informal Curriculum That Teaches Professionalism: Transforming the Social Environment of a Medical School." *Journal of General Internal Medicine* 19 (2004): 501–4.

Sullivan, Mark D. "Pain in Language: From Sentience to Sapience." *Pain Forum* 4 (1995): 3014.

Swenson, Melinda M., and Sharon L. Sims. "Toward a Narrative-Centered Curriculum for Nurse Practitioners." *Journal of Nursing Education* 39 (2000): 109–15.

Taylor, Charles. *Sources of the Self: The Making of the Modern Identity.* Cambridge: Harvard University Press, 1989.

Todorov, Tzvetan. *Littérature et Signification.* Paris: Larousse, 1967.

Tolstoy, Leo. "The Death of Ivan Ilych." In *The Death of Ivan Ilych and Other Stories*, translated by Aylmer Maude, 95–156. New York: Signet, 1960.

Tompkins, Jane, ed. *Reader-Response Criticism: From Formalism to Post-Structuralism.* Baltimore: Johns Hopkins University Press, 1980.

Trautmann, Joanne. *Healing Arts in Dialogue: Medicine and Literature.* Carbondale: Southern Illinois University Press, 1981.

Tresolini, C. P., and the Pew-Fetzer Task Force. *Health Professions Education and Relationship-Centered Care.* San Francisco: Pew Health Professions Commission, 1994.

Trillin, Alice. "Of Dragons and Garden Peas: A Cancer Patient Talks to Doctors." *New England Journal of Medicine* 304 (1981): 699–701.

Trilling, Lionel. *The Liberal Imagination: Essays on Literature and Society.* New York: Viking Press, 1950.

———. "On the Teaching of Modern Literature." In *Beyond Culture: Essays on Literature and Learning.* New York: Harcourt Brace Jovanovich, 1965.

———. Preface to the *Experience of Literature.* New York: Harcourt Brace Jovanovich, 1967.

Tronto, Joan. *Moral Boundaries: A Political Argument for an Ethic of Care.* New York: Routledge, 1993.

Turner, Victor. *The Ritual Process: Structure and Anti-Structure.* Chicago: Aldine Books, 1995.

Updike, John. *Self-Consciousness: Memoirs.* New York: Knopf, 1989.

Verghese, Abraham. *My Own Country: A Doctor's Story.* New York: Vintage/Random House, 1995.

Vidal, Fernando. "Brains, Bodies, Selves, and Science: Anthropologies of Identity and the Resurrection of the Body." *Critical Inquiry* 28 (2002): 930–74.

Waitzkin, Howard. *At the Front Lines of Medicine: How the Health Care System Alienates Doctors and Mistreats Patients and What We Can Do about It.* Lanham, Md.: Rowman and Littlefield, 2001.

Walker, Mary Urban. *Moral Understandings: A Feminist Study in Ethics.* New York: Routledge, 1998.

Walsh, Melissa. *Teaching Diversity and Cross-Cultural Competence in Health Care: A Trainer's Guide.* San Francisco: Perspectives of Differences Diversity Training and Consultation for Health Professionals (PODSDT), 2003.

Wear, Delese, Martin Kohn, and Susan Stocker, eds. *Literature and Medicine: A Claim for a Discipline*. McLean, Va.: Society for Health and Human Values, 1987.

Weil, Simone. *Gravity and Grace*. Translated by Arthur Wills. New York: Putnam, 1952.

———. *Waiting for God*. Translated by Emma Craufurd. New York: Perennial Classics, 2001.

Weine, Stefan M. "The Witnessing Imagination: Social Trauma, Creative Artists, and Witnessing Professionals." *Literature and Medicine* 15 (1996): 167–82.

Weinstein, Arnold, ed. "Contagion and Infection." Special issue of *Literature and Medicine* 22 (2003): 1–115.

Welty, Eudora. *One Writer's Beginnings*. Cambridge: Harvard University Press, 1984.

Whitcomb, Michael, ed. "Cultural Competency in Medical Education." Special issue of *Academic Medicine* 77 (2002): 191–228.

White, Hayden. *Tropics of Discourse: Essays in Cultural Criticism*. Baltimore: Johns Hopkins University Press, 1978.

White, James Boyd. *When Words Lose Their Meaning: Constitutions and Reconstitutions of Language, Character, and Community*. Chicago: University of Chicago Press, 1984.

White, Michael, and David Epston. *Narrative Means to Therapeutic Ends*. New York: Norton, 1990.

Williams, Bernard. *Moral Luck: Philosophical Papers, 1973–1980*. Cambridge: Cambridge University Press, 1981.

Williams, William Carlos. *The Autobiography of William Carlos Williams*. New York: New Directions Books, 1967.

———. "Old Doc Rivers." In *Make Light of It: Collected Stories*, 77–105. New York, Random House, 1950.

Winckler, Martin. *The Case of Dr. Sachs*. Translated by Linda Asher. New York: Seven Stories Press, 2000.

Winnicott, D. W. *Playing and Reality*. London: Tavistock, 1971.

Woolf, Virginia. *The Second Common Reader*. New York: Harcourt Brace Jovanovich, 1932.

Zaner, Richard M. *Conversations on the Edge: Narratives of Ethics and Illness*. Washington, D.C.: Georgetown University Press, 2004.

———. *Ethics and the Clinical Encounter*. Englewood Cliffs, N.J.: Prentice Hall, 1988.

———. "Power and Hope in the Clinical Encounter: A Meditation on Vulnerability." *Medicine, Health Care, and Philosophy* 3 (2000): 265–75.

———. "Sisyphus without Knees: Exploring Self-Other Relationships through Illness and Disability." *Literature and Medicine* 22 (2003): 188–207.

Žižek, Slavoj. "The Ongoing 'Soft Revolution.'" *Critical Inquiry* 30 (2004): 292–323.